泌尿男科常见病防治答疑解惑

王东文　王璟琦　孙李斌◎主编

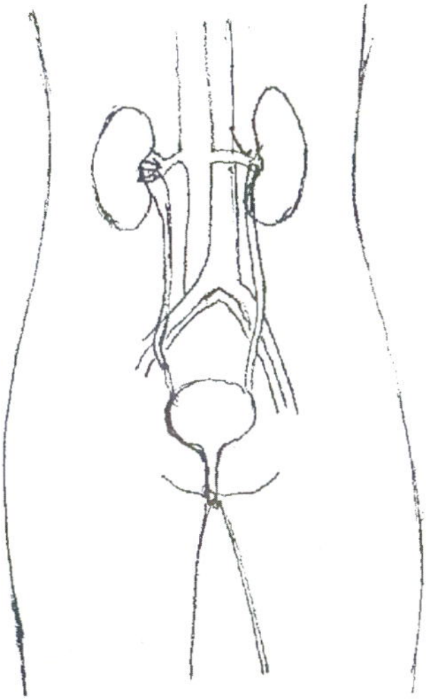

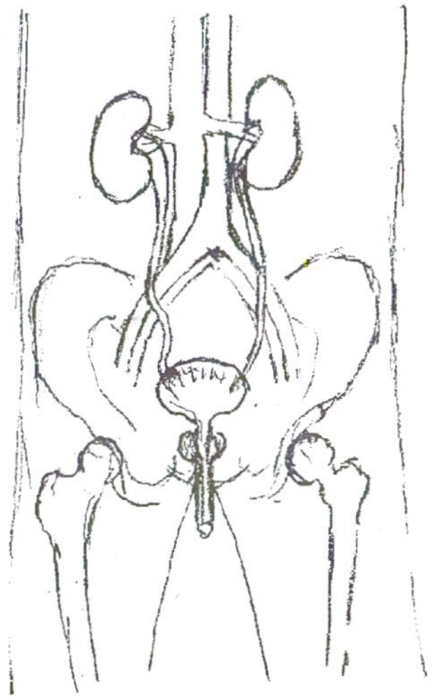

科学技术文献出版社
SCIENTIFIC AND TECHNICAL DOCUMENTATION PRESS
·北京·

图书在版编目（CIP）数据

泌尿男科常见病防治答疑解惑 / 王东文，王璟琦，孙李斌主编. —北京：科学技术文献出版社，2021. 11

ISBN 978-7-5189-8440-4

Ⅰ. ①泌… Ⅱ. ①王… ②王… ③孙… Ⅲ. ①男性—泌尿系统疾病—防治—问题解答 Ⅳ. ① R69-44

中国版本图书馆 CIP 数据核字（2021）第 199118 号

泌尿男科常见病防治答疑解惑

策划编辑：崔　静　责任编辑：韩　晶　责任校对：张　微　责任出版：张志平

出　版　者　科学技术文献出版社
地　　　址　北京市复兴路15号　邮编　100038
编　务　部　（010）58882938，58882087（传真）
发　行　部　（010）58882868，58882870（传真）
邮　购　部　（010）58882873
官 方 网 址　www.stdp.com.cn
发　行　者　科学技术文献出版社发行　全国各地新华书店经销
印　刷　者　北京虎彩文化传播有限公司
版　　　次　2021 年 11 月第 1 版　2021 年 11 月第 1 次印刷
开　　　本　850 × 1168　1/32
字　　　数　249千
印　　　张　12.125　彩插14面
书　　　号　ISBN 978-7-5189-8440-4
定　　　价　48.00元

《泌尿男科常见病防治答疑解惑》
编委会

第一主编简介

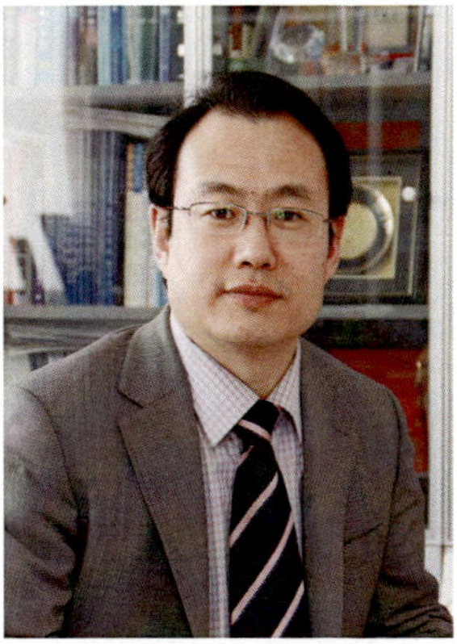

王东文

王东文，主任医师，博士生导师，国家二级教授，中国医学科学院肿瘤医院深圳医院副院长/泌尿外科学科带头人，山西医科大学泌尿外科研究中心主任。获评“新世纪百千万人才工程”国家级人选、国务院政府特殊津贴专家、卫生部有突出贡献中青年专家、深圳市国家级领军人才。兼任中华医学会泌尿外科学分会全国常务委员（原）、肿瘤学组秘书长，深圳市抗癌协会泌尿男生殖系肿瘤专业委员会主任委员，亚洲男科学协会副主席，中国医学装备协会泌尿外科分会(CUEA)副主任委员，中国医疗保健国际交流促进会泌尿健康促进分会副主任委员。《中华腔镜泌尿外科杂志（电子版）》副总编辑，《尿控及前列腺疾病》副主编。

长期致力于泌尿男生殖系肿瘤微创诊疗的临床实践与科学研究。擅长腹腔镜、机器人手术处理泌尿系复杂肿瘤，多种手术收入《中国当代医学名家手术典藏》。连续5年入选“中国名医百强榜”，在肾及肾上腺手术领域居全国TOP10之列。系统性开展肾癌精准手术的相关应用与研究，首创专门针对肾血管的定量评估系统——SIREN评分系统，量化肾血管解剖结构对手术难度的影响，提高了复杂肾肿瘤手术的安全性和治疗效果。在国内较早开展机器人手术中淋巴荧光显影技术的应用与研究，为肿瘤手术淋巴清扫提供可视化手段，优化手术操作流程，规范手术切除范围。荣获吴阶平泌尿外科医学奖、首届“白求恩式好医生”提名奖、中国泌尿肿瘤MDT卓越导师等多项荣誉。

荣获科学技术进步奖9项、实用新型和发明专利10余项，在国内外核心期刊发表学术论文200余篇。以第一承担人获得包括国家自然科学基金、卫生部科研基金、国家科技支撑计划专项、环保部公益性行业科研专项、中华医学会临床医学科研专项、中国临床肿瘤学科学基金等在内的国家及省部级基金资助30余项。主持或参编《三维重建技术辅助下3D腹腔镜肾脏及肾上腺手术》《吴阶平泌尿外科学》《泌尿外科腔镜手术》等专著及教材20余部。

第二主编简介

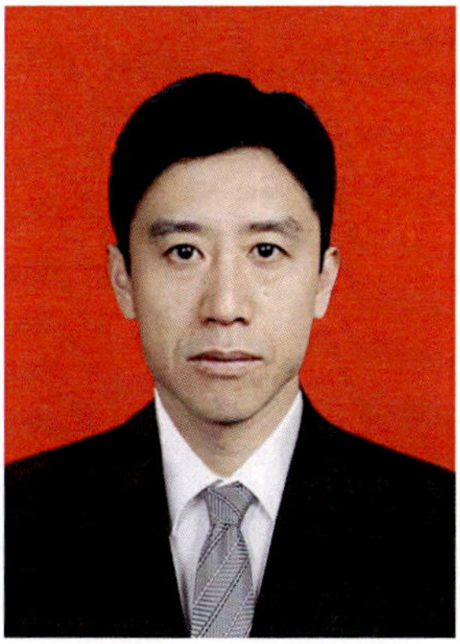

王璟琦

王璟琦，中共党员，主任医师，博士生导师，山西医科大学第二医院泌尿外科副主任，山西省“三晋英才”支持计划拔尖骨干人才。兼任中华医学会男科学分会常务委员，中华预防医学会生育力保护分会委员，中国性学会理事，中国性学会前列腺疾病分会副主任委员，中国性学会男性生殖医学分会常务委员，国家卫生健康委员会男性生殖健康专家工作委员会委员，中国医疗保健国际交流促进会，泌尿生殖专业委员会常务委员，中国医师协会男科学分会生殖内分泌学组委员，中国医师协会中西医结合分会泌尿外科专业委员会委员，山西省性学会秘书长，山西省医学会男科学专业委员会副主任委员，山西省医师协会男科与性医学分会副会长兼总干事，山西省医学会生殖专业委员会男科学组组长，山西省医学会泌尿外科专业委员会男科学组副组长，山西省性学会男性生殖医学分会主任委员。任《Adrology（中文版）》《中国性科学》《临床医药实践》《基层医学论坛》编委。

主要从事泌尿外科、男科学的临床与科研工作，对男性不育、男性性功能障碍、前列腺及精囊疾病、泌尿系肿瘤、泌尿系结石、肾上腺疾病的诊治有深入的研究，能熟练完成泌尿外科各种复杂腔镜手术、尿道修复、阴茎整形术及男科显微外科手术。曾赴美国、德国及北京大学第三医院、北京大学第一医院、海军军医大学附属长海医院研修学习。2012年在山西省率先开展了梗阻性无精症的显微输精管吻合术、显微输精管–附睾吻合术、经尿道射精管切开术、精囊镜检术及显微取精术等男科手术，取得了很好的疗效，填补了山西省男性不育手术的空白。近期开展了异体真皮尿道修复术、尿道覆膜支架植入术、肠代输尿管术等多项新技术。

主持完成4项省级科研项目，参与1项国家自然基金课题，发表SCI及核心期刊论文30余篇，参与编写男科学疾病诊疗指南2部、专著7部（副主编2部）、译著1部，获山西省科学技术进步奖一等奖1项、二等奖1项、三等奖1项，国家专利1项。

第三主编简介

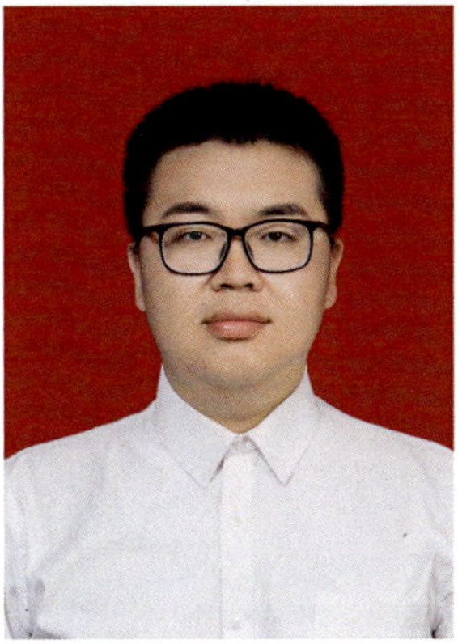

孙李斌

孙李斌，医学博士，2016年毕业于天津医科大学，师从我国著名泌尿外科专家牛远杰教授。

现就职于山西医科大学第一医院泌尿外科。在我国著名泌尿外科专家王东文教授指导下进行博士后研究工作，主要研究方向为糖尿病膀胱损伤机制及修复，参与了国家“973”项目子课题及多项国际合作项目的研究工作，主持包括国家自然科学基金青年科学基金项目在内的各项基金4项，累计获得研究经费资助50余万元，发表SCI论文7篇。

积极参加科普宣传工作，为山西省科普作家协会撰写多篇科普文稿，其作品被《身边科学》《健康世界》等科普期刊收录。

前　言

进入21世纪以来，随着社会经济的发展和广大人民群众生活水平的提高，公众的健康保健意识不断增强，对疾病预防知识的要求亦越来越高。人们不仅希望了解疾病诊断及治疗方面的专业信息，而且希望学习到和疾病预防与保健相关的知识。为了提高人民群众对泌尿男科疾病的认识，指导大家对泌尿男科疾病进行正确防治，笔者及所在团队编写了本书，以期将医学专业知识转化为普通民众能讲易懂的预防保健知识。

《泌尿男科常见病防治答疑解惑》采用一问一答的形式，对多种泌尿男科常见疾病的病因、临床表现及诊断治疗做了较为详细的介绍。全书共十一章，涉及泌尿系统解剖、常见症状及体征、专科检查及治疗、护理保健知识及少部分相关的女性和儿科泌尿系统疾病等方面，内容翔实，条理清晰，通俗易懂，通过着重回答一些在临床工作中患者经常向医生询问的问题，为读者朋友提供实用的疾病防治知识，一方面有助于读者养成良好的生活习惯，减少疾病的发生；另一方面提高读者的健康意识，当身体出现异常症状时能够及时到泌尿外科就诊，以免延误病情。这本书既适用于患者及家属全面地了解疾病，也可用于医务人员向患者介绍病情及解释诊断治疗方案。

由于现代科技发展极快，医学知识日新月异，本书未能面面俱到，有些部分仅仅涉及基础及常见问题，且因时间及水平所限，书中难免存在纰漏与瑕疵，恳请各位专家与广大读者提出宝贵意见。

编　者

2021 年 3 月

目　录

第一章
泌尿外科诊疗新进展

1. 若得了肾癌，要怎么治疗？

如在正规医院就诊并临床诊断为肾癌，则需综合影像学检查结果，评价临床分期后制定治疗方案。对于肾癌早期患者来说，外科手术是首选的治疗方法。其中，根治性肾切除手术，是公认的可能治愈肾癌的方法；另外，结合自身情况，肾脏部分切除手术可供考虑。目前腹腔镜手术创伤小、恢复快，应用广泛，且在人工智能和信息技术的辅助下，手术精准程度更高、安全性更好。

对于肾癌晚期患者来说，外科手术主要为辅助性治疗手段，一般采用手术、药物、化放疗等综合治疗方法。

（王东文）

2. 如今都在讲“精准医学”，肾癌手术的精准程度现在怎样？

随着信息化时代的到来，虚拟现实技术、3D 打印技术及更高端的混合现实技术的介入，已经让肾脏肿瘤患者的“精准”诊治逐步从手术“台前”延展至“幕后”，即术前诊断、术前规划、术前谈话及术中定位等的幕后工作。换句话说，以往相对“粗放”式的肾癌围手术期诊治行为已成为过去，如今包含着术前精确定位诊断、精细手术规划、精心 3D 可视及实物化谈话、术中精准定位与导引、难点预警的“围手术期全面精准化”已被提出并在行业内被广泛认可和推行。

早在 2011 年，笔者团队便作为国内先行者，系统性展开了我国肾癌精准手术的相关应用与研究，多年来始终走在国内前列。近 5 年来，累计接受此类精准手术并获益的肾癌患者，已逾千例。2017 年年末，更是将混合现实技术与机器人技术“强强联合”，成功为一例右肾癌患者实施手术，满足了人们对医疗质量与时俱进的精准、微创、快速康复需求。

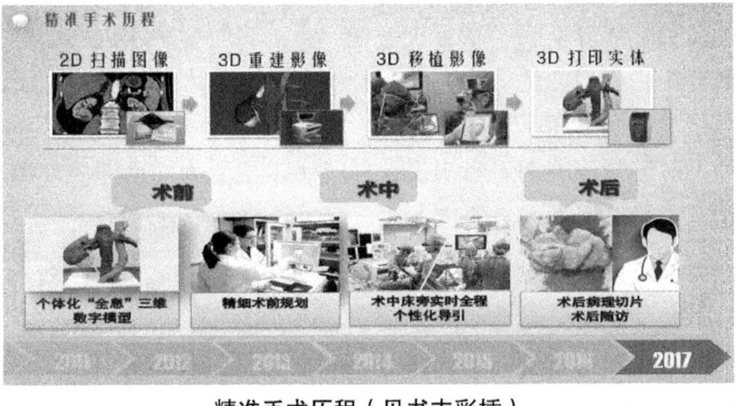

精准手术历程（见书末彩插）

（张 彬）

3. 有人说，虚拟现实技术辅助下的肾癌手术更安全、更好，真的有帮助吗？

肾癌手术本身是具有高技术含量的人工操作，现如今，开放手术比例不足一成，广泛采用的是腹腔镜辅助下的手术方式，即术者通过在肾脏附近的体表打孔，再通过 1 个体内摄像头和几个可伸入体内的操作杆，来完成体内的结构辨认，组织分离，血管暴露、离断，甚至缝合等操作的手术过程。因为不同患者身体内部的关键及细微结构有不同程度的差异，所以术前和术中对术区解剖结构的准确了解非常重要。虚拟现实技术可以把术区关键的重要解剖结构在术前充分挖掘并以 3D 的形式直观显示。如此一来，术者就好像拿到一个术区的“3D 地图”，在术前仔细规划，术中还可以随时比对、参照以实现结构辨认和难点预警，使得肾癌手术更安全、更好，可以说非常有帮助。

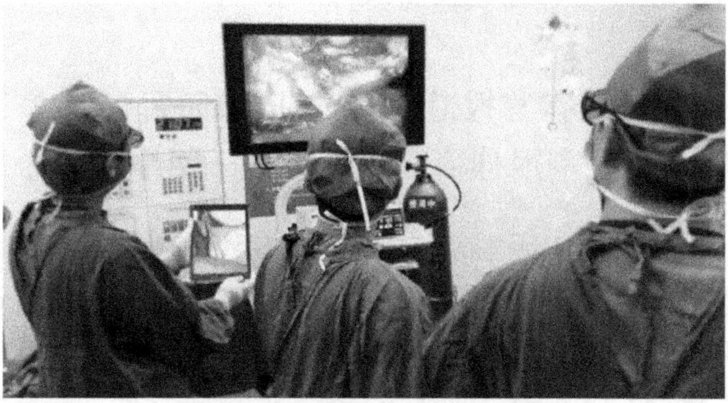

实时引导下手术（见书末彩插）

（张　彬）

4. 我是一名近期接受手术的多囊肾患者，在网上了解到虚拟技术的优势，想了解它对我的手术是否有帮助？

后腹腔镜多囊肾囊肿去顶减压术治疗早、中期常染色体显性遗传性多囊肾具有微创、安全、有效等优势。手术要求尽量去除镜下可见囊肿，对深部可见囊肿，也应尽可能切开减压。如果通过术前对患肾三维虚拟仿真数字图像的构建，为术者精确地提供出囊肿数量、位置、大小、解剖特点、周围血管及集合管道分布等，将比二维的 CT 图像更加直观，辅助术者更充分地进行术前规划，同时，在术中通过比对虚拟数字图像构建的“3D 囊肿地图”，使得直观、立体地设计手术方案及术中定位得以实现，从而尽可能地在术中处理深部囊肿，将能很好地提高手术的安全性与质量，获得很好的临床效果。

（张 彬）

5. 最近有些报道上有“3D 打印肾癌手术”的说法，听起来很神秘，这是怎么一回事？

3D 打印肾癌手术，不是 3D 打印手术过程的某些器械，更不是打印出某些替代物回植入体内，它指的是 3D 打印技术辅助下精准肾癌手术。在传统外科诊疗模式下，临床医师通常依据 CT、MRI 等影像学资料进行疾病诊断的复核、细化，以及相应手术方案的规划与设计，但随着“精准外科”理念的普及与“微创外科”技术的推广，这种凭借二维信息主观地拼接、想象病体三维解剖结构的模式，显然已经不能适应技术发展的需求。3D 打印技术可以将术前制作的患者术区肾脏、瘤体及关键血管等解剖结构，精准、立体地打印出来，术前医生即可准确、直观、清晰地看到肿瘤的位置、肾脏血管的分支及走行的方向等解剖结构特点，从而有助于应对高复杂性的肾癌手术。

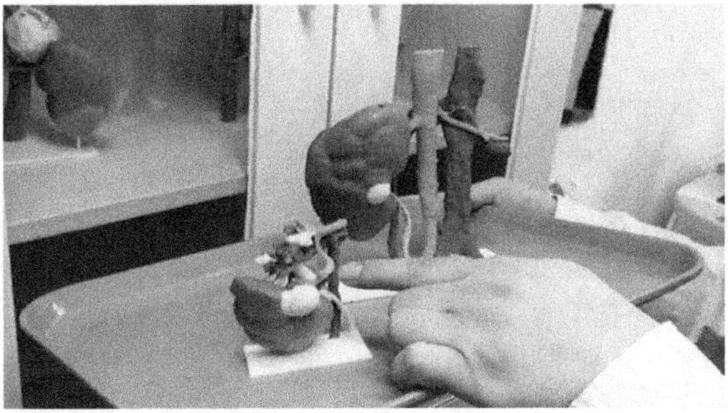

3D 打印肾脏肿瘤模型（见书末彩插）

（张　彬）

6. 听说手术前医生会讲肾癌手术的内容，会不会太专业，患者理解不了？

在提高手术技巧的同时，研究术前如何直观地向患者传达肾脏及肿瘤的解剖信息，阐述手术要点、难点，使其在理解诊疗方案的基础上建立互信、积极配合，也是提高手术治疗成功率的重要措施之一。所以，手术医师通常更多会以手绘的简单线图，少部分会以图片、解剖模型，并配以尽可能浅显易懂的解说实现前述目的。但某些手术关键部分涉及的解剖结构复杂、抽象，需要患者具备一定的空间整合及想象能力，方能配合、理解医师对病情及手术方案的讲解。

借助于虚拟现实技术，可以直观、立体地多角度、多方式在屏幕中呈现所涉及的解剖信息，这种方式较传统沟通更易让患者理解。借助于3D打印技术，谈话内容中涉及的解剖结构会直观可触，能有效地提高患者在术前对手术的理解认知程度，让沟通更加有效、流畅。

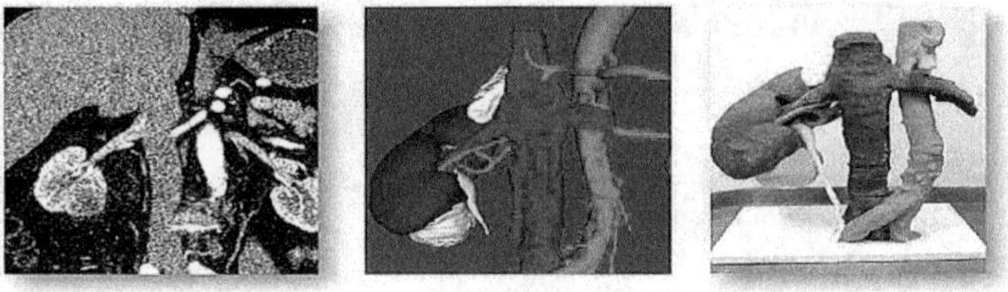

2D扫描图像　　3D重建图形　　3D打印实物

3D 重建肾脏解剖（见书末彩插）

（张　彬）

7. 我看到有的宣传报道上手术医生戴着一个特殊的眼镜在看立体的人体结构，这是想象吗？对肾癌的诊治有帮助吗？

当前，外科学已由传统的外科手术模式向微创外科迅速转变，微创外科的“精准外科”核心理念已然形成，人们对外科手术模式的准确性、精细度、微创化和多信息导向智能化提出了更高的要求。因此，利用建立的三维模型及精确的图像数据，医生可在术前更合理、定量地制定手术方案，还可反复模拟、排练手术过程，这对于选择最佳手术途径、减少周围组织损害、缩短手术时间、提高手术质量，以及预测手术疗效等都有着重要的意义。

在实现精准技术的方式上，可以借助于 3D 打印技术，也可以借助于混合现实技术，即将真实世界和虚拟世界混合在一起，来产生新的可视化环境，环境中同时包含了物理实体与虚拟信息，虚实结合地实现立体、直观展示，在术区使用这样的一种技术，能使术者从视野中直观接收到更多的解剖信息，从而辅助高复杂性手术等的顺利实施。笔者团队于 2017 年完成了国内尚少有、省内属首例的混合现实技术辅助下机器人腹腔镜手术。这样的技术，已不是多么遥远的事情，它就发生在我们身边，不仅仅在肾癌的手术中，在更多其他复杂的手术方面有更多应用。

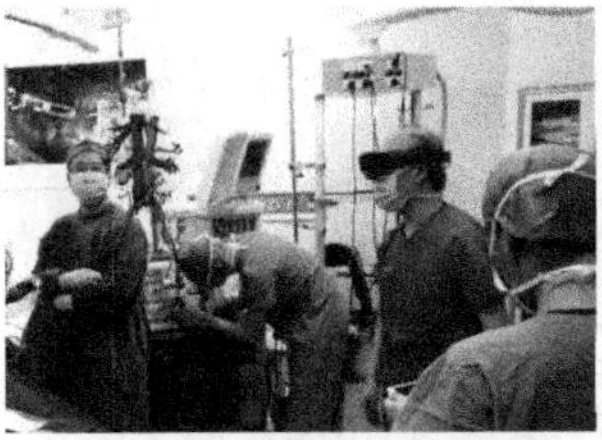

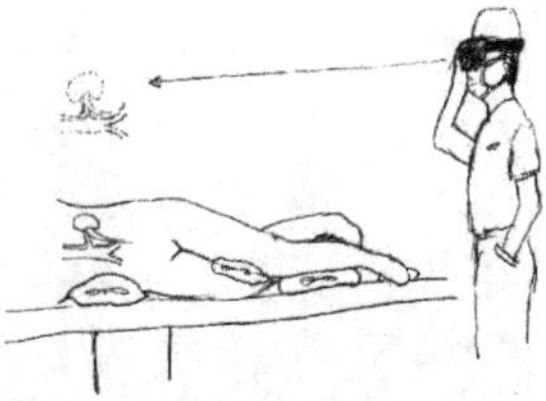

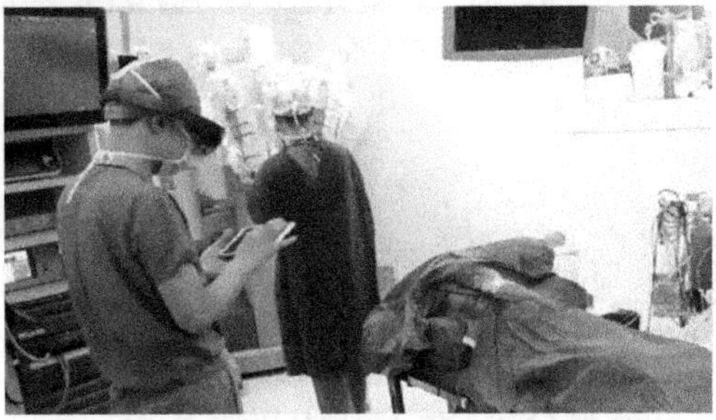

混合现实技术辅助下腹腔镜手术（见书末彩插）

（王东文）

8. 听说肾癌也可以做人工智能机器人手术，是这样吗?

目前对于肾癌的手术治疗方式，早已不再是过去单一的开放手术。多年来，在腹腔镜下完成肾脏手术，因具有创伤小、恢复快、并发症少的优势，在我国已被广泛采用至今。该技术在视觉呈现上从 2D 进步到 3D 腹腔镜，在操作器械上从直臂器械演变到具有 7 个自由度仿腕型器械的机器人辅助臂，均使得术中操作在精细化程度、安全性等方面得到了很大的提升，患者从中直接获益，恢复得更快、更好。

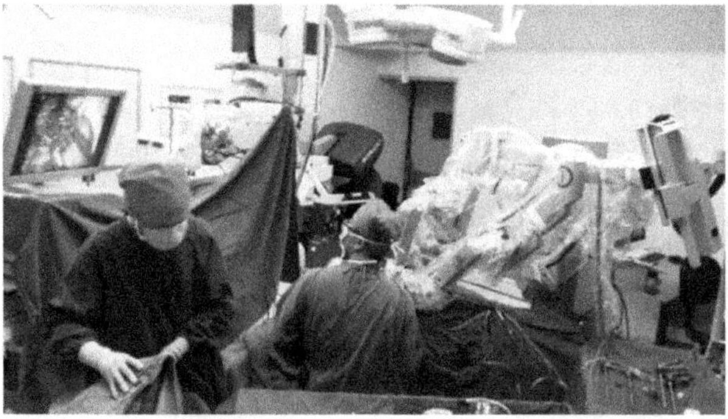

机器人辅助下肾癌切除术（见书末彩插）

（张 彬）

9. 以前在医院做完 CT 就给一袋胶片，现在有些医院还多给一张光盘，请问有用吗?

对于常见的腹盆腔 CT 胶片来说，考虑到一般的阅片习惯及患者的经济费用负担，其横断面图像的层厚以 5mm 多见，7mm或8mm等次之，如此一来，洗印出来的CT胶片，势必在一定程度上造成可辨信息的丢失，这样的现象在我国非常普遍。在精准手术发展的理念下，笔者团队基于我国这样的国情，在对普通CT胶片所含信息的挖掘与再利用方面做了一定的努力，使得重组后生成的虚拟数字图像仍具有一定的准确性和精细度，可满足一定的术前方案设计与术中定位及导引需求，尽可能地避免一些重复检查。所以，如果患者能妥善保存随片光盘中的数字资料，无疑将能够提供较CT胶片更多的影像信息。

（张 彬）

10. 我有近期在其他医院做的CT，若想做手术，还需要重做吗？

依据拟实施手术的精细程度，以及其他医院所做增强CT的图像质量和所能提供的信息，术者会综合判断是否需要重做，但的确有时又难以抉择。以肾癌手术为例，对于一般患者来诊时携有外院CT胶片的情况，如果胶片中增强各期时机选择恰当，定性诊断所需信息较充足等，但无血管等重建图像，或者重建图像不合需求等，那么，考虑到费用的昂贵、检查的有创性，以及手术的需求等，在是否有必要重复检查的问题上，术者确有陷入两难境地的可能。近年来通过应用数字医学技术，充分利用患者已有的外院CT胶片，将CT胶片中承载的实体信息转为二维数字信息，再经计算机图像处理，成功重建出三维数字模型，虽然在精细程度上有所下降，在准确度上也有降低，但依靠手术医生对手术需求的判断，合理地加以使用，仍然可以达到既满足一定的术前方案设计与术中定位及导引需求，又实现医疗资源的共享与再利用，从而有效避免不必要的重复检查，深受患者群体欢迎。

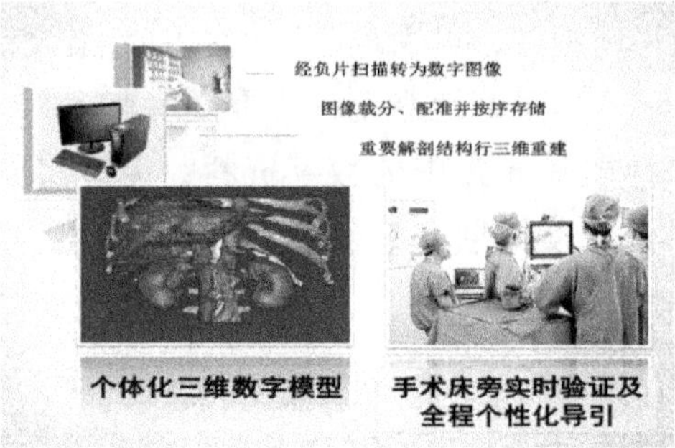

CT 重建三维数字模型引导手术（见书末彩插）

（张　彬）

11. 什么是达·芬奇手术机器人？

随着科学技术的不断进步，腹腔镜手术成为近年来新兴的微创手术方式，而手术机器人技术在微创的基础上将手术的精度和可行性又提升到了一个全新的空间。达·芬奇手术机器人就是其中一种。

达·芬奇手术机器人并不是一种可以完全自动化模拟外科医生独立完成手术的“机器人”，它的标志称谓是“内窥镜手术器械控制系统”。简单来说，达·芬奇手术机器人就是高级的腹腔镜系统，其主要由外科医生控制台、床旁机械臂系统及成像系统三部分构成。

（1）外科医生控制台。主刀医生坐在控制台中，位于手术室无菌区之外，使用双手（通过操作两个主控制器）及脚（通过脚踏板）来控制器械和一个三维高清内窥镜。这改变了术者需长时间站立于手术台旁进行手术操作的现状，使术者可以轻松地进行手术，大大减少了体力消耗，从而使术者集中精力完成手术。

（2）床旁机械臂系统。这是外科手术机器人的操作部件，其主要功能是为器械臂和摄像臂提供支撑。仿真手腕器械可较人的上肢关节更灵活地多方位旋转，进入更为狭小的空间及死角，完成复杂、精细的手术操作，同时避免了术者因体力严重消耗或其他原因导致手部颤抖带来的手术意外。助手医生在无菌区内的床旁机械臂系统边工作，负责更换器械和内窥镜，协助主刀医生完成手术。

（3）成像系统。这是机器人的图像处理设备，外科手术机器人的内窥镜为高分辨率三维（3D）镜头，对手术视野具有 10 倍以上的放大倍数，能为主刀医生带来患者体腔内三维立体高清影像，使主刀医生较普通腹腔镜手术更能把握操作距离，更能辨认解剖结构，提升了手术精确度。

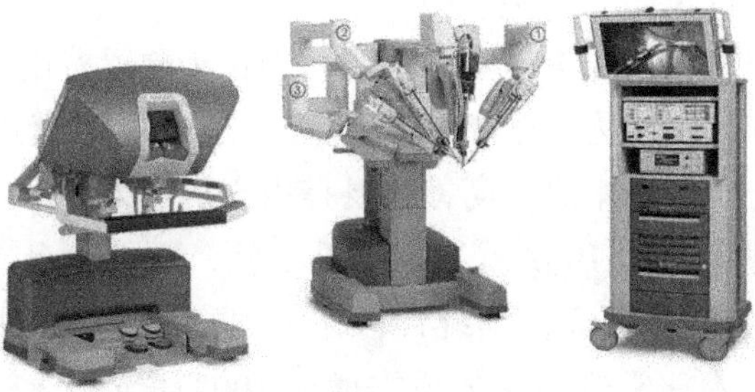

达·芬奇手术机器人（见书末彩插）

（王东文）

12. 机器人辅助腹腔镜手术有哪些优缺点？

（1）优势。对于患者，机器人辅助手术可以明显缩短手术时间（传统腹腔镜下前列腺癌根治需要3~5小时，而机器人辅助下前列腺癌根治术则大大缩短手术时间），减少术中失血量；减少术中的组织创伤和炎性反应导致的术后粘连；减少术后疼痛，使患者术后恢复更快，大大缩短了住院时间。对于医生，机器人的优点就更加明显了。如前文所述，利用拥有7个自由度的机械手腕（比人的手腕更灵活），加上成像系统的裸眼3D功能，医生在狭小的空间内操作游刃有余，减少了体力消耗，提升了手术精度。

（2）不足。机器人自身的缺陷如下：①手术机器人缺失触觉反馈体系，医师只能通过视觉信息的反馈进行弥补；②整套设备的体积过于庞大，安装、调试比较复杂，需要专门的手术房间；③系统复杂，在使用过程中可能发生各种机械故障，如半路死机等，需及时处置，或者改成常规手术完成；④系统的学习曲线较长，还不够拟人化，医师与系统的配合需要长时间磨合；⑤手术前的准备及手术中更换器械等操作耗时较长。

机器人使用成本昂贵，主要在于：①购置费用高，目前国内第3代四臂达·芬奇手术机器人的总体购置费用在2000万元以上；②手术成本高，主要是由于机器人手术中专用的操作器械，每用10次就需强制性更换，更换1个操作器械需花费约2000美元，据统计，在美国行手术机器人辅助前列腺切除术比常规手术的成本增加1000美元以上；③维修费用高，手术机器人每4个月需进行1次预防性维修，每年维修保养费用也是一笔不小的开支。

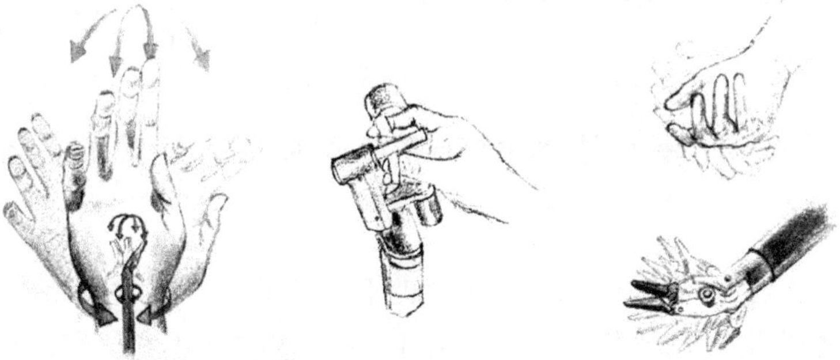

达·芬奇手术机器人示意

（孙李斌）

13. 达·芬奇手术机器人手术安全吗？

达·芬奇手术机器人的动作精准而灵活。它具有 3~4 条机械手臂、7 个方向的自由度，可以在狭小的空间内精确完成分离、切割、电凝、缝合等操作。它解放了主刀医师的身体，医生可以在长达数小时的手术中采取坐姿而非传统手术的站姿，大大节省了体力，使医生能够长时间高水平保持手术中的专注度；仿真机械手臂的设计，可以将人手的自然颤抖或无意移动过滤，提高操作的精准性和安全性。内窥镜的自由旋转避免了人眼在传统手术中的视觉盲区，高清 3D 镜头更是完美呈现了体腔视觉，极大辅助了医生进行准确组织辨识和精细操作，手术过程中不容易伤及血管、神经和其他器官组织。

安全和不安全都是相对的，达·芬奇手术机器人没有会思考的大脑，但它可以完成目前比人工更精细的操作，在手术医师的操控下，它将成为治疗疾病的先锋利器。

（孙李斌）

14. 传统手术和机器人手术，我应该如何选择？

目前，对于符合机器人辅助手术指征的患者，在术前访视谈话的时候医生会充分告知患者家属新技术的利与弊，征求患方的意见。据了解，大多数患者虽然知道“机器人”有诸多优势，但仍然对“机器人”来为自己实施手术有疑虑，其原因主要在于患者对机器人手术了解不充分、不信任及费用问题。归根结底，手术做得好不好主要取决于医生的操作水平。目前在我国，机器人手术通常由主任医师操作，操作的主任医师需要进行专业化培训，达到了相关资质后才可进行手术。从这个方面来说，患者大可不必担心手术的安全性，具有开展机器人手术资格三甲医院的术者水平一定是过硬的。至于费用问题，新的技术在尚未得到大规模应用前，总是稀缺而昂贵的，值得高兴的是，在近几年手术机器人的迅速推广中其手术费用已经直线下降，并大有普及的可能。

手术机器人在国内成规模的应用才短短几年时间，目前正处于发展的初级阶段，还存在一些不足，有些问题在短期内还难以彻底解决。但从目前的应用结果分析，手术机器人突破了传统腹腔镜技术发展的一些限制，提高了手术的精准度，使腹腔镜技术得到更好的传承，符合外科发展的趋势，今后可能通过设备的改进、技术的完善进一步成为微创外科的新标准。

（王东文）

第二章
泌尿系统解剖及生理

1. 泌尿系统有哪些器官?

泌尿系统由肾脏、输尿管、膀胱及尿道组成，其主要功能为排泄功能。肾脏主要负责形成尿液，输尿管、膀胱、尿道负责传送尿液，此外膀胱还有储存尿液的功能。但是对于男性来说泌尿系统还包括前列腺、输精管、睾丸、附睾等。前列腺是男性特有的性腺器官，其每天分泌约 2 mL 前列腺液，是精液的主要成分。睾丸主要作用是产生精子和分泌雄性激素。附睾是一个由众多曲折、细小的管子构成的器官，一端连接着输精管，另一端连接着睾丸。当精子离开睾丸时，就会进入附睾里，继续生长成熟。附睾在睾丸的上端和后缘，附睾管长 4~5 m，盘曲构成体部和尾部，有助于精子的成熟。成熟的精子通过输精管排出体外，达到使卵细胞受孕的目的。

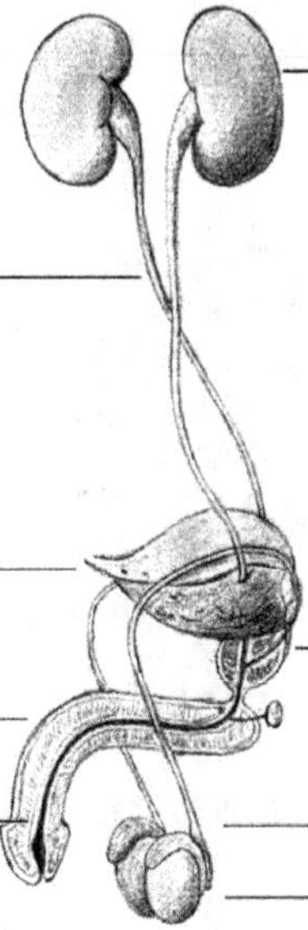

泌尿系统解剖

（王 鑫）

2. 肾脏的解剖位置在哪儿?

肾脏为成对的扁豆状器官，位于腹膜后脊柱两旁浅窝中，紧贴腹后壁，居腹膜后方，长 10~12 cm、宽 5~6 cm、厚 3~4 cm、重 120~150 g；左肾较右肾稍大，肾纵轴上端向内、下端向外，因此两肾上极相距较近，下极较远，肾纵轴与脊柱所成角度约 30°。左肾上端平第 11 胸椎下缘，下端平第 2 腰椎下缘。右肾比左肾低半个椎体。左侧第 12 肋斜过左肾后面的中部，右侧第 12 肋斜过右肾后面的上部。临床上常将竖脊肌外侧缘与第 12 肋之间的部位称为肾区（肋腰点），当肾脏有病变时，触压或叩击该区常有压痛或叩击痛。

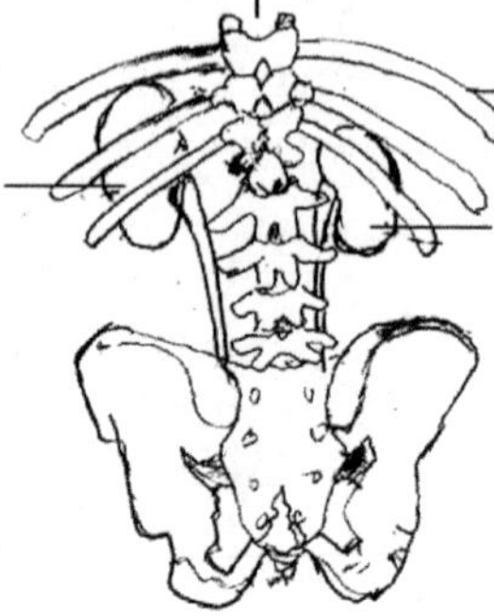

肾脏的位置

（王 鑫）

3. 中医中指的肾和西医中指的肾是一样的吗?

肾是什么？一般人都会说肾就是俗称的“腰子”，左右各一个，是用来排泄废物的。但是西医和中医中所指的肾是不太一样的。

中医认为，肾是先天之本，主要的功能是“藏精”，即把人精华的东西储存、封藏起来。“精”分为“先天之精”与“后天之精”，都是人体至关重要的精华，作用也十分重要，成熟男人的精液也是此“精”之一。人的生长发育与生殖皆由肾主管，尤其生殖是由肾专管。由此可见，中医中认为的肾脏的范围比西医要宽广许多。西医中说的肾就是专指肾脏，其功能就是将血液中的废物过滤出来，再变成尿液排出体外。此外肾脏还可以调节体内的电解质和酸碱平衡且具有内分泌功能，通过产生肾素、促红细胞生成素、前列腺素等，参与调节血压、红细胞生成和钙的代谢。由此可见，中医中说的肾更加宏观，是一个宽泛的概念，并无专指，而西医中说的肾就是特指肾脏这一器官。

（任　健）

4. 肾脏有什么功能？

肾脏是维持体液和电解质平衡的主要器官，对于维持酸碱平衡也有重要作用。血液在流经肾脏不同节段肾小管的过程中经过浓缩和稀释，最终形成终尿，汇入肾盂，进而排出体外。机体在新陈代谢过程中产生的多种废物——包括以尿素氮、肌酐、尿酸等为代表的代谢废物和毒性物质，通过血液进入肾脏，经肾小球滤过或肾小管分泌，随尿液排出体外。血液中的水和电解质通过肾小球滤入原尿；原尿中的水和电解质在流经不同节段肾小管时以不同的比例被重吸收，同时部分电解质被分泌入管腔。通过肾脏的尿浓缩与稀释过程维持机体水、电解质及酸碱的平衡，从而维持内环境的稳定。

此外，肾脏还具有内分泌功能：①分泌肾素、前列腺素、激肽，主要是用来调节血压；②分泌促红细胞生成素，刺激骨髓造血；③活化维生素 D_3，调节钙磷代谢；④多种内分泌激素降解的场所——如胰岛素、胃肠激素等，肾功能不全会引起这些激素异常代谢，从而引起代谢紊乱；⑤肾外激素的靶器官，如甲状旁腺素、降钙素等，这些激素水平的变化可影响及调节肾脏功能。

综上所述，肾脏在维持机体内环境稳定方面发挥着重要的作用。

（王 鑫）

5. 肾上腺位置在哪儿？有什么功能？

肾上腺是人体重要的内分泌器官，位于两侧肾脏的上方，故称肾上腺。肾上腺左右各一，为肾筋膜和脂肪组织所包裹。左肾上腺呈半月形，右肾上腺为三角形。腺体分为肾上腺皮质和肾上腺髓质两部分，外周部分是皮质，内部是髓质。

肾上腺皮质较厚，位于表层，约占肾上腺的80%，从外往里可分为球状带、束状带和网状带三部分。肾上腺皮质分泌的皮质激素分为三类，即盐皮质激素、糖皮质激素和性激素。各类皮质激素是由肾上腺皮质不同层上皮细胞所分泌的，球状带细胞分泌盐皮质激素，主要是醛固酮，其作用为调节电解质和水盐代谢；束状带细胞分泌糖皮质激素，主要代表为可的松和氢化可的松，调节糖、脂肪和蛋白质的代谢；网状带细胞主要分泌性激素，但分泌量较少，在生理情况下意义不大，也能分泌少量的糖皮质激素。肾上腺髓质分泌肾上腺素和去甲肾上腺素。肾上腺素的一般作用是使心脏收缩力上升；同时使心脏、肝和筋骨的血管扩张，皮肤、黏膜的血管缩小。去甲肾上腺素是一种血管收缩药和正性肌力药。这两种激素对心脏收缩功能及正常血压的维持至关重要。

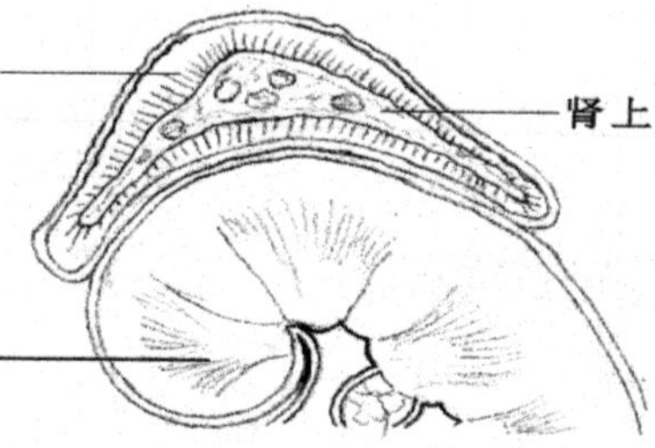

肾上腺解剖

（任　健）

6. 输尿管的位置在哪儿？有什么功能？

输尿管位于腹膜后，为肌性管状结构，上起自肾盂，下终止于膀胱三角区。输尿管分为上、中、下三段，也可称为腹段、盆段、膀胱段。腹段自肾盂输尿管交界处到跨越髂动脉处；盆段自髂动脉到膀胱壁；膀胱段自膀胱壁内斜行至膀胱黏膜、输尿管开口。右侧输尿管腹段在腹膜后沿腰大肌前面下降，然后通过肠系膜根部及回肠末端进入盆腔，其开始部分位于十二指肠下降部及横部后方，在十二指肠和空回肠系膜之间。这段输尿管有精索右结肠及回结肠血管在其前面越过，在髂窝中则与阑尾相近。输尿管盆段及膀胱段占据整个输尿管全长的一半，在髂总动脉前方通过盆腔边缘，然后在髂内动脉及腹膜之间达到膀胱底部，男性在输精管之后与输精管交叉进入膀胱。输尿管膀胱段在进入膀胱时和膀胱成钝性角度，然后斜行向下，向内通过膀胱壁层后在膀胱三角区，输尿管间脊外侧端开口。左右两个输尿管口彼此相距约2.5 cm。输尿管黏膜和膀胱黏膜是彼此相连的，输尿管纵行肌与膀胱三角区肌亦是相连的。

输尿管一般的功能就是输送排泄物，被排出的物质一部分是营养物质的代谢产物，另一部分是衰老细胞损坏时所形成的废物。此外，排泄物中还包括一些随食物摄入的多余物质，如多余的水和无机盐、蛋白质等。

（曹晓明）

7. 膀胱的位置在哪儿？

膀胱是一个储尿器官，位于盆腔内，其后端开口与尿道相通。膀胱与尿道的交界处有括约肌，可以控制尿液的排出。膀胱空虚时呈三棱锥状，位于盆腔前部，可分为尖、体、底、颈四部，但各部分无明显界限。充盈时呈球形，可升至耻骨联合以上，此时腹膜返折处亦随之上移，膀胱前外侧壁则直接邻贴腹前壁。临床上常利用这种解剖关系在耻骨联合上缘之上进行膀胱穿刺或做手术切口，可不伤及腹膜。儿童的膀胱位置较高，位于腹腔内，到六岁左右才逐渐降至盆腔。膀胱前方与耻骨联合相邻，其间为耻骨后隙；膀胱的下外侧面与肛提肌、闭孔内肌及其筋膜相邻，其间充满疏松结缔组织等，称之为膀胱旁组织，内有输尿管盆部穿行。男性膀胱底上部借直肠膀胱凹陷与直肠相邻，腹膜返折线以下的膀胱底与输精管壶腹和精囊相邻；女性则与子宫及阴道前壁相邻。膀胱上面与小肠襻相邻，女性还与子宫相邻。膀胱的下部即膀胱颈，下接尿道，男性邻贴前列腺，女性与尿生殖膈相邻。膀胱空虚时，完全位于小骨盆腔内，耻骨联合后方，充盈时可高出耻骨联合上缘水平以上。膀胱底的后方，男性邻直肠、输精管壶腹和精囊，女性邻子宫颈和阴道上段。

（任　健）

8. 膀胱的结构和功能如何？

膀胱是储存尿液和完成排尿的囊状器官，它的形状、大小、位置和壁的厚度随尿液充盈程度不同而不同。一般正常成人膀胱容量为350~500 mL，最大容量约为800 mL，女性的容量较男性小，老年人因膀胱肌张力低而容量增大。膀胱空虚时呈三棱锥体形，分尖、体、底和颈四部分，位于盆腔前方，充盈时膀胱前壁和腹前壁邻贴。

由肾脏分泌的尿液经输尿管储存于膀胱内，当尿量增加到一定程度时，膀胱的神经纤维将信号传入大脑。在大脑的调控下，膀胱逼尿肌收缩，括约肌松弛，启动排尿过程。

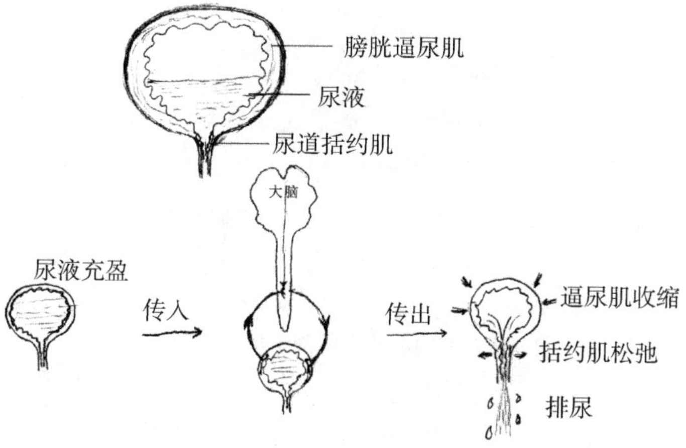

膀胱结构及功能示意

（韩帅红）

9. 什么是前列腺？

前列腺是男性的附属性腺，前列腺的大小和形状就像一个栗子，上端横径约 4 cm，垂直径约 3 cm，前后径约 2 cm，可分为前列腺尖、前列腺底和前列腺体。前列腺表面由十分柔韧的 3 层结构构成的被膜覆盖包裹。外层由疏松的结缔组织和静脉构成，中层为纤维鞘，内层为肌层，前列腺的包膜形成了“屏障”，对前列腺有保护意义。但是事物往往是有利有弊的，包膜保护前列腺的同时，也使得具有治疗作用的药物难以进入腺体组织，这也是前列腺炎治疗困难的原因。根据前列腺组织学的不同，前列腺又分为纤维基质区、外周区、移行区和中央区，前列腺增生主要是移行区组织增生，外周区则是前列腺癌的好发部位。

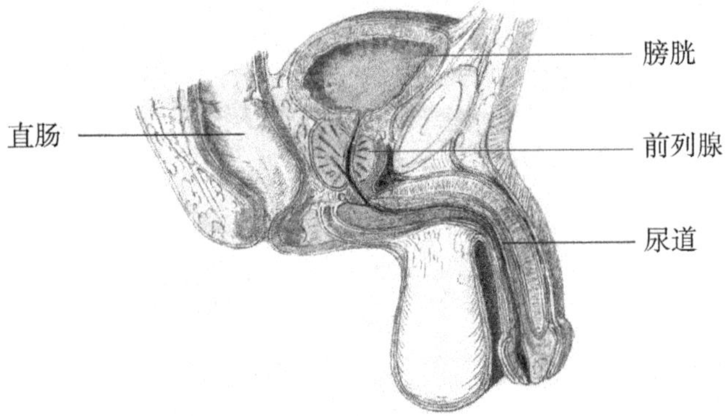

前列腺及其周围器官解剖（见书末彩插）

（韩帅红）

10. 前列腺有哪些功能？

前列腺主要有外分泌、内分泌、控制排尿及运输四大功能。首先，前列腺作为男性最大的附属性腺之一，可以在雄性激素的调控下分泌前列腺液，前列腺液是精液的重要组成成分，对精子正常的功能具有重要作用，对生育非常重要。其次，前列腺具有内分泌功能。前列腺内含有丰富的5α-还原酶，可将睾酮转化为更有生理活性的双氢睾酮。双氢睾酮在良性前列腺增生症的发病过程中起重要作用，所以对良性前列腺增生患者可以使用药物阻断5α-还原酶，从而减少双氢睾酮的产生，进而使增生的前列腺组织萎缩。再次，前列腺具有控制排尿功能。前列腺包绕尿道，与膀胱颈贴近，构成了近端尿道壁，其环状平滑肌纤维围绕尿道前列腺部，参与构成尿道内括约肌。发生排尿冲动时，伴随着逼尿肌的收缩，内括约肌松弛，使排尿顺利进行。最后，前列腺具有运输的功能，前列腺实质内有尿道和两条射精管穿过，当射精时，前列腺和精囊腺的肌肉收缩，可将输精管和精囊腺中的内容物经射精管压入后尿道，进而排出体外。

（韩帅红）

11. 男性尿道和女性尿道有什么不同？

男性的尿道兼有排尿和排精的功能，成人长16~22 cm，平均管径为5~7 mm，可分为前列腺部、膜部和海绵体部。女性尿道长3~5 cm，平均管径为6 mm，较男性尿道短、宽而直，仅有排尿功能。由于解剖的不同，男性尿道损伤更常见，不同的外伤损伤的尿道具体部位也不一样，如骑跨伤时容易损伤尿道球部（属于尿道海绵体部的一部分），而骨盆骨折时，更容易损伤尿道膜部。所以我们可以根据所受外伤的不同大致确定尿道的损伤部位。女性因为尿道较短，更容易发生逆行性感染，因此女性膀胱炎比男性多见。

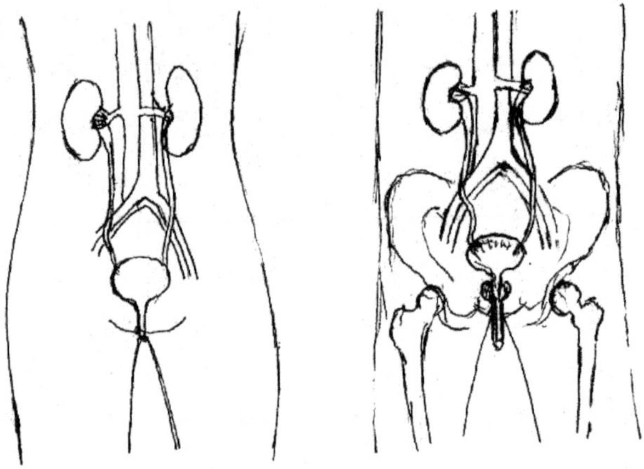

男性尿道（右）与女性尿道（左）

（曹晓明）

12. 睾丸有什么功能?

睾丸是男性的性器官，睾丸既是产生精子的场所，又具有合成和分泌雄激素的功能。正常男性睾丸位于阴囊内，左右各一个，一般左侧略低于右侧。睾丸呈微扁的椭圆形，表面光滑，周围有附睾体、附睾尾和输精管睾丸部相接触。上端被附睾体遮盖，下端游离，成人的两个睾丸质量为20~30 g，新生儿的睾丸较大，但在青春期以前发育较慢，进入青春期后迅速生长成熟，而老年之后睾丸将会萎缩变小，相应的性功能也会随之减退。睾丸内有大量弯曲的精曲小管，它就是产生精子的地方，一个人一生中产生的精子数目大得惊人，正常人一次射精 3~4 mL，含有 3 亿 ~4 亿个精子，少则也有 1 亿 ~2 亿个；男性一生中产生的精子数竟可达 1 万亿个以上。精子的产生易受温度等多种因素的影响，如果患精索静脉曲张等疾病时，静脉回流受阻，可以使精子的产生出现障碍。睾丸中的间质细胞产生雄激素，与男性第二性征、生理功能等密切相关。

（韩帅红）

13. 附睾的位置在哪儿？有什么功能？

附睾呈新月形，紧贴着睾丸的上端和后缘，略偏向外侧，上端膨大为附睾头，中部为附睾体，下端为附睾尾。附睾一边连接着输精管，另一边连接着睾丸曲细精管。附睾主要的功能是暂时储存精子并促进其成熟，当精子离开睾丸后就会进入附睾，在附睾分泌的附睾液中获取营养，促进精子进一步成熟。

（韩帅红）

14. 精囊腺的位置在哪儿？

精囊腺是位于前列腺的后上方、输精管壶腹外侧和膀胱与直肠之间的成对男性附属性腺，左右各一个，表面凹凸不平，长 4~6 cm，横径 1.5~2.0 cm，容量 2~4 mL，呈前后扁平的梭锥形囊体。精囊在幼年时较小，性成熟时受雄激素调控而旺盛生长达完全发育，此后随着年老体衰其体积会有所减少。精囊的剖面呈蜂窝状，微观上是由有分泌功能的迂曲小管所构成，其排出管与输精管壶腹末端汇聚成射精管。过去曾误认为精囊是贮存精子的器官，目前研究认为精囊是有管腺，为男性附属性腺之一。精囊腺只在射精时才分泌，其分泌物是精浆的重要组成部分，占射出精液量的60%，它与前列腺、尿道球腺的分泌物，以及贮存在附睾尾部和输精管内的精子共同混合成精液。精囊分泌物呈碱性，为淡黄色液体，含有果糖、前列腺素和凝固酶等，果糖是精子排出体外后运动的能量来源。精液中的前列腺素，过去认为来自前列腺分泌物，因而将其错误命名为“前列腺素”，现在已证明其来自精囊。精囊分泌物中的前列腺素有数种，有的能使子宫颈松弛，有的能增强精子运动和穿过宫颈黏液的能力而提高受精率。精囊分泌物中的凝固酶可使射出后的精液暂时凝固，以限制精子活动，节约能量而有利于受精。

（王　鑫）

第三章
泌尿系统常见症状

1. 泌尿系统常见的症状有哪些?

尿液本身性状异常包括血尿、脓尿、细菌尿、乳糜尿、结晶尿、气尿、泡沫尿等。

排尿过程的异常表现主要有下尿路症状（包括刺激症状和梗阻症状两类），如多尿、少尿和无尿这样的尿量异常、尿潴留、尿失禁、漏尿、遗尿，以及黏液性、血性、脓性的尿道分泌物。

泌尿系疼痛多发生于肾区、输尿管走行区、耻骨后膀胱区、前列腺部、阴茎、阴囊、会阴等部位。

部分泌尿系疾病可导致腹部两侧、腹股沟区、阴囊内、阴茎头、前列腺，以及精囊腺等位置的肿块。

男科相关症状主要有性欲缺失、阳痿、射精障碍、无性高潮、早泄等一系列性功能障碍和血精、无精、弱精、不育等生殖功能障碍。

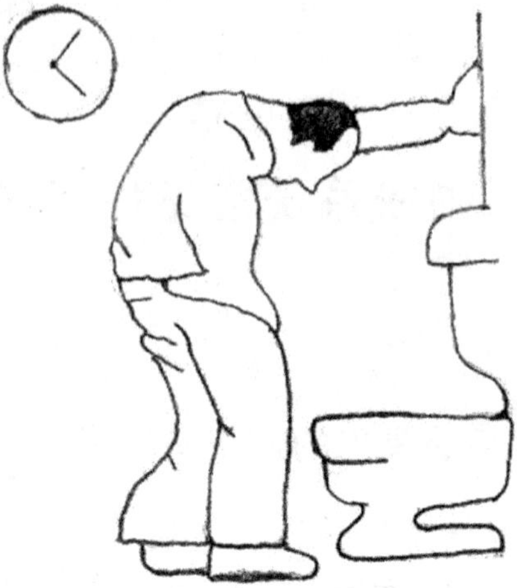

排尿困难

（郭文敏）

2. 什么是膀胱刺激征?

膀胱刺激征包括尿频、尿急、尿痛三大症状。

尿频：正常人日间平均排尿 4~6 次，夜间排尿不超过 2 次，如果排尿次数超过正常次数，称为尿频。

尿急：一旦有尿意，就必须立即排尿，常常稍有迟缓就无法控制而出现尿失禁。尿急的特点是每次尿量均较正常排尿减少，甚至仅有尿意而无尿液排出。

尿痛：排尿时尿道、耻骨上区及会阴部不适，疼痛性质为烧灼感或刺痛，多是由于病变部位受到刺激而产生的。

（郭文敏）

3. 多尿和尿量增多一样吗？

正常情况下，成人每天总尿量在 1000~2000 mL，根据具体情况会有一定波动，尿量增多见于饮水量大、进食含水量高的食物（汤汁、西瓜等）或含咖啡因和酒精的食物（茶、啤酒）、应用利尿功能药物（螺内酯、呋塞米）等。这几种情况引起的尿量增多均为暂时性的。

由各种临床疾病引起的持续性的尿量增多，称为多尿，是指 24 小时总尿量远超正常值，少则 2500 mL 以上，多达 5000~6000 mL，甚至超过 10 000 mL。其最常见于糖尿病、尿崩症、急性肾衰竭多尿期等。

（郭文敏）

4. 尿频是怎么定义的？原因有哪些？

正常成年人白天平均排尿次数为 4~6 次，夜间排尿 0~1 次，每次尿量为 200~400 mL。排尿次数超过正常称为尿频，尿频主要分为生理性与病理性。

（1）生理性：因饮水过多、精神紧张或气候寒冷时排尿次数增多属正常现象，特点是每次尿量不少，也不伴随尿频、尿急等其他症状。

（2）病理性

①多尿性尿频：排尿次数增多而每次尿量不少，全日总尿量增多。见于糖尿病、尿崩症、精神性多饮和急性肾衰竭的多尿期。

②炎症性尿频：尿频而每次尿量少，多伴有尿急和尿

痛，尿液镜检可见炎性细胞。见于膀胱炎、尿道炎、前列腺炎和尿道旁腺炎等。

③神经性尿频：尿频而每次尿量少，不伴尿急尿痛，尿液镜检无炎性细胞。见于中枢及周围神经病变，如癔症、神经源性膀胱等。

④膀胱容量减少性尿频：表现为持续性尿频，药物治疗难以缓解，每次尿量少。见于膀胱占位性病变、妊娠子宫增大或卵巢囊肿等压迫膀胱、膀胱结核引起膀胱纤维性缩窄等。

⑤尿道口周围病变尿道口息肉：处女膜伞和尿道旁腺囊肿等刺激尿道口引起尿频。

（王　鑫）

5. 什么是尿急？有哪些常见疾病会出现尿急症状？

尿急表现为突然出现强烈的、不能控制的尿意，与膀胱憋尿太多产生尿意不同，尿急患者每次排尿量并不大，有时甚至仅有尿意而无尿可排。

多种泌尿系疾病可导致尿急症状。

（1）尿量增加：当尿量增加时，排尿次数亦会相应增多。在生理情况下，如大量饮水、吃西瓜、喝啤酒，由于进水量增加，通过肾脏的调节和滤过作用，尿量增多，排尿次数亦增多，便出现尿频。在病理情况下，如部分糖尿病、尿崩症患者饮水多，尿量多，排尿次数也多，但均无排尿不适感觉。

（2）炎症刺激：膀胱内有炎症时，神经感受阈值降低，尿意中枢处于兴奋状态，产生尿频，并且尿量减少（成人每次 300~500 mL）。因此，尿频是膀胱炎的一个重要症状，尤其是急性膀胱炎，结核性膀胱炎更为明显。其他如前列腺炎、尿道炎、肾盂肾炎、小儿慢性阴茎头包皮炎等都可出现尿频。在炎症刺激下，往往尿频、尿急、尿痛同时出现，被称为尿路刺激征。

（3）非炎症刺激：如尿路结石、异物，通常以尿频为主要表现。

（4）膀胱容量减少：如膀胱占位性病变、妊娠期增大的子宫压迫、结核性膀胱挛缩或较大的膀胱结石等。

（5）精神神经性尿频：尿频仅见于白昼，或夜间入睡前，常属精神紧张或见于癔病患者。此时亦可伴有尿急、尿痛。

（曹晓明）

6. 为什么排尿会疼？

排尿疼痛是指排尿时感到尿道、膀胱和会阴部疼痛，常与尿频、尿急同时存在。疼痛程度有轻有重，常呈烧灼感，重者痛如刀割，常见于泌尿生殖系统炎症或下尿路梗阻时。排尿疼痛的发作特点与合并症状，常有助于明确疾病的诊断。

（1）排尿开始时尿痛明显，或合并排尿困难者，病变多在尿道，常见于急性尿道炎。

（2）排尿终末时疼痛，且合并尿急者，病变多在膀胱，常见于急性膀胱炎。

（3）排尿末疼痛明显，排尿后仍感疼痛，或觉“空痛”，或不排尿亦痛者，病变多在尿道或邻近器官，如膀胱三角区炎、前列腺炎等。

（4）排尿突然中断伴疼痛或尿潴留：见于膀胱、尿道结石或尿路异物。

（5）排尿不畅伴胀痛：老年男性多提示前列腺增生，亦可见于尿道结石。

（6）排尿刺痛或烧灼痛：多见于急性炎症刺激，如急性尿道炎、膀胱炎、前列腺炎、肾盂肾炎。

（7）尿液浓度太高也可能会引起尿道的烧灼痛。

（王　鑫）

7. 什么是尿潴留？原因有哪些？

尿液无法正常排出而积存于膀胱，称为尿潴留。尿潴留分为急性和慢性两类。急性尿潴留指短时间内膀胱积存大量尿液却无法排出，其发病突然，膀胱胀满，患者有强烈尿意，坐卧不安，非常痛苦，查体在耻骨上可触及胀满的膀胱，用手按压患者其难以忍受。慢性尿潴留是由长期的排尿困难缓慢发展而来的，起病缓慢而隐匿，患者大多没有明显的痛苦，常常发生充盈性尿失禁和夜间遗尿，长期的慢性尿潴留可以引起双肾积水，导致肾功能受损。

尿潴留发生原因主要有以下几点：

（1）尿道梗阻性疾患（如良性前列腺增生）使尿流不畅甚至停滞。

（2）长期下尿路梗阻（逼尿肌功能失代偿），原发性逼尿肌功能减退，脊髓休克、逼尿肌运动神经损伤等导致逼尿肌失去神经支配无法收缩，不能正常排尿。

（3）逼尿肌感觉神经损伤、骶髓损伤等导致膀胱感受充盈的能力减退或消失，不能发动排尿。

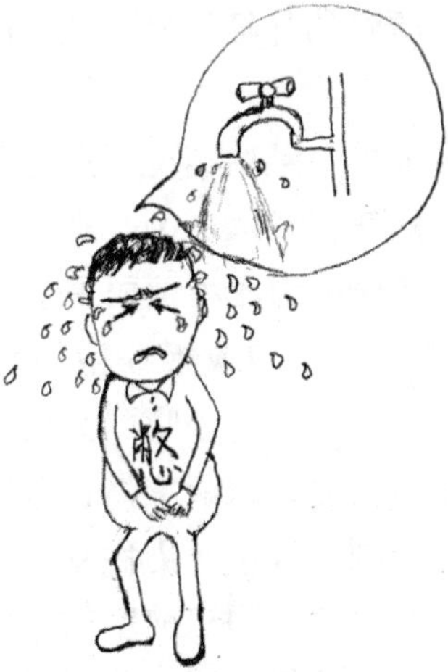

急性尿潴留

（曹晓明）

8. 什么是尿失禁？尿失禁有几种类型？

尿失禁是指患者在无意识的情况下尿液自尿道流出。详细的病史陈述和辅助检查可以帮助医生确定尿失禁的原因。临床上常根据尿失禁的发生原理将其分成4种类型，以下分别简述。

（1）真性尿失禁：在膀胱出口处和尿道起始部，有特殊的括约肌，平时呈放松状态，起着关闭尿液通道的作用，只有当中枢神经发出排尿指令时，信号经神经通路传导，控制部分肌肉舒张以开放尿道，尿液方可通过。当括约肌受到损伤，或者神经功能障碍导致尿道始终开放时，患者无论何时何地，尿液都是不自主、持续地由尿道流出。这种情况称为真性尿失禁，常见于根治性前列腺切除术损伤膀胱括约肌、中枢神经疾患所致的神经源性膀胱、阴茎耻骨型尿道上裂等。

（2）压力性尿失禁：某些情况下尿道关闭的力度不足，膀胱里的尿液又突然获得较大压力，那么就会有尿液强行挤过尿道溢出。这种情况称为压力性尿失禁。

压力性尿失禁在经产妇或绝经后妇女中比较常见，平时尚能控制尿液，而在咳嗽、喷嚏、大笑、奔跑时，腹压瞬间上升以至超过尿道阻力，尿液突然自尿道溢出，严重时只有平躺或坐着才能控制尿液。压力性尿失禁的根本原因是尿道阻力不够，具体情况有：阴道前壁的支撑力减弱，膀胱底部下垂；肛提肌、尿道外括约肌和盆底肌肉出现功能障碍，平滑肌张力减退，尿道不能伸到足够长度；膀胱尿道后角消失，尿道倾斜角增大。

（3）急迫性尿失禁：当感觉到有尿意，但患者尚未开始自主排尿时，尿液就控制不住地快速溢出，称为急迫性尿失禁。这种症状常常发生于患有膀胱炎、神经源性膀胱或低顺应性膀胱的患者。精神紧张焦虑也是引起急迫性尿失禁的一大原因。如找到急迫性尿失禁的病因，一般药物治疗即可充分缓解甚至治愈，一般不推荐手术治疗。

（4）充盈性尿失禁：也称假性尿失禁，由于潴留在膀胱的尿液过多使膀胱内压超过尿道阻力，尿液自尿道溢出。常见于前列腺增生症、尿道狭窄、神经源性膀胱功能障碍等。患者的膀胱膨胀是逐渐发生的，残余尿量逐渐增加，当膀胱尿液胀满到一定程度，就有一些尿液溢出，尿液滴沥不尽。这种现象多发生在夜间，此时患者控尿的能力与白天相比有所减弱。诊断此类型尿失禁时，膀胱残余尿量测定十分重要，导尿和 B 超检查都可检测残余尿量。

（郭文敏）

9. 如何区分遗尿和遗尿症?

遗尿是指睡眠状态下发生的无意识、不自主的排尿现象，是一种症状表现。自幼遗尿一直持续称为原发性遗尿，原发性遗尿消失 3~6 个月以后，再次出现遗尿称为继发性遗尿。发生在白天睡眠过程中的遗尿称为日间遗尿，发生在夜间睡眠过程中的遗尿称为夜间遗尿，婴幼儿几乎都有遗尿，小儿遗尿男童多于女童，大多随年龄增长逐渐消失。成人遗尿的情况少见且顽固，其中女性多于男性。

遗尿症是一种疾病状态，指患者达到可以控制排尿（即尿意使患者能够从睡眠中觉醒，然后有意识地去自主排尿）的年龄后，仍有一定频度的遗尿现象，年龄大于 5 岁，每周遗尿两次及以上，而无明确的泌尿生殖系统和神经系统病变即可诊断为遗尿症。排尿控制功能发育迟缓、睡眠和觉醒功能发育迟缓、抗利尿激素水平缺乏节律性变化、情绪紊乱、遗传等多种因素都可以导致遗尿症的发生。

（郭文敏）

10. 什么是血尿？内科来源的血尿和外科来源的血尿应当如何区分？

尿液中混有红细胞称为血尿，是一种常见的尿液成分异常。当尿液中含有较少量的红细胞，无法使尿液显现出肉眼可见的颜色改变，而只能通过显微镜观察可得时，称为镜下血尿或尿潜血；那么与其相对的概念——肉眼血尿，则是指每升尿液中混有 1 mL 以上的血液，使得尿液呈现从浅粉色至深褐色不等的颜色异常。

我们知道，尿液其实是由血液过滤而来的。在血液流经肾脏时，其中需保留的成分重新归于血液，无用的成分滤出形成尿液，经肾盂、输尿管进入膀胱暂时存储，然后积累至一定量时发动排尿过程排出体外。从尿液的产生到排出体外，所经的任何一个器官或部位出现问题，都有可能使尿液中混入红细胞。通过在显微镜下观察尿液中所含红细胞的大小和形态可以区分血尿来源，这种专门的检查叫作尿红细胞位相检查。

肾脏在滤血成尿的过程中，可能使尿液中混入红细胞，这种红细胞在通过肾小球基底膜时会受损，在经肾小球毛细血管壁漏出时会受挤压而变形，因此，其在显微镜下表现出大小不一、形态各异的特点，称为畸形红细胞。这种血尿也被称为内科来源的血尿，主要见于一些肾内科疾病（急性肾小球肾炎、慢性肾炎、肾病综合征）、免疫性疾病，肾毒性药物所致的肾功能损害。

另外一类血尿则是在尿液生成后混入了红细胞，这种红细胞直接穿过血管壁破溃口进入尿液，通常形态大小正常，可以称作外科来源的血尿，主要发生于泌尿系感染、肿瘤、结石、梗阻、外伤等情况。

（郭文敏）

11. 为什么我的尿液会混浊？

尿液混浊的情况大都可以用乳糜尿、结晶尿、脓尿或菌尿来解释。

丝虫病、腹膜后肿瘤、创伤、结核、先天性淋巴管瓣膜功能异常可以导致淋巴液循环障碍及淋巴管曲张、破裂，如果淋巴管破裂的部位与泌尿系统相通，那么含乳糜微粒的液体即可进入尿内形成乳糜尿，此时尿液呈乳白色混浊，如果还混有血液，尿色可以偏红褐色。

正常尿液中含有许多有机盐和无机盐质，在饱和状态下，这些物质可因温度、尿液酸碱度、代谢紊乱或缺少某些抑制这些物质沉析的因素而发生沉淀和析出，形成结晶。此时尿液外观混浊。

细菌感染及其代谢产物时也可以导致尿液混浊。非特异性细菌感染以肠杆菌感染最常见，其次为变形杆菌、葡萄球菌、产气杆菌、肠球菌、绿脓杆菌感染等，少数由厌氧菌、支原体、衣原体、真菌等感染。特异性细菌感染主要指结核菌和淋菌感染。细菌感染可诱发脓尿，这种尿液中含有大量的脓细胞，使尿液出现混浊外观。

（郭文敏）

12. 什么是气尿？

气尿是一种尿液性状异常的表现，是指排出体外的尿液中含有气体。正常情况从上到下整个尿路都不会有气体，那么尿液中的气体从何而来？最常见的情况是肠道中的气体经过瘘管进入膀胱随尿排出，这些沟通消化道和泌尿道的瘘管通常是由外伤、手术、结核、憩室炎、乙状结肠癌、克罗恩病、放射性肠炎等造成的。其他一些很少见的情况亦会导致气尿，如糖尿病患者膀胱中被一种特殊细菌感染时，尿液会发酵产生气体，气性肾盂肾炎患者也会尿中含气。

（郭文敏）

13. 为什么我总感觉排尿排不干净？残余尿多少需要治疗？

排尿后仍残留在膀胱中的尿液我们称之为残余尿。感觉排尿排不干净意味着膀胱残余尿量过多，就是说一次排尿不能使膀胱内储积的尿液排空。正常人残余尿量为 0~10 mL。出现残余尿的原因多为膀胱下尿路梗阻或膀胱逼尿肌收缩无力。

出现残余尿即提示膀胱功能受损明显。患有膀胱下尿路梗阻疾病（如良性前列腺增生、尿道狭窄等）的患者一定要警惕残余尿，为了保护膀胱，一旦出现残余尿甚至在残余尿出现之前，就应当开始积极治疗。

（王 鑫）

14. 早泄的定义是什么？

目前临床诊断早泄没有统一的标准，国际性医学会（ISSM）将早泄定义为：从有性生活开始总是或几乎总是在进入阴道之前或进入阴道后1分钟内射精，或者约3分钟内射精（继发性早泄）；不能延迟射精，以及消极的后果如苦恼、忧虑、挫折感和（或）避免性活动。

在临床中常见的观点有以下几种：第一，男性性活动的正常时间为2~6分钟，阴茎能够勃起，但未进入阴道和刚进入阴道就射精，时间不到1分钟者为早泄。第二，男性在性活动中不能自主地控制射精。第三，性生活中男性有50%的机会不能使女性达到性高潮。第四，自身和以前进行比较，性生活的持续时间明显缩短，如以前20~30分钟的性生活时间，近来减少到10分钟甚至更短，自己和性伴侣不满意，也认为是早泄。在这么多早泄概念中，问题比较严重的只有第一种情况，即男子性活动时间不足1分钟，甚至未进入阴道或刚进入阴道就射精，这种情况比较严重。临床应诊的许多患者，并不是真正意义上的早泄，只是射精过快，妻子不满意，达不到性高潮，往往是因为心理因素和性生活缺乏技巧，以及方法不妥而造成的。诊断早泄的基本前提是夫妻必须经过相当长时间共同生活后，持续存在上述某种现象，才可以认定是早泄。

（王　鑫）

15. 阳痿的定义是什么?

男性在性欲冲动下阴茎不能勃起，或者阴茎虽能勃起但不能维持足够的硬度，以致无法完成性交，称为阳痿。一些心理方面的因素可以导致阳痿，一些器质性的改变也可以导致阳痿。诊断和治疗阳痿时区分心理性阳痿和器质性阳痿非常重要。

器质性阳痿的发生原因可以是神经病变、血管病变、内分泌异常、手术创伤、药物、衰老、全身性疾病、阴茎海绵体组织病变等。器质性阳痿起病比较隐匿，生活中常见的情况有：高血压患者可能因服用某些导致阳痿的降压药而出现性功能障碍。糖尿病患者常伴有自主神经功能障碍等并发症，这些神经损伤会不同程度地影响阴茎勃起。吸烟容易导致周围血管病变，长期酗酒可引起自主神经和周围神经病变，这些都可以损伤阴茎勃起功能。

心理性因素导致阳痿，常见的诱因有：精神压力过大，与伴侣日常关系不协调，性刺激方式不当，过往曾有不良的性经历，文化背景因素，性伴侣的变换或丧失等。这种类型阳痿患者的康复，往往需要接受充分的心理辅导及来自性伴侣的支持与配合。

（郭文敏）

16. 什么是血精?

正常精液呈乳白色或淡黄色，当精液中出现淡红色、鲜红色、暗红色或咖啡色，并含有大量红细胞时，称之为血精。

精液输送途径的各个部位、组织病变均可引起血精，但精液中的红细胞主要来源于精囊、前列腺和后尿道。血精可分为功能性血精和器质性血精。功能性血精是男性在达到性高潮时的收缩和射精完毕后的松弛性改变，使精囊腺的压力急速变化，囊壁上的毛细血管受到损伤造成出血或毛细血管通透性改变而渗血。器质性血精是由某些疾病引起的，常见原因如下。

（1）炎症：生殖系统感染是血精最常见的原因。感染致病原包括病毒、细菌、结核杆菌和寄生虫等；也可以是创伤、尿道异物、化学药品造成的结果，常见有精囊炎、前列腺炎、后尿道炎、精囊结核、附睾睾丸炎等。前列腺、精囊或输精管的结石也可引起血精。

（2）梗阻或囊肿：射精管梗阻后可使梗阻的近端管道扩张和膨胀，导致黏膜血管破裂、出血，常见有精囊囊肿、射精管囊肿、精囊憩室、前列腺囊肿等。

（3）肿瘤：多种泌尿生殖道的良性肿瘤可以引起血精，如后尿道腺瘤、平滑肌瘤、纤维瘤、腺瘤样息肉等。膀胱、前列腺、睾丸和精囊的恶性肿瘤也可以引起血精。

（4）血管异常：精囊、前列腺尿道和膀胱颈部的静脉曲张也是血精的原因。此外，生殖系统血管异常可导致血精，包括盆腔动静脉畸形、前列腺血管瘤、精囊和精索血管瘤等。

（5）损伤：多为医源性因素，常见于前列腺穿刺活检、前列腺内药物注射、前列腺癌放疗、经尿道器械操作或盆腔手术致精囊损伤，以及输精管结扎后、远端输尿管结石体外冲击波碎石后、痔疮注射治疗后等。此外，还见于会阴部外伤、性腺外伤、骨盆骨折等。

（6）全身性因素：高血压、血液性疾病（淋巴瘤、血小板减少症、白血病、血友病）和继发于肝脏疾病的抗凝异常等可引起血精。

（王 鑫）

17. 什么是射精障碍？

射精障碍是男性性功能障碍的一种类型，可具体表现为早泄、不射精、逆向射精、射精痛和射精迟缓。心理障碍，输精管与尿道结构异常，糖尿病、多发性硬化症、帕金森病、外伤手术等造成的神经病变或损伤，使用某些调节交感神经的药物等都可以造成射精障碍。

早泄是最常见的射精障碍类型，指阴茎插入阴道之前或刚插入阴道尚未做骨盆运动时即出现射精，性生活双方都不满意。

不射精是指性欲正常的男子，在性交过程中，无论给予何种类型、何种强度、何种时长的性刺激，均不能到达性高潮且不能产生节律性的射精动作，也没有精液射出尿道外口。神经异常、心理障碍、某些药物可能造成不射精。

逆向射精是指男子在性交过程中，可以伴随性高潮而射精，也能感受到盆腔内特定肌肉节律性抽搐，但是尿道外口不见精液流出，精液全部自后尿道逆向进入膀胱。射精后尿液中含大量精子，是诊断逆向射精的重要依据。

射精痛是指达到性高潮而射精时，感觉到性器官部位的疼痛，或者遗精时痛醒。精囊腺、前列腺、附睾、尿道等处的炎症、肿瘤和结石都可以导致射精痛。长期的射精痛会使患者抗拒性交和射精，可能发展成心理性阳痿或功能性不射精。

射精迟缓是保持正常性欲和勃起状态，经过很长时间性交也难以达到性高潮，即使最终射精，也没有性高潮的愉悦。射精迟缓是一种比较少见的射精障碍类型。

（郭文敏）

第四章
泌尿系统检验及检查

1. 尿常规检查报告怎么看？

尿液是人体内代谢的产物，可以反映出机体的代谢状况，是很多疾病诊断的重要指标。尿液常规检查（简称“尿常规检查”）报告异常常是肾脏或尿路疾病的征兆。好多人拿到化验单不知道怎么看，或者发现问题不知道该去哪个科室就诊，下面就尿常规检查项目及诊疗去向做简要概述。

（1）尿量：正常人尿量为 1000~2000 mL/24 小时，超过 2500 mL 称为多尿；低于 400 mL/24 小时或 17 mL/ 小时称为少尿；低于 100 mL/24 小时称为无尿。

（2）尿蛋白：正常尿常规检查一般无蛋白或仅有微量。尿蛋白增多并持续出现多见于肾脏疾病，但发热、剧烈运动、妊娠期也可出现尿蛋白，故尿中有蛋白时建议就诊于肾内科，追踪观察明确原因。

（3）尿糖：尿糖阳性要结合临床分析，可能是糖尿病，也可能是因肾糖阈降低所致的肾性糖尿，应结合血糖检测及相关检查结果明确诊断。必要时就诊于内分泌科。

（4）尿红细胞：每个高倍显微镜视野下，尿液红细胞超过 3 个，称为镜下血尿；肉眼看到血样或洗肉水样尿称肉眼血尿。血尿可见于泌尿系统炎症、感染、结石、肿瘤等，应就诊于泌尿外科进一步检查，以明确血尿的部位和原因。

（5）尿白细胞：每个高倍显微镜视野下，尿液白细胞超过 5 个，称为白细胞尿；尿液中出现大量白细胞时称脓尿，表示尿路感染，如肾盂肾炎、膀胱炎、尿道炎等。

（6）尿胆原、尿胆红素：正常尿液不含胆红素，可含有少量尿胆原。溶血及肝细胞损伤可使尿胆原含量增多，尿胆红素阳性多提示胆道梗阻。若此项检查明显异常可就诊于普通外科以明确病因诊断。

（7）尿管型：尿中出现管型，特别是颗粒管型、细胞管型都是肾脏实质性病变的标志，应就诊于肾内科。

（8）酸碱度：正常尿为弱酸性，也可以是中性或弱碱性，尿的酸碱度在很大程度上取决于饮食物种类、服用的药物及疾病类型。

（刘　爽）

2. 什么是尿三杯检查？

尿三杯试验是排尿过程中收集不同时期的尿液，根据红细胞或白细胞在尿中出现阶段的不同，从而对病灶进行初步定位的检查方法。用 3 个透明杯分别收集一次性连续排尿过程中的 3 段尿样，初段 5~8 mL，相当于前尿道容量；末段 2~3 mL，相当于后尿道容量；其余为中段尿。随后将三杯尿样分别进行显微镜检。如第一杯尿液异常且程度最重，说明病变可能在前尿道；如第三杯尿液异常且程度最重，说明病变在膀胱颈或后尿道；如三杯均异常，则病变部位应在膀胱颈以上的尿路系统。

（韩帅红）

3. 尿常规检查留取尿液标本时有哪些注意事项？

尿常规检查是大多数疾病必要的一个检查项目，能反映出机体诸多问题。但是部分患者没有按照正规要求留取尿液标本，使标本受到污染，导致测量结果不准确甚至误诊。所以有必要普及一下尿常规留取标本的注意事项。

（1）用清洁容器留取新鲜尿液，以晨尿为佳。做细菌学检查和妊娠试验亦以晨尿阳性率高。

（2）男性患者应留取中段尿。按排尿的先后次序，可将尿液分为前段尿、中段尿、后段尿。因前段尿和后段尿容易被污染，因此做尿常规和尿细菌学检查时，一般都留取中段尿。包皮过长患者应先向上翻开包皮并清洗阴茎头后留取。

（3）膀胱中尿液要足够多。尿量太少不便于把尿液分前段、中段、后段，且尿量太少时不能冲刷尿道，影响化验结果。最好保持膀胱中的尿量在 300 mL 及以上时取尿标本。

（4）留取尿液标本一般需 10 mL 以上。

（5）成年妇女应避开月经期，留取尿前应认真冲洗外阴，尽量将阴唇翻开，避免污染。如尿沉渣中有大量多角形上皮细胞，则可能为已混入白带所致，宜留取清洁尿标本重检。尿液培养应在取尿后 1 小时内进行，否则会有细菌生长、pH 变化等。若不能及时送检，应存放于 4 ℃冰箱内保存。

（6）尿路感染者白细胞尿常呈间歇性，宜多次反复检查。如在使用抗生素治疗后检查，则会影响检查的准确性。

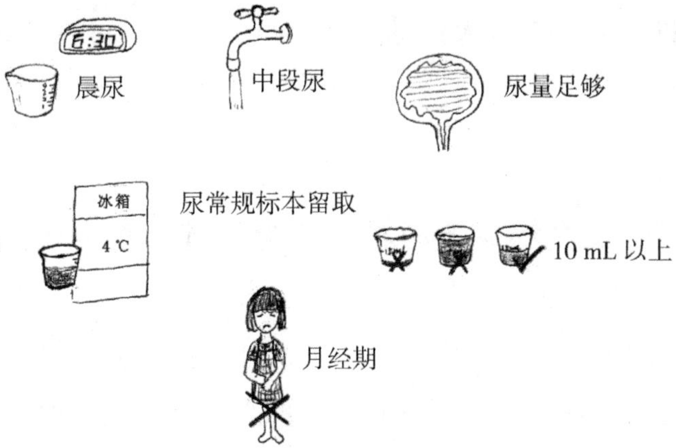

尿常规检查注意事项

（刘　爽）

4. 尿比重正常是多少？尿比重偏高的原因有哪些？

尿比重是指在 4 ℃时尿液与同体积纯水重量之比。尿比重测定可粗略反映肾小管的浓缩稀释功能。该项检查适用于患有肾脏疾病者、脱水或水过剩者，以及怀疑有异常物质排泄时。尿比重正常值为 1.015~1.025（晨尿状态下）。

尿比重增高可见于高热、大量出汗、呕吐、腹泻等导致的脱水、饮水不足、急性肾小球肾炎、心功能不全、周围循环衰竭等尿少时；也可见于尿中含葡萄糖和碘造影剂时。尿比重减低对临床诊断更有价值，主要见于慢性肾小球炎、肾盂炎等疾病，也可见于肾功能不全、尿崩症、大量饮水和补液时。尿比重测定有助于对糖尿病和尿崩症这两种多尿疾病的鉴别。尿崩症时，尿量极大，比重很低，几近于1；而糖尿症时，尿中含有大量葡萄糖，比重增高。24小时连续多次测定尿比重有助于初步了解肾的浓缩稀释功能。

（任 健）

5. 反复泌尿系感染，医生为什么要患者进行尿培养检查？

泌尿系感染是指各种病原微生物在泌尿系统生长繁殖所致的急慢性炎症反应，尿培养细菌计数是诊断尿路感染的主要依据，当新鲜清洁中段尿细菌培养计数≥ 10^5 CFU/mL时即可确诊。细菌培养还可以明确感染菌的类型，加上药敏试验可以进一步了解对感染菌敏感的抗生素，这样可以针对病因做出精准的治疗。反复的泌尿系感染更应该查清楚感染菌的种类及敏感的抗生素，这样就可以从根本上治疗疾病。

（韩帅红）

6. 成人24小时正常尿量是多少？少尿、无尿、多尿分别是什么情况？

尿量的多少主要取决于肾小球的滤过率及肾小管的重吸收和稀释与浓缩功能。由于人的个体差异和饮食习惯不同，正常人一天的尿液排出量差异较大，但一般情况下，一昼夜尿液排出量应该在 0.8~2.0 L。当人们饮水过多时，尿液排出也多，饮水少且出汗多时尿量也会减少。此外，尿量变化还与周围环境（气温、湿度）、食物种类、年龄、精神因素、活动量等有关。24 小时尿量大于 2.5 L 称为多尿；24 小时尿量少于 0.4 L 或每小时尿量持续少于 17 mL 称为少尿；24 小时尿量少于 0.1 L 或在 12 小时内完全无尿者称为无尿。当饮水过多、饮浓茶、咖啡、精神紧张、失眠、使用利尿剂或静脉输液过多时也可出现多尿。此外，当肾小球重吸收和浓缩功能减退，如糖尿病、尿崩症、慢性肾炎时也会出现多尿。当饮水少或出汗非常多时可以出现少尿。此外，少尿或无尿常常见于休克、脱水、严重烧伤、急慢性肾炎、心功能不全、肝硬化腹水、尿毒症、肾衰竭等。

（任　健）

7. 尿肌酐检查有什么意义？

尿肌酐（Cr）是指测定 24 小时尿液中肌酐的浓度。肌酐是人体肌肉代谢的产物，包括外源性和内源性两种。外源性肌酐是肉类食物在体内代谢后的产物；内源性肌酐是体内肌肉组织代谢的产物。肌酐主要通过肾小球滤过排出体外，不再被重吸收。尿肌酐浓度的变异与日间饮食有关，肌酐的排泄在 1 天内有很大变化，故尿肌酐的测定需要留取 24 小时的全部尿液。24 小时尿肌酐测定会受到很多因素的干扰，如经过 24 小时的放置、留取方法不当、环境因素等。尿肌酐的正常参考值：8.4~13.2 mmol/24 小时

（94.9~149.2 mg/24 小时）。

24 小时尿肌酐可以辅助诊断很多临床疾病，如尿蛋白肌酐比值可以帮助诊断糖尿病早期肾损害；尿淀粉酶与尿肌酐的比值可以辅助诊断急性胰腺炎；24 小时尿肌酐与血肌酐同时检测，可计算出 24 小时肌酐清除率。肌酐清除率是临床上用于评估肾小球滤过率的主要指标之一，为急慢性肾病的诊断、检测和预后提供科学的依据。肌酐清除率增高多见于肢端肥大症、巨人症、糖尿病、感染、甲状腺功能减退症等。肌酐清除率降低则常见于肾衰竭、重度充血性心力衰竭患者。

另外，进食肉类，剧烈运动，服用维生素 C、左旋多巴、甲基多巴等，可使尿肌酐升高；素食，以及服用雄激素、噻嗪类药物可使尿肌酐测定结果降低。

（王　鑫）

8. 尿液酸碱度能说明什么？尿液酸碱度测量的意义有哪些？

尿液酸碱度即尿的 pH，是反映机体代谢情况和肾脏调节体液酸碱平衡能力的重要指标。正常人尿液 pH 为 4.6~8.0（平均为 6.0）。尿液 pH 主要由肾小管分泌 H^+ 和重吸收碳酸氢盐等决定，其中最重要的是酸性磷酸盐和碱性磷酸盐的相对含量，如前者多于后者，尿液呈酸性反应，反之则呈中性或碱性反应。尿液 pH 降低主要见于酸中毒、慢性肾小球肾炎、痛风、糖尿病等排酸增加；此外，呼吸性酸中毒时因为患者体内二氧化碳潴留，尿液常常呈酸性。尿液 pH 升高见于频繁呕吐丢失胃酸、服用碳酸氢盐、尿路感染、肺通气过度及丢失二氧化碳过多的呼吸性碱性中毒，尿液呈碱性。对于有轻微腹痛、腹泻、恶心、呕吐，以及呼吸系统病变的人群，建议到正规医院检查尿液酸碱度，在医师的指导下进行相关治疗。

（任　健）

9. 排尿困难患者如何进行自我评测？

几乎每个因前列腺增生住院的患者，在入院后都会被要求填写一个表格，即国际前列腺症状评分表（IPSS），它是目前国际公认的判断前列腺增生患者症状严重程度的最佳手段，适宜于由前列腺增生导致的排尿困难患者进行自我评测。每个问题的答案分为0~5级（没有、在5次中少于1次、少于半数、大约半数、多于半数、几乎每次），患者可以从中选择一个答案以表示该症状的发生频率。这些问题如下：

（1）在过去一个月，您是否经常有排尿不净的感觉？

（2）在过去一个月，您是否经常不到2小时就必须去排尿？

（3）在过去一个月，您是否经常发现自己在排尿过程中间停止并重新开始排尿？

（4）在过去一个月，您是否经常很难推迟排尿？

（5）在过去一个月，您是否经常发现自己尿流变细？

（6）在过去一个月，您是否经常发现自己不得不用力排尿？

（7）在过去一个月，您夜里通常要起床几次排尿？

将每个问题的得分相加，总分范围为0~35分（从无症状到症状严重）。其中0~7分为轻度症状，8~19分为中度症状，20~35分为重度症状。如果症状很轻（评分小于8分），同时已排除前列腺癌的患者，可以暂时不治疗，但应定期检查，以了解病情有无进展、是否出现并发症等。如果症状加重，开始影响生活质量时，就应当考虑采用药物或手术治疗来缓解症状。

（刘 爽）

10. 什么是残余尿？其代表意义是什么？

残余尿是指一次完全排尿后膀胱里剩余的尿液，正常人残余尿量都不会超过10 mL。在排尿困难疾病的早期，排尿阻力增大，此时通过增加膀胱逼尿肌的力量，尚能够尽量将膀胱内的尿液排空。随着尿道梗阻的逐渐加重，排尿阻力的增加会逐渐超过膀胱逼尿肌的力量极限，此时膀胱的力量已经不足以将所有尿液排出，残余尿就此产生。此时若不进行针对性治疗，残余尿量会逐渐上升，甚至高达上千毫升。残余尿的出现表示膀胱排尿功能已代偿不全。残余尿量与下尿路梗阻程度呈正比。在下尿路梗阻治疗过程中，重复测定残余尿量可判断疗效。

（贾杰东）

11. 什么是儿茶酚胺？

儿茶酚胺包括肾上腺素、去甲肾上腺素和多巴胺，主要在脑、肾上腺髓质、其他嗜铬组织及交感神经末梢合成，循环血液中的肾上腺素和去甲肾上腺素主要来自肾上腺髓质的分泌。儿茶酚胺的主要生理作用是使血管收缩，收缩的血管主要是小动脉和小静脉，对皮肤和黏膜的作用表现比较明显；对肾脏的血管收缩，此外对脑、肝、肠系膜、骨骼肌血管都有收缩作用；作用在心脏本身，体内儿茶酚胺释放增多时，心肌收缩力加强，心率加快，心搏出量增加，血压的收缩压升高，出现脉压变小的改变。在肾上腺疾病嗜铬细胞瘤发作时，尿儿茶酚胺明显升高，间隙期间可以恢复到正常。所以，儿茶酚胺及其代谢产物的检测对于肾上腺系统肿瘤的诊断和监测至关重要。

（韩帅红）

12. 取精检查怎么做？

精液检查牵涉到多个环节，若未按正确方法进行，可能会影响检查结果。具体方法：①停止性生活 3~7 天，期间也不能有手淫、遗精等排精的情况；②用容器收集精液，用实验室给予的专用容器收集精液，射出的全部精液都要收集在杯子内，不能遗漏，然后立即送到实验室检查，冬天要特别注意保暖，可以放在近身的内衣袋中，1 小时内送达化验室；③取精方式最好是手淫取精，可以让妻子帮忙，也可以使用按摩器等器具，如实在取不出，尚可以采用通过性交中断、体外排精的方法采集精液；④不能使用避孕套，因为避孕套有杀灭精子的作用，并且精液易黏附在套内。还应该注意在取精前要洗净双手和外生殖器，剪去手指甲，以免取精时受伤。

（任　健）

13. 精液常规检查报告怎么看？

精液常规检查主要有以下几个项目：①精液颜色，正常精液为乳白色黏性液体；②精液排出量，一次排出量为2.0~6.0 mL；③精液液化时间，0.5~1 小时自行液化；④精液pH，7.2~8.0；⑤精子密度（600~1500）万个 /mL；⑥精子总数不少于 4000 万个 / 每次射精；⑦精液活动率＞ 70%；⑧精子活力，优 + 良（A+B）＞ 50%；⑨正常形态，80% 以上。

精液量减少可见于睾丸功能不全、睾丸炎、精囊炎、前列腺切除术后、房事过频等。精液棕红色是精液中含有多量红细胞所致，见于精囊炎、生殖道炎症、肿瘤及其他原因所致出血。精液 pH 过高或过低时，精子活力明显下降，见于前列腺液分泌过多或精囊液分泌减少等情况。精液液化障碍见于前列腺分泌的蛋白酶分解精液异常，如前列腺切除术后、蛋白酶缺乏等。精子数下降见于各种原因所致的男性不育症，包括生精能力下降、精液射出受阻及精子存活力降低等。畸形精子比例超过 20% 易导致男性不育。活动精子百分率低、精子速度异常可导致不育症。精液白细胞增多表示生殖道炎症、结核、结石或恶性肿瘤并感染，红细胞增多表示精囊炎、生殖道结核、前列腺癌等。

做精液检查前，最好禁欲 3~5 天，最长不要超过 7 天。小于 3 天或大于 7 天，都会影响精液结果，影响医生对疾病的判断和分析。如果禁欲时间不够，可能会达不到精液采集要求的 2 mL 以上，而且容易出现较多的不成熟精子。如果禁欲时间过长，死精、畸形精子可能会增加，且其活动率可能偏低。

若发现精液常规存在异常请及时就诊于正规医院泌尿外科或正规男科医院，医生会根据具体情况制定具体的诊疗措施。

（刘　爽）

14. 勃起障碍需进行哪些检查？

夜间阴茎勃起检测是阳痿检查中常用的测试方法，是鉴别功能性阳痿与器质性阳痿最好的方法。经过数十年的发展，该检测由原始的邮票试验已发展到电脑监测的硬度仪检测。

（1）邮票试验：用一张未撕开的联孔邮票，睡前围绕阴茎于重叠处粘住，如晨起醒时见票孔处有撕裂，即表示夜间曾有过有效的勃起，如沿重叠部分脱粘则无意义。此法方便、简单、原始，但不能估计勃起程度及夜间勃起次数。

（2）阴茎周径测定尺：用带状软尺一端连接一个方形搭扣，睡前用胶布将带尺固定于阴茎，带尺围绕阴茎一端从搭扣中穿出，能伸缩活动且无阻力，然后看刻度读出基数，次晨再观察刻度取另一读数，两数之差即为夜间勃起时阴茎周径的增加量，正常人增加的范围为 1.5~4.0 cm，阳痿患者增值大于1.5 cm为功能性阳痿，小于1.5 cm则可能是器质性阳痿。

（3）阴茎测试环：将3根有色塑料带平行排列于搭扣上，3根带可分别在2.94（蓝色）、4.41（红色）、5.88（白色）kN拉力时破裂。若经过一夜良好的睡眠没有一根断裂，提示晚间无有效勃起；若仅第一根（蓝色）断裂，表示硬度最小，可进行性交，但插入较困难；若第二根（红色）也断裂，表示有足够硬度可以插入；若最后一根（白色）也破裂，则表示有良好的硬度，可作为筛选诊断。

（4）夜间勃起测定仪：通常由探头、主机及记录仪三部分组成，能描记出阴茎在一夜之间长度、直径变化的全过程。从记录曲线可获得勃起的次数，每次勃起的持续时间、长度、直径，以及相邻两次勃起的时间间隔。

（5）阴茎硬度仪：一种既能测定阴茎夜间胀大又能测定其硬度的仪器，由贮存部分和小型电子计算机组成。检查前应避免打盹、饮酒及服药，一般连续测定3次。此方法可定量检测阴茎勃起的时间及硬度。

（刘　爽）

15. 膀胱镜检查怎么做？

膀胱镜检查是一种侵入性检查，对受检者而言多少会有不适和损伤，许多患者对这项检查不够了解，轻信一些夸张的传闻，所以容易造成心理上的恐惧和抵触。镜检的器械在不断地改进，最新的软膀胱镜镜体非常纤细灵巧，患者受检体验较好。表面麻醉剂制成的凝胶，可以对尿道进行润滑和麻醉，使得器械进入时不适感已经很弱。

膀胱镜检查具体过程：患者检查前一般要排空膀胱，仰卧位托起双腿，暴露阴部，充分消毒，铺无菌单，同时遮挡患者视线，有利于消除恐惧心理。再次消毒尿道外口及周围后，经尿道外口挤入表面麻醉剂，片刻后经尿道外口置入膀胱镜鞘，而后经镜鞘送入观察镜、操作部件等，以完成观察、取活检、插放输尿管支架等任务。最后，排空膀胱，缓慢退出镜鞘及镜体。软膀胱镜镜体可弯、无镜鞘，可直接置入和退出。

泌尿系疾病检查手段多种多样，其中不乏B超和CT这样的无创检查，但膀胱镜检查作为传统的泌尿外科内镜检查，有其独特的“直视”优势，能够很好地弥补间接影像的不足，再加上附加的各种治疗功能，其在临床诊疗中的重要性和必要性不言而喻。希望患者在受检前做好充分的精神准备，正确认识检查的必要性，消除恐惧心理，主动配合检查。

（郭文敏）

16. 膀胱镜检查都能看见什么？可以明确哪些疾病？

膀胱镜检查一般均可看到全段尿道及膀胱内壁全貌，重点在膀胱三角区和双侧输尿管口。观察膀胱内镜时要全面，防止漏诊，可采用进退法、转动法或摆动法进行观察，或者将三者结合起来。观察时注意腔内黏膜状态，有无出血、结石、肿瘤等存在，以及双侧输尿管口喷尿情况。膀胱三角区是肿瘤和结核的好发部位，同时也是寻找输尿管口的标志。

输尿管口寻找困难时，可静脉注射靛胭脂等，借助排蓝寻找输尿管口。

膀胱镜检查常用于如下疾病：

（1）不明原因血尿，尤其是肉眼血尿，需要进一步明确血尿原因和部位者。

（2）膀胱疾病的确诊，如肿瘤、结石及异物。

（3）明确尿路梗阻的原因，对于输尿管结石梗阻造成肾积水需要留置输尿管支架管的患者。

（4）需要进行输尿管插管，准备逆行造影或收集两侧肾盂尿行特殊检查，或者行乳糜尿治疗。

（5）需要经膀胱镜进行治疗，如取异物、活检、电切等。

（6）膀胱周围有病变，如合并腹后壁、盆腔及直肠肿瘤等，通过镜检帮助了解其对膀胱的侵犯程度。

（王　鑫）

17. 膀胱镜检查术后需要注意些什么？

膀胱镜检查结束后，患者应注意以下几点：①起床时动作应缓慢，预防体位性低血压，如有头晕可于原位暂坐片刻；②大量饮水，勤排尿，让尿液起到冲刷尿路的作用；③注意阴部清洁卫生，用清洁温水清洗外阴，避免外来致病菌侵入；④避免劳累，防止感冒，保持机体免疫力；⑤检查前就有感染或检查后发热的患者，要遵医嘱使用抗生素；⑥膀胱镜检查术后有时会有短暂的血尿，一般不严重，多饮水后即可自愈；⑦做逆行造影后有的人出现腰痛，大多是无机碘造影制剂所导致，多数在检查时即感到不适，过后症状逐渐减轻，也有少数患者检查后加剧，可伴有发热、恶心，这种情况要及时告知医师，给予对症处理。

（郭文敏）

18. 哪些群体需要进行前列腺癌的筛查？筛查内容具体有什么？

目前已经被确认的引起前列腺癌的危险因素包括年龄、种族和遗传性。年龄是前列腺癌最明显的危险因素，随着年龄的增长，前列腺癌发病率明显升高。前列腺癌患者主要是老年男性，在我国，60 岁以下的男性前列腺癌发病率较低，超过 60 岁时发病率出现明显增长。目前研究表明，欧美人群比中国人群前列腺癌发病概率高。遗传也是前列腺癌的危险因素。如果兄弟或父亲等亲属患有前列腺癌，那么本人患前列腺癌的危险性会增加 1 倍以上。2 个或 2 个以上一级亲属患前列腺癌，相对危险性就会增至高达 5~10 倍。饮食和环境因素在前列腺癌发生中也起重要作用。重要的饮食危险因素包括高动物脂肪饮食、红色肉类的消耗量、肥胖、吸烟量、白酒饮用量和低植物摄入量等。根据前列腺癌的危险因素可知，年龄大、家族内一级亲属前列腺癌病史或前列腺癌危险饮食者均应积极进行前列腺癌筛查。

前列腺癌筛查内容主要为前列腺特异性抗原（PSA）检查，直肠指诊、B 超也常用于前列腺癌的筛查，血清 PSA 是现在筛查前列腺癌、评估治疗效果和预测预后的一个重要且可靠的指标。健康男性血清 PSA 值一般为 0~4 ng/mL。PSA 可以用于前列腺癌普查。目前认为，对 50 岁以上有下尿路症状的男性常规进行 PSA 和 DRE 检查，而对于有前列腺癌家族史的男性人群，应该从 45 岁开始定期检查。

（贾杰东）

19. 如何读懂肿瘤标志物？

研究表明，尚未出现临床症状的肿瘤，其生化改变早于常规检测仪器的发现，因此我们通过检测这些生化指标即肿瘤标志物来发现肿瘤线索。肿瘤标志物既存在于肿瘤患者体内，也可见于正常人或良性疾病患者体内，只是肿瘤患者体液标志物浓度高于后两者，其敏感性与组织特异性更是千差万别，能单独用于筛查或确诊的指标屈指可数。

目前，泌尿外科常用的对高危人群的肿瘤标志物指标有甲种胎儿球蛋白（AFP）、前列腺特异性抗原（PSA）、绒毛膜促性腺激素（HCG）、儿茶酚胺类物质等。其中 AFP 常在睾丸癌发病时明显升高；PSA 则是由前列腺细胞特异性分泌的一种物质，其对前列腺癌的诊断及预后评定具有重要价值；HCG 对精原细胞癌和滋养层细胞肿瘤的诊断至关重要；儿茶酚胺类物质及其代谢产物则主要用于肾上腺肿瘤的诊断。

需要明确指出的是。不能仅仅凭借肿瘤标志物的数值升高就断定肿瘤的发病，其结果需与临床症状、查体、影像学检查结果结合分析。若发现单次肿瘤标志物检测超出正常范围，大可不必紧张，需要根据患者自身的信息排除检测方法引起的误差，只有当上升或下降参考范围的 25% 才有临床意义。很多标志物会因不良的个人生活习惯（吸烟、嗜酒）

而有差异，其在良性疾病中优势有时亦会异常升高。例如，前列腺癌的敏感指标 PSA，在如前列腺增生、前列腺炎发作时亦会升高。遇到这种情况，可根据其具体数值高低选择下一步的检查，以明确诊断。

（赵国臣）

20. PSA 是什么？女性查 PSA 有意义吗？

PSA 是指前列腺特异性抗原，血清 PSA 是目前诊断前列腺癌、评估各种治疗效果和预测预后的一个重要且可靠的指标。正常情况下，PSA 是由前列腺上皮细胞分泌产生的一种糖蛋白，直接分泌到前列腺导管系统内。它的正常功能是帮助精液凝块水解液化，与男性生育力有关。正常的前列腺导管系统周围存在着一种细胞屏障，避免了前列腺上皮产生的 PSA 直接进入血液，使血液中 PSA 的浓度维持在较低的水平。当前列腺发生癌变时，一方面肿瘤细胞内分泌的 PSA 水平升高；另一方面细胞屏障受到破坏致使 PSA 直接进入血液。一般而言，前列腺癌的恶性程度越高，对于正常前列腺组织破坏越大，血清中 PSA 越高。目前认为，血清 PSA ＜ 4.0 ng/mL 是正常的，PSA ＞ 10 ng/mL 则患前列腺癌的危险性增加。因此，血清 PSA 检测可以用于前列腺癌普查。目前认为男性应从 45 岁开始检查 PSA，有前列腺癌家族史的可以从 40 岁开始。

PSA 并非男性所特有，正常情况下女性体内也会产生少量 PSA，但在囊性乳腺癌、多囊卵巢综合征及固醇类激素应用情况下，女性体内 PSA 合成也会增加，甚至会有较大幅升高，此时检测女性 PSA 也是合理的，有助于临床诊断治疗相关疾病。

（贾杰东）

21. PSA 升高就提示患有前列腺癌吗？

如上所述，血清 PSA 是前列腺癌的特异性标志物，它对早期没有症状的前列腺癌的诊断很有意义。需要注意的是，并不是 PSA 升高就提示患者患有前列腺癌，很多非恶性前列腺病变也会导致血清 PSA 升高，如前列腺炎症、前列腺增生、急性尿潴留等，但当致病因素消除大约 1 个月后血清 PSA 可趋于正常。很多医源性的操作检测也会使血清 PSA 升高，如直肠指诊后血清 PSA 可升高 1 倍，膀胱镜检查后可升高 4 倍，而正常男性射精后血清 PSA 亦会升高。因此，一定要选择合适的时机进行 PSA 检测。

（贾杰东）

22. 什么是尿液脱落细胞学检查？

尿液脱落细胞学检查是收集新鲜的尿液，通过显微镜来发现尿液中有无恶性肿瘤细胞，从而间接判断泌尿系统有无肿瘤。它是一项相对比较简便、直观的判断标准。泌尿系肿瘤患者早期通常无明显症状，因此容易被忽视；而由于癌细胞代谢旺盛、增长快，即使病灶非常小，仍然有癌细胞脱落，因此可以通过检查尿液中有无癌细胞来评估有无病灶。

尿液脱落细胞学检查时，患者基本上无痛苦，很少有不良反应，可以多次留取标本重复检查。但是其也有一定的误诊率，且只能是定性检查，而不能明确肿瘤的准确部位，因此还得结合其他影像检查才能明确判断。

（任　健）

23. 做泌尿系彩超观察肾脏和膀胱之前要注意什么？

在做泌尿系彩超检查时，一般要求患者膀胱应有一定的尿液潴留，以使膀胱充分充盈，与周围脏器有较好的对比，从而得到更清晰的影像。在扫描肾脏时应深吸气后屏气，使得肾脏下移，更多地暴露于肋弓下，有利于检查。

（韩帅红）

24. 静脉肾盂造影和逆行静脉肾盂造影有什么区别？

静脉肾盂造影是将造影剂注入静脉，当造影剂被肾脏滤过、浓缩和排泄后，根据不同时期的成像，分别显示肾轮廓，肾盏、肾盂和输尿管形态，膀胱形态，静脉肾盂造影最大的特点就是可以显示上尿路形态和分肾功能。而逆行静脉肾盂造影是静脉肾盂造影的补充检查手段，诊断目的和静脉肾盂造影相同，但只是一种形态学检查，不能显示分肾功能。方法是在膀胱镜下将输尿管导管插入患侧输尿管内，并通过输尿管导管注入造影剂，从而显示上尿路形态。其最主要的特点是清晰而充实，逆行静脉肾盂造影除了可以注入正对比剂（造影剂）外还可以注入负对比剂（空气），可以诊断上皮性肿瘤，以及可以透过 X 线的结石，此外还可以通过输尿管导管收集肾盂中的尿液来做细菌学或细胞学检查。

（韩帅红）

25. 前列腺液常规检查报告怎么看?

正常的前列腺液为淡乳白色，有蛋白光泽，每天分泌量 0.5~2 mL。前列腺液为精液的一部分，其 pH 在 6~7，呈微酸性；炎症严重时分泌物浓厚，色泽变黄或呈淡红色混浊，或者含絮状物，并可有黏丝。前列腺常规检查报告主要注意以下几种成分。

（1）卵磷脂小体：正常前列腺液内卵磷脂小体几乎布满视野，当前列腺发生炎症时，巨噬细胞吞噬大量脂类，故卵磷脂小体减少。因此，卵磷脂小体的多少在一定程度上反映了前列腺炎病情的轻重。

（2）血细胞：正常前列腺液内红细胞极少，往往在炎症时才出现，不适当的前列腺按摩也会引起红细胞数增加；正常前列腺液内白细胞散在，每高倍视野下不超过 10 个，炎症时由于排泄管引流不畅，按压可见成堆脓细胞或红细胞，如在显微镜下观察每高倍视野中有超过 15 个白细胞，即可诊断为前列腺炎。

（3）其他：还可见到淀粉颗粒、结石或精子，前列腺液的生物化学成分很丰富，对前列腺疾病诊断有意义的包括 pH、锌、酸性磷酸酶、枸橼酸和亮氨酸氨肽酶等。

（田 强）

26. 前列腺液是如何获得的？取前列腺液时有哪些注意事项？

前列腺液的获得方式主要是经直肠前列腺按摩后收集。直肠前列腺按摩不但是取得前列腺液的方法，同时也是治疗慢性前列腺炎的方法之一，尤其对未婚而又没有定期排精的青年患者，按摩前列腺可使含有细菌和毒素的前列腺液排出，有利于炎症的消退。

前列腺按摩的方法非常简单，患者家属可以帮助进行，也可由患者自行按摩。具体方式如下：首先患者应排空大小便，然后取膝胸位或侧卧位，施术者右手食指戴指套或乳胶手套，涂少量凡士林或石蜡油在指套上，操作时先在肛门周围按摩几下。然后将食指慢慢置入肛门，指腹向下，在其下方 3~4 cm 处可扪及栗子大小的前列腺，中央有一浅沟。在前列腺两侧叶自外上方向内下方各按摩 3~4 次，再在中央沟从上向下依次按压 3~4 次，此时患者会有排尿感，并有乳白色液体自尿道流出，如无液体流出，但按摩后尿液混浊，亦同样有效。

在进行前列腺按摩时应注意以下事项：

（1）急性前列腺炎症时禁忌按摩；

（2）按摩时手法要轻重适度，忌用暴力，以免引起疼痛及损伤；

（3）如前列腺压痛明显或质地变硬、触及硬节应及时到医院就诊。

（田　强）

27. 前列腺彩超检查主要用于什么疾病？具体检查过程是怎样的？

前列腺彩超是一种可以有效帮助泌尿外科医生诊断前列腺疾病的影像学检查手段，通过检查医生可以观察到前列腺的大小，有无钙化、囊肿及占位病变；超声引导下的前列腺穿刺活检术，还有助于前列腺癌的诊断和病理分期。彩超对于前列腺疾病的临床诊断和处理具有重要意义，主要适用于以下疾病的诊断：良性前列腺增生、前列腺癌、前列腺炎、前列腺囊肿、前列腺结石、前列腺脓肿。

目前临床应用的前列腺彩超检查有以下3个途径。

（1）经腹壁法：此法操作简单，患者体验较好，目前应用最多。患者适度憋尿后，仰面躺在检查床上，暴露肚脐以下阴部以上位置，超声探头蘸适量耦合剂，在小腹皮肤上来回滑动检测，可在充盈的膀胱周围探测到前列腺。

（2）经直肠法：此法获得图像质量较好，多在泌尿系专科检查或行前列腺穿刺活检术超声引导时使用。患者取左侧卧位、截石位（仰面躺下双腿向两侧分开架起）或膝胸位（面朝下趴跪，膝盖贴着前胸），充分暴露会阴部后，润滑后的棒状超声探头（直径约3 cm）经肛门缓慢进入直肠（深度约10 cm），以最邻近的方式探测前列腺。此法具有一定侵入性，患者略有不适，但仍属于无创检查。

（3）经会阴法：此法目前临床较少使用。患者取截石位，超声探头蘸适量耦合剂，在阴囊和肛门之间的皮肤表面滑动并探测前列腺。

（郭文敏）

28. 前列腺彩超需要憋尿吗?

行彩超时是否憋尿需视不同检测方法途径而定，经腹壁行前列腺彩超探测时，由于需要利用充满尿液的膀胱来定位前列腺，所以要求患者提前适度充尿，以利于检查的进行。经直肠或会阴途径行前列腺彩超时对憋尿无特殊要求。

（郭文敏）

29. 尿动力学检查包含哪些内容?

许多有尿频、尿急、尿等待、尿失禁、排尿困难等症状的排尿功能障碍患者往往需要进行尿动力学检查，那么尿动力学检查是什么，又包括哪些内容呢?

尿动力学检查是泌尿外科常用的一项检查，主要依据流体力学、电生理学的基本原理和方法，检测尿路各部压力、流率及生物电活动，从而了解尿路排送尿液的功能和机制，以及排尿功能障碍性疾病的病理生理学变化。其临床意义在于研究贮尿和排尿的生理过程及其功能障碍。针对不同病情的患者选择具有针对性的检查项目来判定其储尿期和排尿期的问题。

（1）常用尿动力学检查项目包括：①尿流率测定。可测知排尿量、尿流时间、尿流速度，并做残尿量的判定。尿流率测定可了解膀胱、尿道的排尿功能，男性正常最大尿流速度应该大于每秒 15 mL、女性则应大于每秒 20 mL，膀胱肌肉功能不正常或尿道不正常，如尿道狭窄、膀胱逼尿肌收缩乏力、前列腺肥大等均会造成尿流速度变慢。②尿道压力测定。可测得最高尿道压、尿道关闭压、尿道功能性长度及前列腺尿道长度，并可协助诊断压力性尿失禁等疾病。③膀胱充盈期容积－压力测定。可测量膀胱的容量，并了解膀胱在储尿期及排尿期的问题。④同步盆底肌电图测定。测定外括约肌的功能，并得知逼尿肌与括约肌有无协调。这些检查即可以满足大多数排尿功能障碍患者的检查需求。

（2）选用尿动力学检查是针对常用尿动力学检查项目不能解决的情况，包括影像尿动力学测定、尿道压力测定、漏尿点压力测定、儿童尿动力学检查、盆底神经电生理检查及动态尿动力学监测，其中盆底神经电生理检查所配备的仪器及操作技术要求高，仅少数尿控中心可以开展。

（吴晓琳）

第五章
肾脏及肾上腺疾病

1. 肾上腺有哪些常见的肿瘤?

肾上腺肿瘤按其性质可分为良性肿瘤和恶性肿瘤；按有无内分泌功能（如分泌某种激素引起高血压）可分为无功能性肿瘤、亚临床型肿瘤和功能性肿瘤；按发生部位可分为皮质肿瘤、髓质肿瘤、肾上腺外副神经节瘤、其他类型的肿瘤及转移瘤等。临床上需要手术干预的肾上腺肿瘤通常为功能性肿瘤或高度怀疑恶性的肿瘤，常见的如下。

（1）原发性醛固酮增多症：包括原发性和继发性两种，以原发为主，高血压和低血钾为其典型症状，还经常出现水、电解质平衡失调，由此常造成头晕、头痛、疲乏、视力模糊、心烦、口渴等症状。

（2）嗜铬细胞瘤：其典型症状为头痛、心悸、多汗、高血压。这些症状在平时不易被察觉，可是一旦遇到某种刺激，瘤体释放出相当大量的儿茶酚胺，患者就会突然血压升高、心律失常，遇到爆发性的打击，甚至致命。所以该类患者应及早检查、诊治。据文献统计报告，凡有典型发作症状、腹部肿块、高血压、糖尿病、基础代谢增高等五者之二者，应疑有嗜铬细胞瘤的存在，五者居三则高度怀疑，居四则可确诊无疑。

（3）肾上腺恶性肿瘤：肾上腺皮质癌。非常少见，一般为功能性，发现时一般比腺瘤大，重量常超过 100 g，呈浸润性生长，正常肾上腺组织被破坏或淹没，向外侵犯周围脂肪组织甚至侵及正常肾脏。

（吴晓琳）

2. 肾上腺肿瘤都需要治疗吗？

很多患者在检查出肾上腺肿瘤时，都会紧张地认为是自己的“肾”出现了问题，其实，肾上腺是位于肾脏上方可以分泌激素的一个内分泌器官，和肾脏并没有直接的关系。并且，肾上腺的肿瘤大多数都是良性的，不用过分担心。

那么一旦发现肾上腺肿瘤，是不是就应该去切掉呢？如果肿瘤体积很小，也没有影响到激素分泌功能，血压、血钾、体重都比较正常或稳定，那么是完全不需要进行切除的，只要每年进行定期体检并监测其变化就可以了。如果怀疑这些肿瘤存在分泌功能，就要去医院进行相关检查，如化验血或尿中的激素浓度、药物试验性治疗等，这些检查有助于比较明确地探明肿瘤功能。

但是，如果出现以下两种情况，就要尽快手术了：①肿瘤逐渐长大，径线测量超过 4 cm；②肿瘤影响了内分泌功能，患者出现了血压急剧上升，血钾持续降低，明显的向心性肥胖，面部圆胖（“满月脸”），肩背部脂肪肥厚（“水牛背”），下腹部和腋下皮肤裂纹，女性胡须增多、停经及血糖异常，以及重度骨质疏松等症状，此时不管肿瘤大小如何，都应该尽快采取手术治疗。绝大多数的肾上腺肿瘤，甚至一部分恶性肾上腺皮质癌，通过手术都可以达到治愈的目的。

（吴晓琳）

3. 高血压的“幕后黑手”竟然是肾上腺疾病？

在医院我们经常会遇到这样的患者，因顽固性的高血压来院就诊，同时吃 3~4 种降压药，可是血压依然降不下来，最后做了好多检查才发现原来让他们血压居高不下的“幕后黑手”竟然是肾上腺疾病。

引起血压升高的最多见的肾上腺疾病主要有以下几种。

（1）原发性醛固酮增多症（简称原醛症）：患者体内会分泌过多的醛固酮，醛固酮是肾上腺皮质球状带分泌的类固醇激素，具有保水、保钠、排钾的作用，从而引起水钠潴留和低钾血症，最终使血压升高。几乎所有的原醛症患者均伴有高血压，血压一般中高度增高，以舒张压升高为主，服用一般降压药物效果不佳。高血压患者中原醛症占 0.5%~16.0%，而顽固性高血压中原醛症占 17%~20%。

（2）嗜铬细胞瘤：瘤体会分泌大量的儿茶酚胺（包括去甲肾上腺素、肾上腺素和多巴胺 3 种激素）入血，从而导致血压升高。嗜铬细胞瘤的血压波动是比较大的，可高达 200~300/130~180 mmHg，甚至一般血压计无法测得。

（3）皮质醇症：是机体组织长期暴露于异常增高的糖皮质激素而引起的一系列临床症状和体征，75% 的患者会伴有血压升高。

很多患者经常自以为是原发性高血压，没有做系统检查就自己吃药控制，其实有5%的高血压患者属于继发性高血压。对于高血压患者，需要警惕高血压可能由多种因素引起的，出现高血压时应当查明原因，切勿滥用降压药。

（吴晓琳）

4. 考虑肾上腺肿瘤都需要做哪些检查？

肾上腺是人体非常重要的内分泌器官，它通过分泌激素来维持人体健康。如果肾上腺出现肿瘤，会造成机体内分泌失调，长时间的激素紊乱会对身体造成很大危害。

（1）常见的肾上腺腺瘤包括原发性醛固酮增多症、嗜铬细胞瘤，以及各种原因引起的皮质醇增多症。一般来说皮质醇增多症患者肚子特别大，四肢反而显得瘦小，脸蛋特别圆，脸蛋发红并泛着油光，满脸痘痘，头发特别浓密，发际线很低，在额头、鬓旁还长了些细细的毛发，往往还有手癣和足癣。除此之外，在腹部和大腿上还可发现大致纵行分布的宽菱形的紫红色条纹。此外我们可以通过B超、CT或MRI来检查肾上腺肿瘤的大小、性质及其与周围结构的关系。初步判断肿瘤的位置及其良恶性。

（2）抽血化验：包括血常规、尿常规、尿17-羟皮质类固醇24小时含量、血皮质醇浓度、小剂量地塞米松抑制试验、大剂量地塞米松抑制试验、ACTH兴奋试验等。皮质醇增多症患者除进行常规的血、尿检查项目外，须检测血浆皮质醇、24小时尿游离皮质醇、24小时尿17-羟皮质类固醇、24小时尿羟基17-酮类固醇等。原发性醛固酮增多症患者常表现为难治性高血压，因此患者应检测血浆钾、钠浓度和24小时尿钾排出量，必要时应测血浆或24小时尿醛固酮浓度和血浆肾素活性。测定尿去甲肾上腺素及肾上腺素、尿3-甲氧基-4-羟基扁桃酸（VMA）值可用来诊断嗜铬细胞瘤。

肾上腺腺瘤主要是靠相应的症状或B超、CT等来发现，如果您出现相应症状或检测出肾上腺腺瘤，一定要及时就诊于泌尿外科门诊，医师会根据您的具体情况进行相应检查，明确具体的类型后进行相应治疗。

（赵国臣）

5. 看皮质醇增多症应该去内分泌科还是泌尿外科?

皮质醇增多症是机体组织长期暴露于异常增高的糖皮质激素而引起的一系列临床症状和体征。该病好发于20~40岁的女性，按其病因不同可分为促肾上腺皮质激素（ACTH）依赖性和非依赖性两种类型，以ACTH依赖性皮质醇增多症最多见，其中70%的是由于垂体分泌过多ACTH引起的；ACHT非依赖性一般是由于肾上腺肿瘤造成的。

皮质醇增多症病因不同，其治疗方案也不一样，所以应行相关的化验检测和影像学检查确定具体病因。针对病因治疗是一线治疗。若是垂体肿瘤导致的ACTH分泌增多，首选经蝶窦垂体腺瘤切除术；若是肾上腺肿瘤引起，建议就诊于泌尿外科行腹腔镜手术切除肿瘤；若相关检查未发现明显病变或者症状不严重，可就诊于内分泌科对症口服药物治疗。

（任 健）

6. 如何区别单纯肥胖和库欣综合征？

库欣综合征又称皮质醇增多症，是由于多种原因导致的肾上腺皮质长期过多分泌糖皮质激素所引起的一系列综合症状。库欣综合征患者大多表现为肥胖，然而其形态与单纯肥胖有较大不同。大部分患者呈现向心性肥胖，即肚子特别大，四肢反而显得瘦小，脸蛋特别圆且发红泛着油光，满脸痘痘，头发特别浓密，发际线很低，在额头、鬓旁还长了些细细的毛发，往往还有手癣和足癣。除此之外，在腹部和大腿上还可发现大致纵行分布的宽菱形状紫红色条纹。男性患者常常阳痿、睾丸变软。女性患者会出现月经减少、闭经、不育等。库欣综合征患者蛋白质分解加速，合成减少，长期代谢紊乱可引起：肌肉萎缩无力；骨基质减少，钙质丢失而出现严重骨质疏松，表现为腰背痛，胸腰椎和肋骨容易发生骨折；因胶原蛋白减少而出现皮肤菲薄、宽大紫纹、皮肤毛细血管脆性增加而易出现瘀斑；伤口不易愈合。而单纯肥胖的人体态比较匀称，没有内分泌紊乱现象，一般也不会出现多毛、闭经、阳痿等表现。因此当你发现自己或周围的人表现为“不一样的肥胖”，一定要及时就诊于泌尿外科门诊，通过相应的检查来明确肥胖的原因进行治疗。

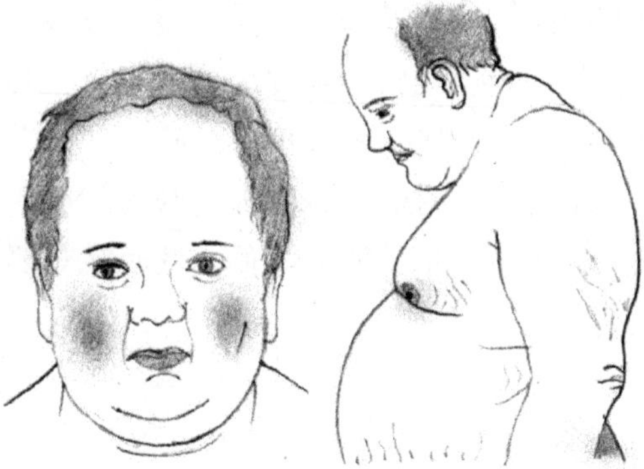

库欣综合征典型体征

（赵国臣）

7. 皮质醇增多症手术后切除肾上腺，需要长期补充激素吗？

肾上腺是人体重要的内分泌腺体，左右各一个，每侧肾上腺又分为皮质和髓质两部分。肾上腺皮质分泌 3 种激素，即盐皮质激素、糖皮质激素和性激素。肾上腺髓质分泌 3 种激素，即肾上腺素、去甲肾上腺素和多巴胺，总称为儿茶酚胺。这些激素主要调节人体新陈代谢，如糖代谢与水、离子的代谢等，对维持人体正常的生理功能非常重要。

单纯地切除一侧肾上腺，对于大多数无功能的腺瘤或者单纯增生患者，是不用补充激素的，但对皮质醇增多症这种有内分泌功能的肿瘤患者来说，在未手术切除时瘤体就会分泌大量的激素，抑制正常肾上腺的分泌，待切除之后，人体的激素反而是不足的。患者如行一侧肾上腺小部分切除术，通常需要短期补充激素，来维持机体的功能，并且激素在减量、停药的时候也要缓慢地补充，及时复查激素水平，不能减得太快，以免出现肾上腺皮质功能不全，甚至肾上腺危象。如果行的是一侧肾上腺大部分切除术，或者两侧肾上腺大部分切或全切，这时候患者体内的激素就会明显不足，抽血化验检查提示激素水平明显降低，此时就需要长期的补充激素治疗了。

（吴晓琳）

8. 什么是肾上腺危象？会要命吗？

肾上腺危象是指由各种原因导致的急性肾上腺皮质功能衰竭状态，可累及多个系统。起病急骤，进展迅速，主要表现为极度乏力、发热、恶心、呕吐、休克，甚至昏迷，如不及时抢救，常可导致死亡。

导致肾上腺危象发生的原因有很多，最主要包括以下几个。

（1）原发或继发性肾上腺皮质功能减退症：因感染、创伤和手术等应激情况，或停服激素而诱发肾上腺皮质功能急性减退。

（2）长期大量肾上腺皮质激素治疗：抑制下丘脑－垂体－肾上腺轴功能，即使停药1年，其功能仍处于低下状态，尤其对应激的反应性差。

（3）肾上腺手术后：肾上腺切除或腺瘤摘除术后，其功能的恢复需要很长时间，如不补充激素或在应激状况下不相应增加激素剂量，也可引起急性肾上腺皮质功能减退。

（4）急性肾上腺出血：常见的为严重败血症，主要是脑膜炎双球菌败血症，引起肾上腺出血，与弥散性血管内凝血有关。

肾上腺危象对于人的危害是很大的，应该争取做到早发现、早治疗、早康复。对于患有慢性肾上腺皮质功能减退的患者，应该坚持持续规律服用激素，不得任意间断或减量。当遇应激情况时，必须在医师的指导下增加剂量。如有上呼吸道感染、拔牙等小的应激，应适度增加激素量，直至该病痊愈，一般 4~5 天即见控制；如有大的应激，如外科手术、心肌梗死、严重外伤和感染等，在手术前数小时即应增加激素用量。当患者外出时，必须携带足量的激素备用。

（吴晓琳）

9. 嗜铬细胞瘤有哪些临床表现?

嗜铬细胞瘤的高发年龄为 40~50 岁，临床表现复杂多样，主要由肿瘤分泌儿茶酚胺所致。儿茶酚胺是一种含有儿茶酚和氨基的神经类物质，通常是指去甲肾上腺素、肾上腺素和多巴胺 3 种激素，这些激素进入血液从而引发一系列的临床症状。

嗜铬细胞瘤的典型症状：包括头痛、心悸、多汗“三联症”，其发生率在 50% 以上，如果身体出现这些临床症状，一定要警惕是否得了嗜铬细胞瘤，及时就诊。

嗜铬细胞瘤最常见的临床表现为高血压，发生率为 80%~90%，可有以下发作形式。①持续性高血压伴阵发性发作最多见，占 50% 以上，在高血压的基础上，发作时血压极度升高，可达 200~300/130~180 mmHg，甚至一般血压计不能测得，伴剧烈头痛，全身大汗淋漓、心悸、心动过速、心律失常，心前区和上腹部有紧迫感、疼痛感、焦虑、恐惧或有濒死感，皮肤苍白、恶心、呕吐、腹痛或胸痛、视力模糊、复视，严重者可致急性左心衰竭或心脑血管疾病而致死亡；②阵发性高血压，占 40% 以上，女性多见，平时不表现出高血压，但在外伤、妊娠、分娩、麻醉、手术等时血压突然升高，若处理不当，严重者可引起死亡；③持续性高血压，易与原发性高血压混淆，多见于儿童。由此可见，难治性的高血压患者要排除是否因嗜铬细胞瘤所致，对于这类患者，只有去除病因后降压治疗才能获效。

嗜铬细胞瘤的其他不典型表现：除了头痛、心悸、多汗、高血压等典型表现外，该病还有许多不典型的临床表现，从而导致其诊断的困难。例如，有 10%~50% 的患者可出现低血压，这种情况往往发生于体位急剧变化，比如由坐位突然变站立，或者由卧位变为站立位等。部分患者还可以出现白细胞或者红细胞增多症、心肌病、高钙血症、糖尿病、视力下降、便秘等。少数情况下还可以急症形式出现，如高血压危象、休克、急性心力衰竭、肺水肿、心肌梗死、严重心律失常、急性肾功能不全、高热等。还有约 5% 的患者没有任何症状，仅仅因体检或者其他疾病诊治偶然发现。

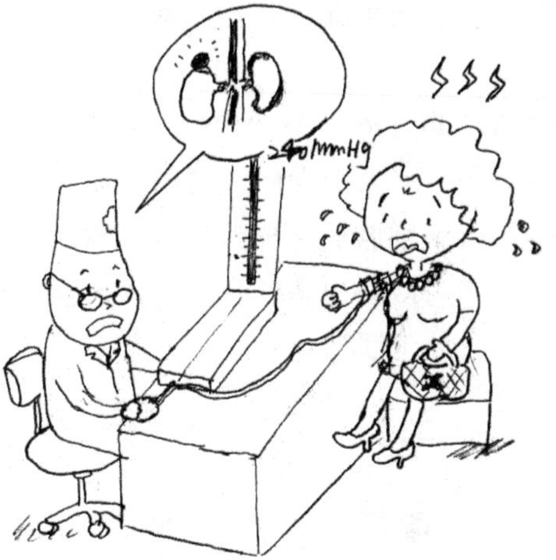

嗜铬细胞瘤的典型表现

（吴晓琳）

10. 嗜铬细胞瘤是恶性的还是良性的，是否很凶险？

嗜铬细胞瘤是一种起源于肾上腺髓质嗜铬细胞的肿瘤，肿瘤会分泌过量儿茶酚胺类物质（肾上腺素、去甲肾上腺素、多巴胺），以此来引发一系列多种多样的临床症状。

肿瘤性嗜铬细胞分泌过量儿茶酚胺，以多种途径影响血流动力学变化，除造成头痛、心悸、多汗等症状外，大约八成以上的嗜铬细胞瘤患者还会出现持续性或者阵发性高血压，另外，外周血管网收缩血容量不足又可以引起体位性低血压。这种血压高而且波动大的特点往往导致各种心血管并发症，甚至引起致命性的心血管意外。临床上就有一部分嗜铬细胞瘤患者是以急症就诊，如高血压危象、休克、急性心力衰竭、肺水肿、心肌梗死、严重心律失常、急性肾功能不全、高热等。

另外，嗜铬细胞瘤称之为“10% 肿瘤”，即 10% 嗜铬细胞瘤可以发生恶变；多见于女性，多见于肾上腺外。

综上所述，嗜铬细胞瘤会导致患者的血管、心脏、肾脏等多脏器改变，严重威胁患者的身心健康甚至生命安全，患者应及时就医，以免延误治疗。

（梁学志）

11. 为什么嗜铬细胞瘤在做手术前要吃很长时间药?

嗜铬细胞瘤最基本的病理生理变化就是内源性儿茶酚胺（肾上腺素、去甲肾上腺素、多巴胺）分泌过多，从而引起高血压、高代谢、高血糖等一系列临床症状。麻醉和手术过程中可能出现血压急剧变化，处理不当，死亡率很高，因此术前充分的准备是手术成功的关键。

术前药物准备的目的在于阻断过量儿茶酚胺（CA）的作用，维持正常血压和心率，改善心脏和其他脏器的功能，纠正有效血容量不足，防止手术、麻醉诱发 CA 的大量释放所致的血压剧烈波动，减少急性心力衰竭、肺水肿等严重并发症的发生。因此对于无明显血压升高或者缺乏典型症状的嗜铬细胞瘤患者，仍然推荐术前进行 CA 的阻断处理。

（1）α 受体阻滞剂：用于术前控制高血压。最常用的就是酚苄明，初始剂量 10 mg，每天 1 次或 2 次，根据血压调整剂量，每 2~3 天递增 10~20 mg；一般每天 30~60 mg 或

1 mg/kg 足矣，服药过程中应严密监测卧位、立位血压和心率的变化。

（2）β 受体阻滞剂：用于术前控制心律失常。对于 CA 介导的或使用 α 受体阻断剂后 β 受体兴奋性增强而致心动过速、心肌收缩力增强、心肌耗氧量增加，应使用 β 受体阻滞剂改善该症状。推荐普萘洛尔（心得安）、阿替洛尔、美托洛尔等。

（3）钙通道阻滞剂：可用于术前联合治疗，尤其适用于伴冠心病或儿茶酚胺心肌病患者，或与 α 受体阻滞剂、β 受体阻滞剂联合用于进行长期降压治疗，常用硝苯地平。

（吴晓琳）

12. 嗜铬细胞瘤手术后应当注意什么？

（1）心理疏导：嗜铬细胞瘤患者术后除手术本身带来的恐惧之外，大量儿茶酚胺的分泌使患者一直处于精神高度紧张状态，轻微刺激即可使血压明显升高。因此，应主动与其进行交流，鼓励家属陪伴，消除患者顾虑，调整心理状态，使其积极配合治疗。

（2）生命体征监测：肿瘤切除后患者的血压很不稳定，患者回病房后取半卧位，尽量减少体位搬动，常规吸氧，持续的心电图、动脉压、中心静脉压等监测，及时发现并处理可能的心血管和代谢相关并发症。

（3）术后补液：嗜铬细胞瘤切除后，血循环中儿茶酚胺急剧下降，使长期处于收缩状态的血管开放，术前虽然进行了扩容治疗，但术后仍有部分患者出现循环血量不足。

因此，术后应常规适量扩容和5%葡萄糖液补充，维持正平衡。准确记录24小时出入量，为提供补液量做参考。关注水电解质紊乱，及时检测各项生化指标。

（4）预防呼吸道感染：手术一般采用气管插管全麻，术后呼吸道分泌物较多，为使痰液便于咳出，应予氧气雾化吸入，达到消炎、止咳、祛痰的效果。鼓励患者咳嗽，并协助翻身拍背，进行有效排痰，同时使用有效抗生素，预防感染。

（吴晓琳）

13. 嗜铬细胞瘤除了长在肾上腺上还能长在哪儿？

嗜铬细胞瘤是起源于肾上腺髓质或肾上腺外的嗜铬细胞的肿瘤，可发生于任何年龄，多见于40~50岁。大多数的肿瘤位于肾上腺，部分肿瘤可位于腹主动脉旁、盆腔或胸部甚至是头颈部，呈多发性。一般将位于肾上腺以外的嗜铬细胞瘤称为副神经节瘤。

阵发性血压波动是本病的特征性表现，常常表现为有高血压病史者血压突然升高或者无高血压者血压剧烈升高，出现明显的头痛、头晕、心悸、心慌、恶心、呕吐、面色苍白等不适症状。多数在剧烈活动、体位改变、情绪波动、排尿时诱发。此外，还会出现一系列代谢性相关的症状，如基础代谢率升高，低热、多汗，血糖升高，糖耐量减低等。病程较长者还会出现明显的消瘦，易与其他疾病混淆。大多数患者出现血压剧烈波动时，首先会就诊于心内科，在完善相关检查时发现肾上腺的肿物，因此就诊于泌尿科。就诊于泌尿科时，建议完善相关检查，如内分泌检查（血、尿儿茶酚胺，尿 VMA），以及 CT 或者核磁检查，根据具体结果决定下一步治疗方案。

（梁学志）

14. 什么是原发性醛固酮增多症？有哪些临床表现？

原发性醛固酮增多症（PHA），简称原醛症，是由于肾上腺分泌过量的醛固酮激素，引起以高血压、低血钾、低血浆肾素活性和碱中毒为主要表现的临床综合征。

原醛症多见于 30~50 岁，其主要表现为高血压和低血钾。

（1）高血压：最早出现的症状。几乎所有的原醛症患者均有高血压，以舒张压升高为主，一般降压药物效果不佳。

（2）神经肌肉功能障碍：①肌无力及周期性瘫痪甚为常见，首先发生于四肢，重者发生软瘫，并影响呼吸和吞咽，常见诱因为劳累，或服用氢氯噻嗪、呋塞米等促进排钾的利尿药，但多数并不明显；②肢端麻木，手足搐搦，在低钾严重时，由于神经肌肉应激性降低，手足搐搦可较轻或不出现，而在补钾后，手足搐搦往往变得明显。

（3）肾脏表现：因大量失钾，肾小管上皮细胞浓缩功能减退，伴多尿，尤其夜尿多，继发口渴、多饮，常易并发尿路感染。尿蛋白增多，少数可发生肾功能减退。

（4）心脏表现：①低血钾心电图改变；②心律失常较常

见者为阵发性室上性心动过速，最严重时可发生心室颤动。

（5）其他表现：儿童患者有生长发育障碍，与长期缺钾等代谢紊乱有关，缺钾时胰岛素的释放减少，作用减弱，可出现糖耐量减低。

（吴晓琳）

15. 原发性醛固酮增多症手术前应当如何补钾?

原发性醛固酮增多症由于肾上腺皮质分泌过多的醛固酮入血，导致高血压、低血钾及水、电解质平衡紊乱，为了减少手术风险性，术前需要控制高血压、纠正低血钾、碱中毒等，一般选择以下药物进行补钾治疗。

（1）螺内酯（安体舒通）：推荐首选。它具有拮抗醛固酮的作用，起到排钠、潴钾和降压的作用。螺内酯剂量为每天 120~480 mg，服药 2~6 周后，血压和血钾可恢复正常，作为术前准备，可减少手术危险率。在此期间，注意监控患者血压和血钾的变化。肾功能不全者应酌减用药，以防高血钾。

（2）阿米洛利（氨氯吡咪）：是长效强效保钾利尿剂，若患者不能服用螺内酯，则可选用阿米洛利与抗高血压药物联用。常用剂量为 5 mg/ 次，每天 3 次口服。

（3）氨苯蝶啶：是潴钾利尿剂，作用于远曲肾小管，抑制钠重吸收。用量 50~100 mg，每天 3 次口服。

（4）其他药物：如血管紧张素转换酶抑制剂卡托普利或雷米普利，以及钙离子通道阻滞剂硝苯地平等，常与保钾利尿剂或螺内酯联合应用，血钾和血压可很快恢复正常。另外，术前患者应适量补钾及低钠高钾饮食。

（吴晓琳）

16. 医生跟我说查醛固酮，为什么还要让我换体位？

正常情况下，人体从卧位变为立位时回心血量减少，心搏量减少，动脉血压降低，导致肾素－血管紧张素－醛固酮系统（RAAS）被激活，血浆醛固酮水平升高。而在原发性醛固酮增多症（原醛症）患者中这一生理反应消失。

血浆醛固酮测定：正常人在普食条件平衡7天后，上午8：00卧位醛固酮约为（413.3±180.3）pmol/L，卧位至中午12：00，血浆醛固酮低于上午，若取立位，则高于上午。而在醛固酮瘤患者血中，上午8：00卧位醛固酮明显升高，继续卧位中午12：00低于上午，如取立位中午12：00不升反降。

（吴晓琳）

17. 我高血压、低血钾，医生怀疑是原发性醛固酮增多症，手术后血压、血钾一定能恢复正常吗？

原发性醛固酮增多症（原醛症）是指肾上腺皮质分泌过量醛固酮，导致体内潴钠、排钾、血容量增多、肾素－血管紧张素系统活性受抑。临床主要表现为高血压伴低血钾。原醛症主要分为以下几型，即醛固酮腺瘤、特发性醛固酮增多症（特醛症）、原发性单侧肾上腺皮质增生、家族性醛固酮增多症、分泌醛固酮的肾上腺皮质癌、异位醛固酮肿瘤。其中，醛固酮瘤占40%~50%，特发性醛固酮增多症占50%~60%。

原醛症的分型对制定治疗方案非常重要，并不是所有类型的原醛症患者都可通过手术治疗使高血压和低血钾得到治愈或缓解。

其中，醛固酮瘤或原发性单侧肾上腺皮质增生导致的高血压、低血钾是可以通过手术治愈的，其治愈率为70%~90%，术前准备包括补钾、应用螺内酯（安体舒通）控制血压、纠正电解质紊乱和酸碱平衡。术后血钾多在1周内恢复。大多数患者的血压可以恢复正常；如血压仍轻度升高，可加用螺内酯及其他降压药控制；血压改善不理想者，可能与长期高血压致肾损害，以及动脉硬化有关。

若分型为特醛症，术后血钾及血压控制情况可能不理想，这时亦可口服醛固酮受体拮抗剂（螺内酯、依普利酮）使病情缓解。若为家族性醛固酮增多症，部分可通过服用小剂量的糖皮质激素得到缓解。通常情况下，肾上腺高分辨率CT被用来原醛症进行分型。

（梁学志）

18. 什么是马蹄肾？

马蹄肾是最常见的融合肾畸形，两肾下极由横越中线的实质性峡部或纤维性峡部连接所致（形似马蹄铁，所以称为马蹄肾）。患者可全无症状，亦有误诊为腹部肿瘤、阑尾炎、胰腺炎、十二指肠溃疡等，或因并发症就诊而发现。有临床表现者，可分为3类症状：第一类为腰部或脐部疼痛，下腹部肿块；第二类为胃肠道紊乱症状，如腹胀、便秘等；第三类为泌尿系合并症状，如合并感染、积水、结石等出现的尿频、脓尿、血尿等。患者天然存在的解剖畸形使80%的病例发生肾积水，同时也易导致感染和结石。

静脉肾盂造影检查（IVU）可见两侧肾盂、肾盏位置低，而且两肾下极靠近脊柱，故肾下极的延长线与正常肾盂相反，在尾侧方向交叉。B超检查可发现畸形的马蹄形肾脏。肾核素扫描可了解峡部有无肾实质组织。腹主动脉造影对决定手术方式有很大帮助。

（任　健）

19. 马蹄肾必须做手术吗?

马蹄肾是否需要做手术得根据具体情况来决定。无症状及并发症者一般不必治疗，定期到医院进行体检即可。若是肾积水或者腰背部胀痛加重，应在专科医师的指导下进行相关治疗。有合并症者则需要根据具体情况处理，如肾盂输尿管连接部梗阻则做肾盂成形手术。马蹄形肾合并肾结石可选择体外冲击波碎石治疗，同时注意观察结石碎片排出情况。手术的主要目的是切开中间的纤维连接部，恢复肾脏正常的生理位置，从而解除梗阻，保护肾脏功能，缓解疼痛。

（张旭辉）

20. 什么是重复肾？需要治疗吗？

重复肾是常见的泌尿系统先天性畸形，往往伴有重复输尿管畸形。重复肾及输尿管畸形是指患侧肾脏由两部分即上半肾脏组织和下半肾脏组织结合成为一体（上下肾表面有一浅沟将两者分开）但肾盂、输尿管及血管都各自分开的一种肾脏先天性畸形。发病率为2%~3%，女性多见。重复肾畸形分为完全性重复肾畸形和不完全性重复肾畸形。完全性重复肾畸形是指正常输尿管与异常输尿管分别开口于膀胱或其他部位；不完全性重复肾畸形是指正常输尿管与异常输尿管汇合后共同开口于膀胱。输尿管异位开口多见于重复肾畸形的上半肾，其输尿管下端异位开口一般位于正常开口之下，男性或在后尿道、精阜、精囊处开口；女性则可在尿道、前庭、阴道等处开口。

大部分重复肾畸形患者无特异性临床表现，多在体检或偶然就诊发现。此类患者约占60%。常见的临床症状包括尿路感染、腰部疼痛、肾积水和尿失禁等。

在治疗上亦不能一概而论：①重复肾畸形无临床症状，且双肾功能良好者无须治疗；②有输尿管异位开口者，一般采取输尿管膀胱再植术，当伴有重度肾积水和反复发作的泌尿系感染等症状时，可行重复肾及输尿管切除术，若双侧均异位开口可分期行手术治疗；③对无输尿管异位开口者一般采取保守治疗或行输尿管膀胱再植术，若血尿、腰痛、尿路感染反复发作且重肾重度积水，肾皮质菲薄者可行重肾及输尿管切除术。目前手术治疗分为开放性手术与腹腔镜手术两类。

（田　强）

21. 肾囊肿是一种怎样的疾病，是肿瘤吗？

以肾脏出现“囊性病变”为特征的一大类疾病称肾脏囊性疾病，而我们经常提到的肾囊肿一般指单纯性肾囊肿，是最常见的肾脏囊性疾病，50岁以上人群中1/4患有肾脏囊肿。

囊肿大多长在肾脏表面，圆形或卵圆形，直径1~5 cm（有时可达10 cm以上），向外略突出，囊壁薄，有炎症的情况下囊壁可能增厚甚至钙化。囊肿内充满清亮透明琥珀色囊液，含微量蛋白。若囊液呈血性，称出血性囊肿，此时50%的囊壁可能有癌变。

单纯性肾囊肿通常无症状，常常于体检时或因其他疾病做B超、拍CT时偶然发现。最常见的症状是患者感觉腰部困痛。有囊内出血或继发感染时疼痛加剧。部分患者可能出现血尿或蛋白尿。囊肿会随病程延长而增大，若增大迅速，需注意有出血或癌变的可能。

单纯性肾囊肿进展缓慢，预后良好。无自觉症状或压迫梗阻的影像学改变者，很少需要外科干预，定期影像复查即可。当有疼痛症状或心理压力，求治欲望强烈时，囊肿大于4 cm或有压迫梗阻的影像学改变时，有继发出血或怀疑癌变时，应采取外科处理，治疗方法包括囊肿穿刺硬化术、开放性肾囊肿去顶减压术或腹腔镜囊肿去顶减压术等。

（郭文敏）

22. 多囊肾有何临床表现？

多囊肾（成人型）又称常染色体显性遗传多囊肾病，是人类最常见的遗传病之一，它的遗传特征是代代相传，男女患病概率相等，父母一方患病时，子女有50%的患病可能。多囊肾患者的双侧肾脏中会出现数量众多并且日益增长的囊肿，囊肿内充满液体，肾脏囊肿会进行性增大，最终破坏肾脏的结构和功能，导致肾衰竭。50%的多囊肾患者在60岁时发展为尿毒症，多囊肾导致的尿毒症占全部尿毒症患者的8%~10%，是先天性疾病导致尿毒症的主要原因。临床上多数多囊肾患者会伴发其他器官的多发囊肿，最常见的是肝囊肿。

多囊肾常见的临床表现如下。

（1）腰腹部疼痛：是多囊肾最常见的早期症状，可由囊肿压迫肾脏或肾脏周围组织引起，如果囊内有出血或者感染时，疼痛加重。

（2）高血压：人体正常血压的维持与肾脏密切相关，肾脏结构和功能的异常会导致血压的调控发生异常，出现高血压。高血压是多囊肾最常见的早期表现之一，血压的高低与肾脏大小、囊肿多少成正比，并且伴随年龄不断上升。

（3）腹部肿物：多囊肾患者腹部可以触及增大的肾脏，表面凹凸不平，个别患者的肾脏甚至可以到达盆腔。

（4）肾功能损害：多囊肾患者早期由于肾脏的代偿作用，肾功能可以在正常范围内，但随着疾病的进展，超过了肾脏的代偿能力，开始出现肾功能不全、肾衰竭乃至尿毒症。60%~80%的多囊肾患者终末结局为肾衰竭。

（5）结石：部分多囊肾患者由于肾脏结构的改变可发生结石。

（6）感染：肾囊肿内可能发生感染，引起高热、寒战、腰痛等症状。

（7）血尿：肾脏结石、感染是引起血尿的主要原因。

多囊肾的患者可表现为上述常见临床症状的一种或几种，但也有部分患者不表现任何临床症状。体检发现多囊肾或出现多囊肾相关症状应及时到正规医院泌尿外科行手术治疗。若多囊肾已进入尿毒症期，则可就诊于肾内科定期行血液透析治疗或就诊于肾脏移植中心行肾移植手术。

（刘 爽）

23. 多囊肾和多发肾囊肿是一回事吗？

多囊肾是一种遗传性疾病，分为常染色体显性遗传多囊肾病（成人型多囊肾）和常染色体隐性遗传多囊肾病（婴儿型多囊肾）。成人型多囊肾的症状多出现于30~50岁后，以疼痛、腹部肿块、高血压、肾功能损害为主，常合并肾外病变，如肝囊肿、心瓣膜病、脑动脉瘤、胰腺囊肿、精囊囊肿等。婴儿型多囊肾症状出现极早，新生儿期就很明显，同时影响肾脏和肝脏发育。新生儿死亡率高，许多幸存个体除囊肿及肾衰竭表现外，常以门脉高压为突出症状，预后极差。

肾多发性囊肿，则是一种非遗传性疾病，是肾发育异常的一种形式，通常是单侧，病变范围从部分肾到全肾；多个囊肿可以集中于单侧肾脏，也可以分别在双侧肾脏，每个囊肿的性质与单纯性囊肿无异，更不会合并肾外病变，所以说本质上它还是属于单纯性肾囊肿，只不过这种多发的单纯性肾囊肿出现压迫和梗阻征象，常常更早也更明显，所以外科干预上较单发的单纯性肾囊肿更为积极，该病预后良好。

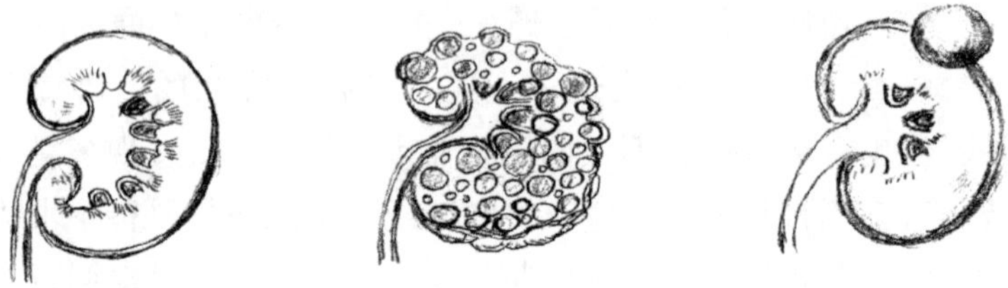

正常肾脏　　多囊肾　　肾囊肿

正常肾脏（左）、多囊肾（中）与肾囊肿（右）示意

（郭文敏）

24. 单纯性肾囊肿和囊性肾癌有区别吗？

单纯性肾囊肿是最常见的肾脏囊性疾病，是肾脏的一种良性病变，而囊性肾癌则是肾脏的一种恶性肿瘤，两者明显不同：

单纯性肾囊肿大多长在肾脏表面，圆形或卵圆形，直径 1~5 cm（有时可达 10 cm 以上），向外略突出，囊壁薄，有炎症的情况下囊壁可能增厚甚至钙化。囊肿内充满清亮透明琥珀色囊液，含微量蛋白。绝大多数患者并无症状，体检多为正常，偶于肾区可触及或叩及一包块。若囊肿发生感染时，胁腹部可有压痛。部分患者可因囊肿本身及囊内压力增高、感染等而出现：腰部、腹部不适或疼痛，血尿，腹部肿块，蛋白尿，高血压和肾功能减退等症状。

典型单纯性肾囊肿的CT表现壁薄光滑无强化，其内为水样密度，与囊性肾癌鉴别不难，但由于部分复杂囊肿可缓慢演变，故肾囊肿的定期随访十分重要。当囊肿壁增厚或不规则；囊壁出现实性成分，并有强化；囊肿周围出现软组织影时应警惕恶性的可能。另外，仔细观察囊肿内分隔形态、有无悬浮物、钙化灶位置也有助于定性诊断。

囊性肾癌是一种肾脏恶性肿瘤，当肿瘤在肾中呈囊性生长，逐渐形成大小不等、互不相通的多房性肿块，此时称为囊性肾癌。囊性肾癌的临床表现近似于肾癌，也可见肉眼血尿、腹部包块，且伴随腹部疼痛，由于囊性肾癌通常有一个完整的囊壁，出现肉眼血尿的机会较少。在CT下可见，囊性肾癌囊壁增厚，且不均匀、不规则，增强扫描可见囊壁、分隔及结节的早期强化。

囊性肾癌和肾囊肿难以鉴别时可以穿刺，在超声引导下穿刺是比较安全的。穿刺液可做细胞学检查并行囊肿造影。囊肿液常为清澈、无肿瘤细胞、低脂肪，即为肾囊肿。如穿刺液为血性应想到肿瘤，可能在抽出液中找到肿瘤细胞。

（吴晓琳）

25. 肾积水吃药能好吗？

肾积水是指尿液从肾盂、肾盏排出受阻，积聚后导致的肾内压增高，肾盂、肾盏扩张，肾实质萎缩功能减退的现象。成人肾积水容量超过1000 mL或小儿肾积水超过24小时尿量总量，则称为巨大肾积水。如果潴留的尿液发生感染，则称为感染性肾积水。

造成肾积水的最主要的病因是泌尿系统的梗阻。由于原发病因、梗阻部位、程度和时间长短的不同，肾积水的临床表现也不相同，甚至有的肾积水患者可完全无症状。先天性输尿管肾盂连接处狭窄、肾下极异位血管或其他肿瘤、包块压迫输尿管等引起的肾积水，由于发展较为缓慢症状不明，可仅存腰部不适感。当肾积水达到一定程度时，可出现腹部包块。肾积水是尿路梗阻所致，梗阻时间长短对肾功能的影响起关键性作用，应尽快解除梗阻。

在治疗方法上，不应只强调口服药物治疗，应根据不同的梗阻原因选择最佳的治疗方式，如结石导致的肾积水，结石体积小，病情较轻时，早期可以尝试药物排石。由明显解剖结构畸形所导致的肾积水，早期解除梗阻对患肾功能的保留至关重要，应积极行手术治疗。当重度肾积水，肾实质显著破坏萎缩，引起肾性高血压或合并严重感染时，如对侧肾脏功能正常，可考虑切除患肾。

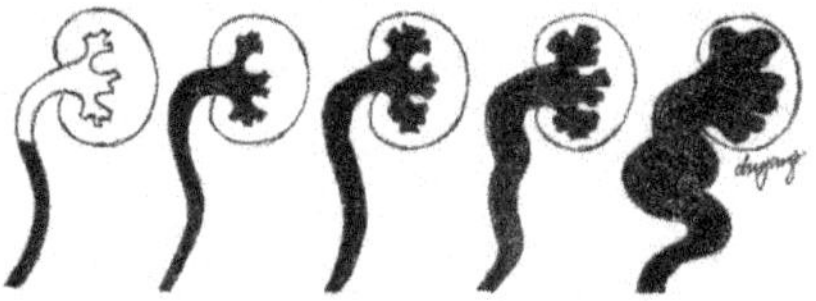

不同程度肾积水

（田　强）

26. 肾盂输尿管连接部梗阻（UPJO）是一种怎样的疾病?

肾盂输尿管连接部梗阻（UPJO）是由于各种先天性因

素导致肾盂内尿液向输尿管排泄受阻，伴随肾集合系统扩张并继发肾损害的一类疾病。

引起 UPJO 的原因归为三类：第一类为肾盂输尿管连接部解剖结构的异常，狭窄、瓣膜、息肉、高位连接等造成管腔内狭窄；第二类为管腔外压迫，肾动脉主干和一些经过肾门部的异位血管压迫肾盂输尿管连接部；第三类为动力性梗阻，是指肾盂输尿管连接部组织层面的异常（肌层排列混乱和胶原纤维过多）导致蠕动波不能正常往下传导，尿液排泄受阻。

临床表现因年龄而异，婴儿以腹部肿物为主，儿童以疼痛、血尿、感染为主，有时表现出类似胃肠道疾病的症状，如间歇性疼痛伴有呕吐。该病的另一特点是大量饮水后可出现腰痛，是肾盂因利尿被突然扩张导致。也有相当多的患者无任何症状，仅在查体时偶然发现肾积水。

治疗宜尽早，以外科手术为主，手术目的为解除肾盂出口梗阻，最大程度恢复肾脏功能和维持肾脏生长发育。常见手术方式有离断式肾盂成形术和腔内肾盂成形术两种。

（郭文敏）

27. 什么是胡桃夹综合征?

胡桃夹综合征即左肾静脉压迫综合征，又称胡桃夹现象，是由于先天或后天形体变化等原因，左肾静脉受到挤压引起反复血尿和蛋白尿。好发于青春期至 40 岁左右的男性，多发年龄见于 13~16 岁。胡桃夹综合征多数以血尿伴有或不伴有腰痛就诊，大部分患者为体型瘦长的青少年，临床表现为直立性血尿蛋白尿，男性左侧精索静脉曲张也常见。部分中老年妇女患者可表现为血尿和盆腔瘀血综合征，常常是因为有血尿或腰背部疼痛就诊于医院而发现。腹部B超、CT和MRI表现为左肾静脉受压、扩张。本病诊断的“金标准”是左肾静脉造影，但血管造影是有创检查，相比之下B超检查方便易行，应作为最常用的检查手段。

胡桃夹综合征根据具体牵拉决定治疗方式，分为保守治疗和手术治疗。对于大部分儿童、少年患者，在临床上虽有反复发作的镜下血尿或间断性无痛肉眼血尿，但无贫血、腰痛者，临床上可以观察随访，若腰痛症状或贫血加重，及时到正规医院进一步治疗。对于确诊为单纯胡桃夹综合征的成年患者，表现为无症状血尿及直立性蛋白尿者可保守治疗而暂无须特殊治疗。某些诱因（如剧烈运动、感冒）可诱发血尿或使血尿反复发作，嘱患者避免剧烈运动及预防感冒。但对于反复血尿的患者，出现贫血、严重精索静脉曲张或腰痛者，患者不能忍受的，应采用外科手术治疗。

（任 健）

28. 肾结核是肺结核转移过去的吗？

结核病不仅仅是发生于肺部的疾病，它也可以发生于人体其他部位，大概有10%的结核症发生于肺部以外的器官或组织，而这些肺外结核又以泌尿生殖系统结核最常见，其中肾结核最多。肾结核主要继发于肺结核，少数来自于骨、关节、肠、淋巴结的结核病灶的转移。

大量实验研究、尸检和临床观察证实，血行播散是肾结核的主要感染方式，具体来说：人体初次感染结核后，结核杆菌经血流侵入肾脏，形成微结核病灶，在抵抗力正常的情况下，经过一段时间机体免疫会将多数结核菌杀死，病灶吸收，此时病变轻微，不出现临床症状，仅仅能在尿检中发现结核菌，称为“病理性肾结核”。

而后当全身或局部抵抗力低下时，残留在病灶中的结核杆菌增殖，由于之前已经感染过一次结核菌，使机体处于对结核杆菌的高敏感状态，免疫系统与结核杆菌的战斗会很激烈，它们的主战场——肾脏组织会变得满目疮痍，继而出现轻重不一的临床症状，称为“临床肾结核”，更有甚者，结核杆菌进入尿液，向下蔓延累及输尿管、膀胱、尿道及生殖道，整个泌尿生殖系都感染结核。

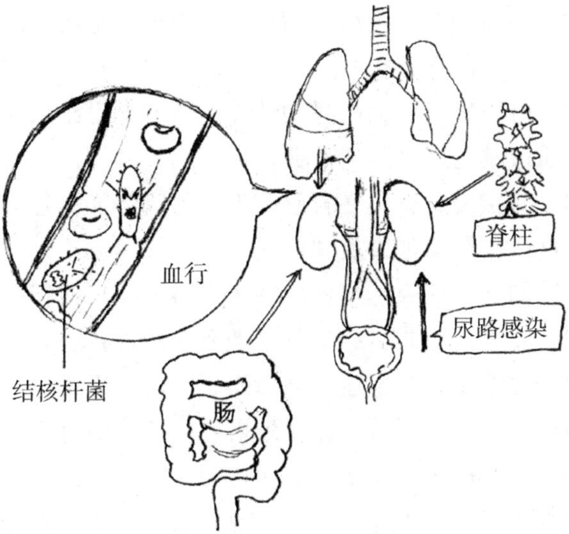

肾结核常见的转移途径

（郭文敏）

29. 肾结核会传染给其他人吗?

肾结核在许多人看来是一种不治之症，这种说法有些言过其实，但是肾结核对于患者的伤害和影响的确非常大，如果不进行及早治疗将会直接威胁肾结核患者的生命安全，那肾结核会传染给别人吗？肾结核属于结核病，因此它是有传染性的。肾结核的传染源主要是痰涂片阳性的肺结核排菌患者。有了传染源，结核菌还必须通过一定途径才能传染给别人。

肾结核的感染途径主要有以下几种。

（1）血行播散：是最主要的感染途径。结核杆菌从肺部结核病灶中侵入血流而播散到肾脏。

（2）尿路感染：实际上是结核杆菌在泌尿系统内的蔓延扩散。为一侧尿路发生结核病变后，结核杆菌由下尿路回流上升传至另一侧肾脏。

（3）淋巴感染：为全身的结核病灶或淋巴结核病灶的结核杆菌通过淋巴道播散到肾脏。

（4）直接蔓延：是在肾脏附近的器官，如脊柱、肠的结核病灶直接扩散蔓延累及肾脏。

大量的实验研究、尸检和临床观察证实，血行播散是肾结核的主要感染方式。结核杆菌随血流侵入肾脏。当肾脏有一定的敏感性（如局部血循环障碍、外伤等因素）或细菌数量增多形成栓子，则首先在肾外层皮质部分的肾小球毛细血管丛中形成结核病灶。

因人体的全身免疫和局部抵抗力的增强、细菌数量和细菌毒力下降等因素，绝大多数病例的全部病灶均可愈合而不引起任何病象，也不被发觉。但在这时期，可在尿液中查见结核杆菌，这种时期称为“病理性肾结核或临床前期肾结核”。

（吴晓琳）

30. 怀疑有肾结核，应当做哪些检查？

怀疑有肾结核时，应当做以下检查。

（1）尿液常规：验尿液对确诊肾结核有重要意义，结核患者尿液常混浊呈淘米水样，新鲜尿一般为酸性，尿内有蛋白、红细胞、白细胞。

（2）尿结核杆菌检查：查找尿中有无结核杆菌对诊断、治疗都很重要。检查方法很简单，只要收集尿液标本，然后直接涂片、染色、查找病菌。但这种方法容易与其他耐酸杆菌混淆，所以为了增强结果的准确度，检查时应注意将外阴、尿道口洗净，化验时应取清晨第一次尿液，检查前 1 周应停用所有抗结核药及其他抗生素，如四环素、卡那霉素、磺胺等，同时检查应连续进行 3~5 次。

（3）尿结核杆菌培养：培养尿中的结核杆菌，不但可以帮助确诊，还可以进行细菌耐药性的检测。但美中不足的是，结核杆菌培养所需时间为 6 周，使用不方便。而且不是所有肾结核患者的尿培养均为阳性。

（4）X 线检查：不但可以帮助确诊肾结核，还可以帮助确定病变的程度、范围。X 线中可以看到肾脏轮廓、大小、腰大肌及肾脏输尿管钙化影，肾结核钙化多呈斑点状，干酪空洞型结核常有围绕空洞的圆形钙化，如果发现整个肾脏出现广泛的钙化，就可确诊为肾结核。肾结核 X 线的另一个特点是，可看到肾盏边缘变得不光滑，好像虫蛀过一般，随着病变进展，肾盏不规则扩大或模糊变形。如果肾盏颈纤维化狭窄或完全闭塞，可见空洞充盈不全或完全不显影。

（5）CT 和 MRI 检查：CT 对中晚期肾结核能清楚地显示扩大的肾盏肾盂、皮质空洞及钙化灶。MRI 水成像对诊断肾结核对侧肾积水有独到之处。

（6）膀胱镜检查：可见膀胱黏膜充血、水肿，出现结核结节、结核溃疡、瘢痕等病变。必要时可以取病变组织做病理检查。

（7）肾功能检查：①尿素氮、肌酐、尿酸测定，一侧肾脏结核肾功能检查并无影响，若一侧严重肾结核，并累及对侧肾脏或引起肾积水而造成功能影响者则上述肾功能检查可显示增高，肾功能检查虽然不是肾结核的直接诊断指标，但其对肾结核患者做出处理有非常重要的参考价值，故必须常规进行；②放射性核素肾图检查，肾结核导致对侧肾积水时，则肾图可显示积水、梗阻曲线，此项检查虽无特异性诊断价值，但方法简单，对患者并无痛苦，故在临床亦列为常规检查方法。

（吴晓琳）

31. 何为“肾自截”？

之前已经讲过，结核杆菌会随尿液向下蔓延至整个尿路，在膀胱会使患者出现明显的膀胱刺激症状（见本书第八章第 20 问）。而当肾结核继续发展进入终末期后，患肾在积水或积脓基础上广泛钙化，干酪样坏死，产尿功能基本消失，同时输尿管因结核侵蚀破坏，阻塞不畅，这时含有结核杆菌的尿液不能流入膀胱，继发于肾结核的膀胱结核会逐渐好转和愈合，膀胱刺激症状也逐渐缓解甚至消失，尿液检查趋于正常，这种表征貌似好转而病情实则加重的特殊情况在临床上称为肾自截。

肾自截在影像学检查时有一些特殊表现：腹部平片显示病变肾脏不同程度钙化；静脉肾盂造影检查病变肾脏无造影剂充填，同侧输尿管不显示；CT 在平肾门水平可见花瓣状或弯曲充盈肠腔样钙化；超声检查声像图特征为全肾结核钙化型，即全肾表现为强回声弧型光带伴后方声影。

（郭文敏）

32. 得了肾结核，具体的抗结核治疗疗程是什么？

经典的抗结核治疗多采用 3 种抗结核药物治疗 6 个月后，再联合 2 种药治疗 1 年，总疗程 1 年半，即先用异烟肼、利福平及乙胺丁醇治疗，6 个月后用异烟肼和利福平继续治疗至疗程结束。

近年来，不少学者推荐使用 2 种或 3 种杀菌剂 9 个月的疗程。一般在开始的 2 个月，每天用 3 种药物，通常是异烟肼、利福平和乙胺丁醇。如尿培养表明结核杆菌对异烟肼没有耐药，则以后 7 个月继续用异烟肼和利福平治疗。

也有短程治疗方案，即在最初的 2 个月（加强化疗期），异烟肼、利福平和吡嗪酰胺每天给药，最后 2 个月（继续化疗期），异烟肼和利福平每周给药仅 3 次。如果患者的尿液中分离出耐异烟肼的结核杆菌，至少应给予 3 种药物。除异烟肼继续应用外，至少还需用 2 种杀菌剂，这与对异烟肼敏感者的疗法不同，应在仔细监测尿液的情况下，继续 18~24 个月的化疗。如果结核杆菌在 1 个以上的器官、系统引起病变，则治疗需 2 年以上。在治疗期间，应每月复查尿常规及尿结核杆菌培养，每 3 个月做 1 次静脉肾盂造影，以便及时发现是否发生输尿管狭窄。化疗完毕后，至少追踪 1 年，有钙化者，则应追踪到钙化灶和肾功能稳定。追踪期间，每半年做尿常规、尿结核杆菌培养（3 次）及静脉肾盂造影。如有复发，要再按药敏情况给予联合化疗。

（吴晓琳）

33. 肾结核能做手术吗？怎么治疗？

手术治疗确实是肾结核治疗的一种重要手段，同时药物抗结核治疗也不可忽视。近年来，通过早期、联合、适量、规律、全程的应用药物抗结核治疗取得良好效果，过去认为必须手术的患者，有可能通过药物治疗痊愈，一些认为必须切除肾脏的患者，则可能通过重建性手术保留肾脏。

但是要注意，单纯的药物治疗只适用于早期肾结核或病变程度低或无输尿管梗阻的患者。当患肾因结核侵蚀完全失去功能时、患肾合并肾细胞癌时、肾实质破坏合并难以控制的高血压或伴有肾盂输尿管交界处梗阻时，应当及时采取手术治疗的方式。手术前后仍需应用药物抗结核治疗一段时间。手术的方式主要有患肾切除、输尿管整形术解除梗阻、肾穿刺引流吸出脓液缓解感染等。

（郭文敏）

34. 什么是肾损伤？

肾脏因其解剖位置关系，其损伤发生率较其他器官略少。按损伤病因的不同可分为开放性损伤、闭合性损伤及医源性损伤。其中以闭合性损伤多见，而在闭合性损伤中 1/3 并发其他内脏损伤，半数以上并发骨折。肾损伤的临床表现与损伤类型和程度有关，在合并其他器官损伤时，肾损伤的症状有时不易被察觉。肾损伤主要症状有休克、血尿、疼痛、腰腹部包块等。另外，肾损伤有以下特点：合并伤多见，特别是肝、脾、胃肠道及胸部；伤情重、休克发生率高；并发症多且较严重，如尿外渗、感染、高血压或肾功能不全等。

（任　健）

35. 肾损伤有几种类型？

肾损伤按损伤严重程度分为以下几种。

（1）肾挫伤：仅局限于部分肾实质，形成肾瘀斑和包膜下血肿。

（2）肾部分裂伤：损伤部分肾实质伴有包膜破裂，导致肾周血肿。

（3）肾全层裂伤：实质深度裂伤，外及包膜，内达肾盂、肾盏黏膜，常引起广泛的肾周血肿、血尿和尿外渗。

（4）肾蒂损伤：肾蒂血管或肾段血管的部分或全部断裂，也可能是由于肾动脉突然被牵拉，导致内膜断裂，形成血栓。

对于肾挫伤及肾部分裂伤的患者，其症状相对较轻，常常采取保守治疗，绝对卧床 2~4 周，留置尿管，随时观察尿液情况。但是对于肾全层裂伤及肾蒂损伤的患者，因其症状较重，常可伴有严重血尿、休克、血栓等，需要立刻进行手术治疗。

（任 健）

36. 肾损伤有哪些治疗方案?

肾损伤的治疗包括非手术治疗和手术治疗，是依照伤员的一般情况，肾损伤的范围和程度，以及其他器官有无严重损伤而决定的，选择正确的初期治疗方法常是决定预后的重要因素。

（1）非手术治疗：①绝对卧床休息 2~4 周，病情稳定、血尿消失后才可以允许患者离床活动，恢复后 2~3 个月不宜参加体力劳动或竞技运动；②及时补充血容量和热量，维持水、电解质平衡，保持足够尿量；③密切观察定时测量生命体征，注意腰、腹部肿块范围有无增大，观察尿色深浅变化，定期检测血红蛋白和血细胞比容，必要时重复 CT 检查；④应用广谱抗生素以预防感染；⑤使用止痛、镇痛剂和止血类药物。

（2）手术治疗：当出现以下情况时就必须手术治疗。

①开放性肾脏创伤；②伴有腹内脏器伤，或疑有腹腔内

大出血或弥漫性腹膜炎；③抗休克治疗血压不能回升或升而复降，提示有大出血；④尿路造影等客观检查提示有明显造影剂外溢，有较大肾实质破裂或肾盂损伤；⑤肾动脉造影显示有肾动脉损伤或栓塞；⑥非手术治疗过程中肾区肿块不断增大，肉眼血尿持续不止，短期内出现严重贫血；⑦明显肾周围感染。

手术方式包括以下几种：①肾脏裂伤修补术，肾脏裂伤范围较局限，整个肾脏血运无障碍者予以修补；②肾脏部分切除术，肾的一极严重损伤，其余肾组织无损伤或虽有裂伤但可以修补者；③肾血管修补或肾血管重建术，肾蒂血管撕裂、断裂、血栓形成者；④肾切除术，肾脏严重碎裂伤无法修补者，严重肾蒂伤血管无法修补或重建者，肾损伤后肾内血管已广泛血栓形成者，肾脏创伤后感染、坏死及继发性大出血者。注意在伤肾切除前，必须明确对侧肾脏功能良好，方可进行切除。

（吴晓琳）

37. 怎样预防肾结石？

泌尿系结石的预防在泌尿系结石的整体治疗中起到非常重要的作用，主要是在结石形成之前预防结石形成，以及结石手术之后预防结石的复发。预防泌尿系结石主要是注意膳食结构，尿石的生成和饮食结构有一定的关系。因此，注意调整膳食结构能够有效预防结石复发。根据尿石成分的不同，饮食调理应该采取不同的方案。例如，草酸钙结石患者宜少食草酸钙含量高的食品，如菠菜、西红柿、马铃薯、草莓等。尿酸结石患者应采用低嘌呤饮食，膀胱酸结石患者应采用低蛋氨酸饮食。水果、蔬菜能使尿液转为碱性，对防止尿酸和胱氨酸结石较好，肉类食物使尿呈酸性，对防止感染结石较好。对磷酸结石患者采用低钙、低磷饮食，含钙肾结石宜避免高钙、高盐、高草酸、高动物蛋白、高动物脂肪及高糖饮食。

当结石是由于机体原发疾病引起时，需要在治疗结石的基础上治疗引起泌尿系结石的某些原发病，如甲状旁腺功能亢进会引起体内钙磷代谢紊乱而诱发含钙结石。此外，应多饮水，养成多喝水的习惯以增加尿量，有利于体内多种盐类、矿物质的排除。

所以当患者患有泌尿系结石进行治疗后，或者有家属患有泌尿系结石时，我们要着重做好泌尿系结石的预防，定期到泌尿外科专科门诊检查。

（韩帅红）

38. 肾结石有哪些类型?

由于引起结石的原因不同，结石的成分也有所不同，根据结石晶体成分不同可分为含钙结石和非含钙结石两大类，含钙结石有草酸钙结石、碳酸钙结石、磷酸钙结石、磷酸氢钙结石等；非含钙结石有胱氨酸结石、尿酸结石、磷酸镁铵结石等。不同成分的结石在术后预防复发时的要点不同，所以治疗泌尿系结石后，只要有结石碎块的排出，应尽量对结石的成分进行分析，这样可以更有针对性地预防结石的复发。

（张旭辉）

39. 我的结石成分是草酸钙，在平时生活中我需要注意什么?

草酸钙结石的复发率为30%~50%，因此，采取针对性预防措施控制结石复发至关重要。

（1）大量饮水：每天饮水至少2000 mL（相当于一暖瓶），保证每天尿量2000 mL以上。

（2）限食钠盐：钠盐可造成尿钙排泄增加，所以每天食用氯化钠（食盐）不应超过5 g，忌食味精、鸡精。

（3）忌食草酸：高草酸食物主要包括苋菜、菠菜、大黄、杧果、草莓、芝麻、可可、巧克力、茶叶、各种坚果（栗子、杏仁、核桃等），应忌食或少食。

（4）常食柑橘：食用柑橘类水果可增加尿枸橼酸（结石抑制因子）的含量，有助于预防结石的复发。

（5）适度运动：有利于微小的结石排出，但应防止过度运动导致脱水造成尿液浓缩。

（6）控制体重：肥胖易导致结石形成，肥胖者应减轻体重。

（7）定期体检：每年应常规复查泌尿系超声。

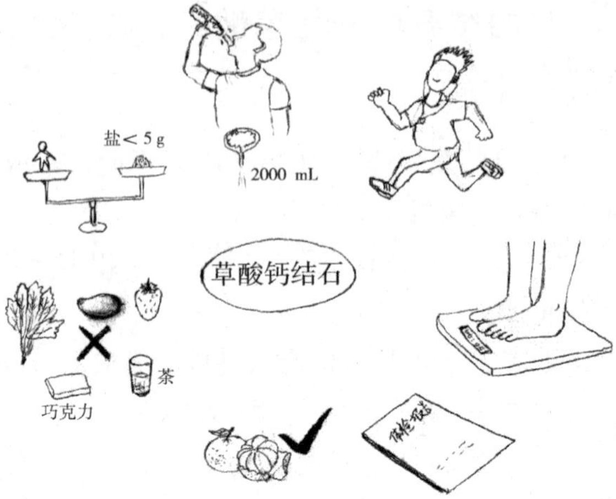

草酸钙结石的日常预防

（张　敏）

40. 我的结石成分是尿酸，在平时生活中我需要注意什么？

尿酸结石的溶石效果理想，成功率为 80%~90%，10 年复发率为 50%~65%，严格按以下措施对于控制其复发非常有效。

（1）大量饮水：每天饮水至少 2000 mL（相当于一暖瓶），保证每天尿量在 2000 mL 以上。

（2）适度运动：有利于微小的结石排出，但应防止过度运动导致脱水，从而造成尿液浓缩。

（3）控制体重：肥胖易导致结石形成，肥胖者应减轻体重。

（4）限食嘌呤：嘌呤是尿酸的前体物质，因此，应严格限食肉、鱼、虾类等富含嘌呤的食品，每天总量少于 150 g；忌食动物内脏；少食豆制品、蘑菇。

（5）首选食品：宜食用低嘌呤食品，如米、面、蛋、奶、蔬菜、水果等。

（6）碱化尿液：尿酸结石易在酸性溶液中形成，尿液碱化有利于结石自行溶解，可常食用富含枸橼酸钾（一种碱化剂）的柑橘类水果。

（7）严格戒酒：不宜饮酒，酒精可增加尿中乳酸排泄而造成尿液酸化，此外，饮用啤酒会在尿中产生大量尿酸，进而导致结石复发。

（8）定期体检：每隔半年应常规复查泌尿系超声、血尿酸和尿尿酸。

（张　敏）

41. 我的结石成分是六水磷酸镁氨，在平时生活中我需要注意什么？

六水磷酸镁氨结石属于感染性结石，10 年复发率为 40%~50%。应特别注意，预防这种结石复发的重要前提是完全清除结石。

（1）大量饮水：每天饮水至少 2000 mL（相当于一暖瓶），保证每天尿量在 2000 mL 以上，最好饮用酸性饮料，有利于尿液酸化，可饮用青梅果、苹果汁、蔓越莓果汁。但应注意，磷酸镁铵结石易在碱性尿液中形成，因而不宜饮用碱性饮料（如橙汁、可乐等），以免造成尿液碱化。

（2）适度运动：有利于微小的结石排出，但应防止过度运动导致脱水因而造成尿液浓缩。

（3）控制感染：注意个人卫生，防止尿路感染，根据尿培养结果，遵医应用抗生素。

（4）避免受凉：特别是避免肾区、膀胱区和足部受凉。

（5）定期体检：每3个月常规复查尿常规和泌尿系超声。

（张 敏）

42. 我的结石成分是胱氨酸，在平时生活中我需要注意什么？

胱氨酸结石是一种常染色体隐性遗传病，这种结石生成很快，复发率极高，接近100%，对其必须引起高度重视，终生严格采取以下预防措施。

（1）大量饮水：每天饮水至少3500 mL（白天每小时250 mL），保证每天尿量3500 mL。

（2）碱化尿液：因为胱氨酸易在酸性溶液中形成，所以可大量饮用碱性饮料（如橙汁）来使尿液碱化。

（3）限食蛋白：限食高蛋白、高钙和高磷食品，包括鱼、肉、肝、奶酪、各种坚果（栗子、杏仁、核桃等）。

（4）主选食品：非常有限，仅限于低蛋白食品，如谷类（大米）、蔬菜、水果。

（5）限食钠盐：钠盐可造成尿钙排泄增加，所以每天食用氯化钠（食盐）不应超过5 g，忌食味精、鸡精。

（6）忌食草酸：高草酸食物主要包括苋菜、菠菜、大黄、杧果、草莓、芝麻、可可、巧克力、茶叶、各种坚果（栗子、杏仁、核桃等），应忌食或少食。

（7）适度运动：有利于微小的结石排出，但应防止过度运动导致脱水造成尿液浓缩。

（8）控制体重：肥胖易导致结石形成，肥胖者应减轻体重。

（9）定期体检：每年应常规复查泌尿系超声。

（张　敏）

43. 肾绞痛就是因为结石吗？

肾绞痛是泌尿外科的常见急症，多需紧急处理。结石导致肾绞痛的原因通常为较小结石移动到肾盂输尿管连接部或进入输尿管所导致的上尿路急性梗阻，急性肾绞痛发作多发生于早间和晚上，能使患者从睡眠中痛醒，持续时间大概数分钟到数小时。主要表现为腰部或上腹部疼痛，剧烈难忍，同时还会出现血尿、恶心、呕吐等不适症状，按压患者腰背部时，患者疼痛明显。绞痛常始发于腰背部和上腹部，并沿输尿管方向连同同侧腹股沟、大腿内侧、男性阴囊或女性大阴唇同时出现疼痛。疼痛最明显的地方往往是梗阻发生的部位。

除了结石会引起肾绞痛以外，少数患者会由于血块或炎症等引起输尿管急性梗阻后诱发肾绞痛。肾绞痛有时还常伴有其他部位的疼痛，以及胃肠道反应，需要和其他系统的疾病相区分，如急性胆囊炎、急性阑尾炎、女性宫外孕、卵巢囊肿扭转、带状疱疹等。

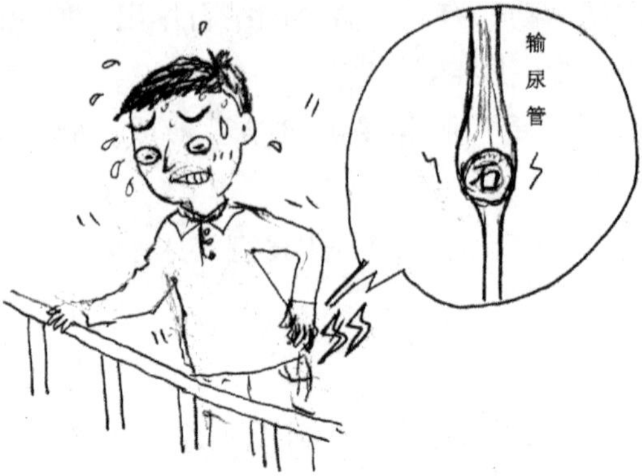

泌尿系结石导致的肾绞痛

（韩帅红）

44. 肾绞痛的急诊处理措施有哪些?

肾绞痛是泌尿外科的常见急症，需紧急处理，首先可以进行药物治疗，缓解疼痛。应用药物前注意与其他急性胆囊炎、阑尾炎、宫外孕、肾盂肾炎等引起的急腹症仔细鉴别。这就需要患者及家属向接诊医师翔实地交代病史，并完善血尿检查、X 线、B 超、CT 等辅助检查。明确诊断后，治疗方案一般为镇痛解痉，排除结石。

（1）非甾体类镇痛抗炎药物：常用药物有双氯芬酸钠（扶他林）和吲哚美辛（消炎痛）等，具有中等程度的镇痛作用。双氯芬酸钠还能够减轻输尿管水肿，减少疼痛复发。

（2）阿片类镇痛药：阿片受体激动剂能缓解疼痛感，具有较强的镇痛和镇静作用，常用药物有氢吗啡酮、哌替啶、布桂嗪和曲马朵等。阿片类药物在治疗肾绞痛时不应单独使用，需配合阿托品、654-2 等解痉类药物一起使用。

（3）解痉药：常用药物有阿托品和654–2等。可以松弛输尿管平滑肌，缓解痉挛。黄体酮可以抑制平滑肌的收缩从而缓解痉挛，对止痛和排石有一定的疗效。对首次发作的肾绞痛治疗应该从非甾体抗炎药开始，如果疼痛持续，可换用其他药物。治疗过程中注意有无合并感染，有无双侧梗阻或孤立肾梗阻造成的少尿，如果出现这些情况需要积极进行外科治疗，以尽快解除梗阻。

（张　敏）

45. 诱发肾结石的高危因素有哪些？

泌尿系结石的形成原因大概分为内在因素和外在因素，其中少数是由内因（基因）或外因（环境）单一作用导致的，但多数是由两者共同导致的结果。当患者患有甲状旁腺功能亢进、痛风、结节病、皮质醇增多或肾上腺功能不全、小肠切除、克罗恩病等疾病时，会导致体内相应成分代谢异常，这时就容易促进结石的形成和生长。再如患者有泌尿系感染，尿路由于先天发育异常或病变导致尿路不通畅，或者是尿路中存在异物时也会导致结石的发生，而这种结石大多数属于继发性结石。除了这些患者自身的原因外，外部因素也会影响结石的形成。在气温高、湿度大的环境中，人体会通过排汗和呼吸丢失大量的水分，从而导致尿液浓缩。饮食不当，如水分摄入不足，大量蛋白质、钙、钠等的摄入也会导致结石的形成。除此之外，有些药物的服用也可以产生结石。

（韩帅红）

46. 如何判断自己有无结石?

泌尿系结石最常见的不适症状是疼痛和血尿，不同部位的结石引起的疼痛程度和血尿严重程度有所不同，有些患者没有任何不适症状，往往是体检的时候才发现。那么出现哪些情况患者就应考虑自己是否是发生结石了呢？当患者突然出现腰痛，类似于刀绞一样疼痛难忍，常常是半夜被疼醒，坐卧不安，面色苍白，出冷汗，数分钟到数小时自行停止。此时排尿时发现尿中带血，有时还会出现恶心、呕吐、腹胀等胃肠道反应，要高度怀疑肾结石及输尿管结石的发生。但是当肾结石较大时，其活动度不是很大，引起的疼痛往往没有小结石的剧烈，常为隐痛。当患者出现排尿突然中断，改变排尿体位又能继续排尿时，要注意患有膀胱结石的可能，膀胱结石也会引起尿频、尿急、排尿困难、尿中带血等症状。当膀胱结石较小时会随着尿液进入尿道，由于尿道本身的解剖特点，有些结石会嵌顿在尿道的狭窄部位，从而引起嵌顿部位的疼痛及血尿，甚至导致患者无法排尿而出现尿潴留。

所以当患者出现上述不适症状时，要想到自己是不是有泌尿系结石了，此时应该就诊于泌尿外科专科门诊，在进行相关检查后，明确病因，在医生的指导下进行进一步的检查和治疗。

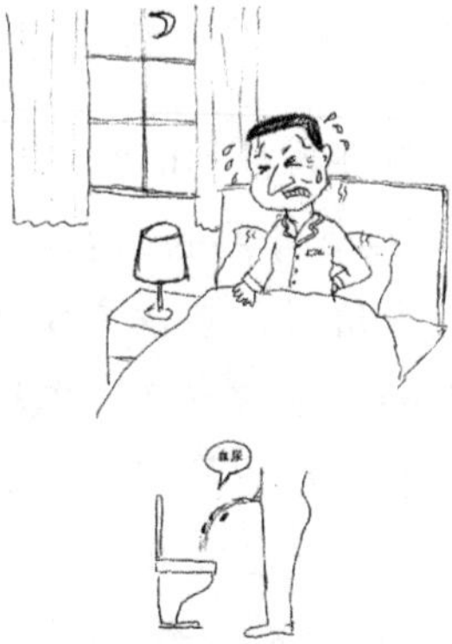

泌尿系结石的常见症状

（韩帅红）

47. 肾脏小结石有什么症状？

通常情况下，我们的两侧肾脏都可能长石头，大的肾结石特别是较大的鹿角形结石，一般情况下活动度较差，很难随尿液移动，无明显症状。较小的结石若滞留于肾脏，则无明显症状，仅能在体检中发现。若小结石随着输尿管往下移动并发生梗阻，则会出现肾绞痛、血尿，有时还会出现恶心、呕吐、腹胀等胃肠道症状。输尿管是一个不规则的弯曲管道，存在3个生理性狭窄。小结石位于输尿管狭窄处时，容易停留在管腔内，刺激输尿管引起输尿管剧烈蠕动，以促进结石排出，因此我们会感觉到剧烈的疼痛。血尿是由结石在排出的过程中损伤尿路黏膜所致。此外，细心的患者会感觉到尿道口有石头经过，尿液中还会出现砂砾或小的石块，这是经输尿管排入膀胱最后随尿道排出的一些小的肾结石。

（赵国臣）

48. 什么是“鹿角形”结石？

位于肾盂，其分支进入肾盏的结石称为鹿角形肾结石。一般来说，分支占据各个肾盏的结石（或 80% 以上肾盂肾盏容积）称为完全性鹿角形肾结石，其余的称为部分性鹿角形肾结石。鹿角形肾结石通常含有磷酸镁铵和或碳酸钙 / 磷灰石成分，属于感染性结石的范畴。此外，纯的或者混合的脱氨酸 / 尿酸成分结石有时也会形成鹿角状的形态。一般的情况下，单纯的草酸钙或磷酸钙结石不会形成鹿角状外形。对于大多数的鹿角形肾结石患者，经皮肾镜碎石取石术为治疗的首选方案。

（张 敏）

49. 得了“鹿角形”结石该怎么办？

在大多数的情况下，经皮肾镜取石术应作为鹿角形结石首选的治疗手段。鹿角形肾结石以单一通道的经皮肾取石术有时无法清除所有结石，因而可以行多条微创经皮肾通道，进行多通道碎石取石术。多通道的建立通常在第一通道变为成熟通道的基础上才可以进行，一般在一期手术后 5~7 日。如果手术顺利，操作熟练者可进行多通道穿刺。多通道形成后可加快取石的速度，提高对鹿角形肾结石的清除能力。完全性鹿角形肾结石可分期多次取石，对巨大的结石可采用多通道取石，但手术的次数不宜过多（一般单侧取石小于 3 次），每次手术的时间不宜过长。必要时需视患者的耐受程度，可联合应用体外冲击波碎石术辅助治疗。若结石无法通过合理次数的微创技术处理或没有很好的条件和经验开展经皮肾镜取石术，则鹿角形结石可采用开放性手术治疗。

（韩帅红）

50. 肾结石疼痛难忍怎么办？

肾结石可能长期存在而无症状，特别是较大的鹿角形结石。较小的结石活动范围大，进入肾盂输尿管连接部或输尿管时，会引起输尿管剧烈蠕动并出现疼痛症状。肾结石引起的疼痛可分为钝痛和绞痛。绞痛时会出现严重刀割样疼痛，难以忍受。多数患者会蜷缩在地，双手紧压腹部或腰部，甚至在床上翻滚、呻吟不已。疼痛发作常持续数小时，也可能在几分钟内缓解。当患者出现多发肾结石疼痛难忍时，一定要及时就诊于医院，医生会使用一些解痉镇痛药物来帮助其缓解疼痛。多数患者经治疗后都会缓解，少数患者就诊过程中疼痛可能自行缓解，但缓解数日之后一些患者依旧会有虚弱无力、腰部酸胀隐痛的感觉。多发肾结石疼痛发作是间歇性的，如果患者因为疼痛持续较短且可自行缓解而忽视肾结石的治疗，疼痛可能会再次发作。当肾结石疼痛难忍症状缓解后一定要就诊于专业门诊，医生会根据患者的具体情况采取相应的治疗方法。多数肾结石可以采用体外冲击波碎石，将比较大的石头通过超声波震碎来促进结石的排出。如果经体外冲击波碎石治疗效果不佳，则需要通过手术来进行治疗。

（张旭辉）

51. 肾结石一定要手术治疗吗?

肾结石选择何种治疗方法应根据结石的性质、形态、大小、部位，与周围是否有粘连，远端是否有梗阻，肾盂肾盏是否有积水及患者的全身状况等因素来决定。因此，结石治疗要个体化。一般来讲，直径小于 0.6 cm 的结石可以通过服用排石药及大量饮水使小结石排出。对于直径大于 0.6 cm 且小于 2.0 cm 或药物排石无效的结石，可以采用体外冲击波碎石的方法。如果结石体积大于 2.0 cm 或体外冲击波碎石治疗失败则可采用手术治疗。另外，尿酸结石可通过服药、调整饮食、增加饮水、碱化尿液使结石溶解和消失。

（韩帅红）

52. 哪类结石适合行体外冲击波碎石?

体外冲击波碎石术是利用体外产生的冲击波聚焦于体内的结石使之粉碎，继而将其排出体外达到治疗目的的治疗方法。随着体外冲击波碎石治疗体系的不断完善，可行体外冲击波碎石治疗的结石类型不断增加。

体外冲击波碎石适用于小于 20 mm 的肾结石及小于 15 mm 的全段输尿管结石。当肾结石大于或等于 20 mm、输尿管结石大于或等于 15 mm 及结石停留时间长（大于或等于 2 个月）时，由于肾积水严重或合并输尿管狭窄及其他病变，体外碎石治疗效果差，应选择其他方式进行处理。对于膀胱结石，当患者不适合手术或者是拒绝手术时，也可以采用体外冲击波碎石的方法治疗，但是当结石较大或者多发结石时，需要分期治疗。对于尿道结石来说，冲击波和 X 线会对会阴部生殖器产生损害，一般不推荐使用体外碎石治疗。

（张旭辉）

53. 体外冲击波碎石术后的注意事项有哪些？

体外冲击波碎石治疗后应多饮水、多活动，收集结石，送结石成分分析，根据不同的结石成分制定预防复发的方案。如果有排石时肾绞痛的情况，可以用药止痛、解痉，中药排石内服，再根据情况嘱其是否限制运动、是否采用体位排石等。当发现有轻微血尿出现时，不需要太紧张，只要增加饮水量，尿量增加之后症状会随之减轻。但是如果出现严重的血尿，并且腰背部有严重的疼痛、憋胀症状时要警惕肾损伤的发生，这时需要尽快就诊，由泌尿外科医生详细检查并积极处理。如果术后出现发热的情况，可以口服或者静脉使用抗生素治疗，不适症状严重或者口服药物治疗未见好转则需要寻求专科医生的帮忙。患者碎石后 1~2 周时间来院复查泌尿系平片。

（韩帅红）

54. 体外冲击波碎石术前患者应做哪些准备？

（1）随身携带相关的检查资料和报告。如近期做过的 B 超、X 线片、CT 片、心电图、血尿常规、出凝血时间、肝肾功能等检查资料和报告。

（2）有高血压、糖尿病及心律失常者，碎石前须服用有效的药物，待病情稳定后再予以碎石治疗。若正在服用抗凝药物，需提前告知大夫。

（3）碎石前有尿路感染者须使用有效抗生素控制感染。

（4）女性月经期及妊娠期，不宜进行冲击波碎石治疗。

（5）输尿管下段结石和膀胱结石患者，碎石前应尽量憋尿，使膀胱保持充盈状态。

（6）碎石前一天尽量排空大便，必要时须服缓泻药，禁食易产气的食物，避免肠积气及粪便干扰结石定位（尤其是输尿管中、下段结石患者），影响碎石效果。

（张 敏）

55. 哪类结石适合行经皮肾镜碎石取石术？

经皮肾镜碎石取石术就是在腰部建立一条从皮肤直达肾脏的通道，经过这个通道把肾镜插入肾脏，利用激光、超声等碎石工具，把结石击碎并取出的方法。现今，经皮肾镜手术在上尿路结石的治疗中发挥着越来越重要的作用，其适应证有以下 3 种。

（1）所有需开放手术干预的肾结石，包括完全性和不完全性鹿角结石、大于或等于 2 cm 的肾结石、有症状的肾盏或憩室内结石、体外冲击波难以粉碎及治疗失败的结石。

（2）输尿管上段 L_4 以上、梗阻较重或长径大于 1.5 cm 的大结石；或因息肉包裹及输尿管迂曲、体外冲击波治疗无效或输尿管置镜失败的输尿管结石。

（3）特殊类型的肾结石，包括小儿肾结石梗阻明显、肥胖患者的肾结石、肾结石合并肾盂输尿管连接部梗阻或输尿管狭窄、孤立肾合并结石梗阻、马蹄肾并结石梗阻、移植肾合并结石梗阻，以及无积水的肾结石等。

（张　敏）

56. 超微经皮肾镜取石术和普通经皮肾镜取石术有什么区别？

超微通道经皮肾镜取石术是在操作通道上经过传统经皮肾镜取石术和微通道经皮肾镜取石术的两次改良后形成的，将操作通道进一步的细微化。和普通的经皮肾镜碎石术相比，就好像原来需要用铅笔粗细的通道才能解决问题，而现在只需要笔芯粗细的通道就可以了。在手术中，手术医生在X线或B超引导下精准的穿刺入目标肾盏，然后扩张通道导入超微经皮肾镜外鞘，置入超细经皮肾镜，应用碎石器械击碎结石，结石碎片在负压吸引的作用下被吸出肾脏。由于该术式经皮肾镜通道超细，术中术后出血概率大大降低。由于术中负压的应用，保持了肾盂内低压，大大降低感染播散的风险，同时又加快了碎石的吸引排出，缩短了手术时间。此时，根据情况无管化处理（常规不留置肾造瘘管和双“J”管），还大大提高了患者术后的舒适度。因此，超微经皮肾镜取石术是一种低侵袭性、高效、安全的碎石取石技术，是微创中的微创治疗技术。

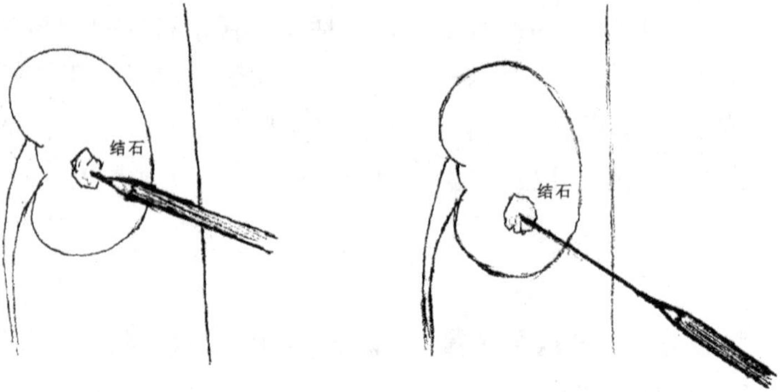

普通经皮肾镜取石术（左）与超微经皮肾镜取石术（右）

（梁学志）

57. 髓质海绵肾结石该如何处理?

髓质海绵肾是一种先天性肾发育异常，其合并肾结石的发病机制尚未完全清楚。对于早期患者，首先要鼓励其多饮水，增加尿量至 2000 mL，碱化尿液，控制尿路感染，密切随访。当结石进入肾盂肾盏及输尿管内造成尿路梗阻时要及时发现，早作处理，特别是较大的输尿管结石对肾功能损害较大，要高度重视，尽早行体外冲击波碎石术或手术治疗。

（张 敏）

58. 肾脏错构瘤严重吗?

肾错构瘤又叫作肾血管平滑肌脂肪瘤，是一种良性肿瘤，其可以是单发疾病，也可以是结节性硬化症的一种表现。我国肾血管平滑肌脂肪瘤患者合并结节性硬化者比较少。错构瘤也可以发生在脑、眼、心、肺、骨，有时会误认为是转移灶。

临床见到的肾血管平滑肌脂肪瘤往往是在患者体检时偶然发现，症状并不明显，一些大的肾血管平滑肌脂肪瘤可以压迫十二指肠和胃，引起消化道症状，肾血管平滑肌脂肪瘤突发局部疼痛可能是肿瘤内部出血导致，大的瘤体突然破裂会出现腹腔内大出血、休克、急性腹痛，需立即进行急诊手术切除或介入肾动脉栓塞。

（郭文敏）

59. 肾脏错构瘤一定需要手术治疗吗？

肾脏错构瘤是一种良性肿瘤，目前研究认为，直径不足 4 cm 的瘤体较为安全，长期观察随访即可。超过 4 cm 的瘤体应当密切观察，每半年做一次影像学复查，如果发现肿块增大，或者有出血、破裂倾向，应考虑手术切除或介入性动脉栓塞。

（吴晓琳）

60. 小儿会患肾脏肿瘤吗？

提到肾脏恶性肿瘤，许多人总以为是大人得的病。其实小孩和大人一样，他们也会患肾脏的恶性肿瘤。据统计，肾脏肿瘤占小儿恶性肿瘤的 20% 左右。其中，肾母细胞瘤是最为常见的小儿肾脏恶性肿瘤。98% 的病例发生于 10 岁以下，常见于 3 岁以下的儿童，3 岁以后发病率显著降低，5 岁以后少见。

肾母细胞瘤的确切病因尚不清楚，可能与 11 号染色体上的 WT-1 基因的丢失或突变有关，也可能是由于间叶的胚基细胞向后肾组织分化障碍，并且持续增殖造成的。该病也有一定的家族性发生倾向，因此有人认为该病也具有遗传性。

肾母细胞瘤患儿绝大多数是家长在给孩子洗澡、换衣或触摸患儿腹部时无意中触摸到腹部肿块。通常肿块表面光滑平整、质地硬、无压痛，位置比较固定。有的患儿腹部膨隆或两侧不对称。少数患儿有腹痛或恶心、呕吐、食欲减退等消化系统疾病症状。也有少数患儿表现为血尿、发热、高血压。晚期患儿可能出现面色苍白、消瘦、精神萎靡，甚至出现转移症状，如咯血、头痛等。有 12%~15% 的患儿会伴有先天性畸形，如先天性虹膜脉络膜缺损、重复肾、马蹄肾、多囊肾、异位肾、内脏肥大、脐膨出、巨舌、偏身肥大等。

（吴晓琳）

61. 肾母细胞瘤是良性还是恶性？能治愈吗？

肾母细胞瘤是小儿时期最常见的肾脏肿瘤。其恶性度比较高，多见于 3 岁以下幼儿。3 岁以上儿童发病率显著降低，成人比较罕见。随着医学发展，肾母细胞瘤的治疗效果有了较大的进步。儿童肾母细胞瘤对放化疗敏感，由于采用综合治疗，患儿的治愈率较高，是综合治疗恶性瘤成功的典范。20 世纪 50 年代以前，肾母细胞瘤的治疗方法只有手术，患儿的 5 年生存率较低。20 世纪 80 年代以来，采用手术联合放、化疗的模式，患儿的5年生存率达85%以上。常用的化疗药物有放线菌素D（A）、环磷酰胺（C）、阿霉素（D）、长春新碱（V）、依托铂甙（E）、2巯基乙基磺酸钠（M）。常用的方案有A+V方案、A+V+D方案、V+D+E+C+M方案。成人早期肾母细胞瘤患者以手术治疗为主，但成人晚期肾母细胞瘤患者的治疗效果远没有儿童患者好，除手术治疗外，至今还没有探索出疗效好的综合治疗方案。和许多肿瘤一样，早期发现、早期治疗往往能取得不错的效果。因此如果出现上述症状，应及早于儿科或泌尿外科门诊进行专业诊治。

（赵国臣）

62. 肾癌早期有哪些表现？

肾脏在体内的位置比较深，周围又有许多组织器官及脂肪的保护，所以肾脏发生癌变早期往往没有症状。在临床工作中以肾癌就诊的患者常常是通过体检发现，出现临床症状的肾癌患者多数已经是晚期肾癌。肾癌的症状有多种，但是不典型，因此目前在临床工作中医生更加注重医学影像数据来诊治肾癌。但肾癌的各种临床表现仍然有必要向大家做一下科普。

（1）血尿：多为突发的全程肉眼血尿，有时也有终末血尿，一般不伴有疼痛或其他不舒服的症状，常呈间歇性发作，可自行停止而不被注意。

（2）肿块：肾癌患者在腰部或腹部摸到坚硬的、凹凸不平的肿物，说明肾癌的肿瘤体积已经较大，如果肿块与周围组织粘连、固定、不易推动，这时很有可能肾脏肿瘤已经到达晚期，需要尽快到医院就诊。

（3）疼痛：多为钝痛，是肾癌的常见症状。可能因为肿瘤较大牵扯肾包膜引起。血尿、疼痛、肿块称之为肾癌三联征。多数患者仅出现上述症状的一项或两项，三项都出现者只占 10% 左右，其中任何一项都是病变发展到较晚期的临床表现。

（4）发热：对于肿瘤患者来说，发热是一个比较常见的病情。主要是因为癌细胞和其他的坏死细胞变成了发热源，导致患者出现发热的情况。

（5）贫血和红细胞增多：肾癌患者出现贫血是由于肿瘤大量生长、坏死，最终导致血液流失。部分患者的肾癌细胞会分泌促红细胞生成素，刺激红细胞的生成，从而导致患者血液中红细胞增多。

（6）精索静脉曲张：男性患者同侧阴囊内可发现精索静脉曲张，提示肾静脉或下腔静脉内癌栓形成。

（7）高血压：肿瘤细胞分泌的肾素会激活肾素－血管紧张素－醛固酮系统，醛固酮具有保钠保水排钾作用，过多的水钠潴留会促进高血压形成。

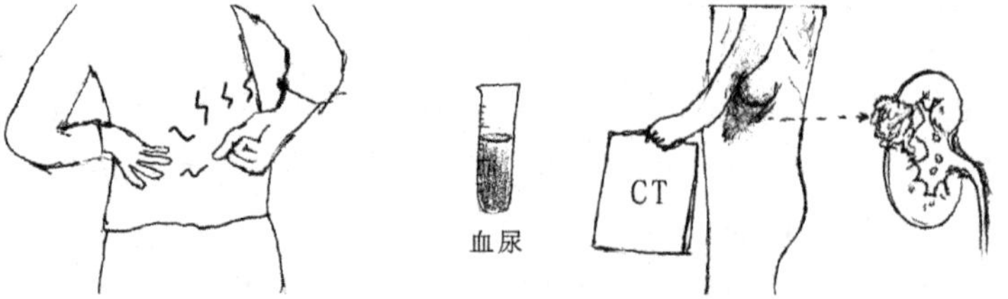

肾脏肿瘤常见症状

（刘　爽）

63. 肾癌晚期转移后有哪些表现？

多数恶性肿瘤晚期都会发生转移，肾癌自然也不例外。肾癌晚期可以通过局部浸润侵犯、淋巴结转移和血运转移三大途径远端转移。

局部浸润侵犯是指随着肿瘤体积的逐渐增大，癌组织可以突破肿瘤的包膜向四周扩散，向内可以侵入肾盂，出现血尿症状，并且会随着肾脏集合系统向下播散；向外可以突破肾包膜侵犯肾周围脂肪和筋膜，蔓延至邻近组织，如结肠、肾上腺、肝脏、脾脏等。

血运转移是肾癌重要的转移途径，癌细胞侵犯肾脏的血管，从而随着血液流动运输，可到肺脏、脑或其他脏器。肾癌肺转移是最常见的远处转移，肺部转移灶可使患者出现咯血、胸痛、咳嗽等症状，严重者会出现胸水，胸水压迫肺组织，患者可能出现呼吸急促症状；肾癌的骨转移也比较常见，最容易在骨盆、脊柱、肋骨等处出现，表现为局部疼痛并进行性加重，转移部位的骨质由于肿瘤细胞的侵犯失去正常的骨组织结构，不再具有骨组织的机械强度，容易发生病理性骨折。

肾癌另外一种常见的癌症转移方式为淋巴结转移，15%~30% 的肾癌可经淋巴途径转移。肾癌的淋巴结转移主要发生在髂血管周围及肾门、主动脉与腔静脉间淋巴结。

出现肾癌晚期相关症状应及时入院检查，若证明是晚期肾癌转移所致应转入泌尿外科诊治。

（刘　爽）

64. 肾癌会遗传吗？

肾癌是威胁中老年人群的常见恶性肿瘤之一，占成人恶性肿瘤的 2%~3%。有些得了肾癌的患者会有这样的疑问：肾癌会遗传给我的子女们吗？

因肾癌的病理分型有很多，所以肾癌是否会遗传不能笼统来说。肾癌中各种类型占比：透明细胞癌占 60%~85%；嗜色细胞癌占 7%~14%；嫌色细胞癌占 4%~10%；集合管癌占 1%~2%。这些病理分型不论其预后如何，均为非遗传性癌症。而遗传性肾癌或家族性肾癌占肾癌总数的 2%~4%。已明确的遗传性肾癌包括：VHL 综合征；遗传性肾乳头状腺癌；遗传性平滑肌瘤病肾癌；BHD 综合征。

VHL 综合征：是一种常染色体显性遗传病，多为双侧多发性肾癌，进展较慢，转移晚。

遗传性肾乳头状腺癌：为常染色体显性遗传病，与 VHL 综合征相似，多为双侧多发性肾癌，通常发病年龄较大且进展较慢。

遗传性平滑肌瘤病肾癌：为常染色体显性遗传病，表现为肾癌伴多发性皮肤平滑肌瘤、多灶性子宫平滑肌瘤或子宫平滑肌肉瘤。多为发生在单侧的单发肿瘤，发病年龄较小，侵袭性很强，易早期转移。

BHD 综合征：为一常染色体显性遗传综合征，涉及全身多个系统。绝大部分患者存在纤维滤泡增殖等皮肤良性病变，面部、颈部及躯干上部多发性小的圆形丘疹是此综合征的特征性病变。

所以，肾癌是否会遗传需要明确诊断后才能下定论，绝大多数肾癌是不遗传的。

（刘　爽）

65. 得了肾肿瘤，可以保肾治疗吗？

外科对于肿瘤的治疗措施通常就是“切”。肾上长瘤子了怎么办？“切”瘤子。肿瘤太大切不干净怎么办？连同肾脏一起“切了”。肿瘤转移到肺组织了怎么办？把肾和肺“都切了”。这样说可能会吓人一跳，怎么外科医生好像是个“屠夫”。其实，目前所有外科领域都讲究“精准”两个字，泌尿外科自然也不例外。

因肾癌对于放疗和化疗均不敏感，所以肾癌的诊治更能体现出精准的理念，能切一部分绝不全切。至于具体怎么切不仅要考虑肾癌的大小、部位，还要考虑对侧肾功能，甚至需要考虑术者经验。

对于低分期（$T_1N_0M_0$ 期）的外生型肾癌通常选择保留肾单位手术（肾部分切除术），这样可极大程度上保留患侧肾组织。肾部分切除术主要适用于肿瘤最大直径小于 4 cm 的表浅肾癌、双侧肾癌、孤立肾癌或对侧肾功能低下时。值得注意的是，在行肾部分切除术的同时可行超选择血管阻断，进一步降低肾缺血再灌注引起的并发症，保护残留肾功能。

以往的观点认为直径为 5 cm 以上的肾癌，即使对侧肾功能低下，也不建议进行肾部分切除术，因为会带来肿瘤复发的风险。随着科技的发展、技术的完善，过去的手术适应证可适当放宽。目前认为，肾癌发生于解剖性或功能性的孤立肾，根治性肾切除术将会导致肾功能不全或尿毒症的患者，均推荐行肾部分切除术。

对于年老者，尤其是患有高血压、糖尿病等疾病多年、已对肾功能产生影响者，可适当放宽肾部分切除术的指征，但肿瘤控制的基本原则不能改变。

综上，肾癌到底能不能保住肾脏需要综合考虑各种因素的影响。

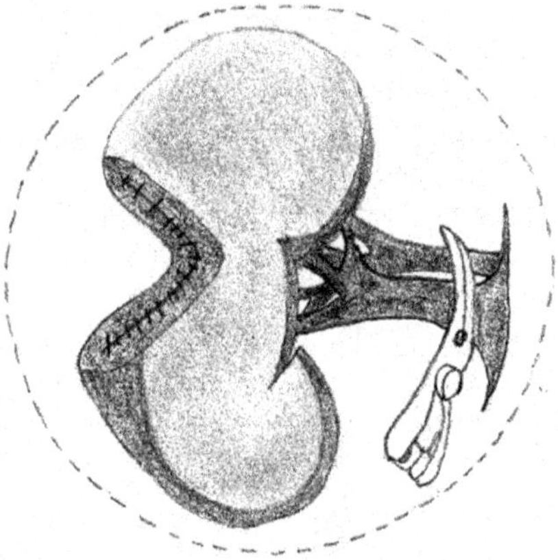

肾部分切除术

（刘 爽）

66. 一侧肾脏切除以后，会得尿毒症吗？

有些因某种疾病切除了一个肾的患者，或是将自己的一侧肾脏捐献出去的健康人可能会有这样的疑问：少了一个肾会影响我的生命吗？我会得尿毒症吗？

对于这个问题首先让我们一起来了解一下什么是尿毒症。一般慢性肾衰竭的患者在疾病进展阶段会经历 4 个时期：肾功能代偿期、肾功能不全期、肾衰竭期和尿毒症期。所以尿毒症其实不是一种疾病，确切来说是一个病程时期。肾脏在身体的作用就像是个“污水排泄系统”，在肾衰竭的尿毒症期肾功能极度下降，就好像污水排泄系统失去了作用，而导致大量有毒物质在体内聚集得不到有效排出。

这里存在一个误区，慢性肾衰竭的尿毒症时期是指两侧肾脏功能均已衰竭，而若一侧肾脏完好是不会出现尿毒症的。人体肾脏这个“污水排泄系统”代偿功能非常强大，两个肾脏就好比“污水排泄系统”有两个出水口，当其中之一失效时，若另一个水流通畅，“污水”仍可以源源不断从体内排出。

所以，一个完好的肾脏在日常生活足以够用。这就需要一侧肾脏切除后的患者一定要好好保护另外一个肾脏，定期去医院复查肾功能，主动监测自己的健康状态才能确保万无一失。

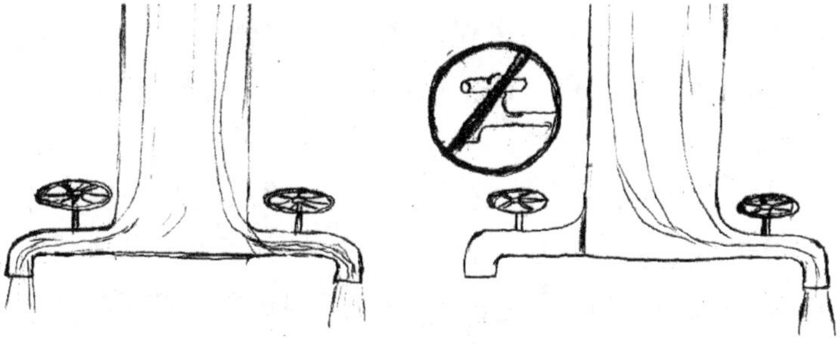

单侧肾脏切除术后不影响正常生活

（刘　爽）

67. 两侧肾脏都得了肿瘤怎么办?

双侧肾癌临床较少见，发病率为1%~5%。双侧肾癌的治疗方式包括手术治疗与非手术治疗。

因双侧肾都有肿瘤，所以保留肾单位的肾部分切除术成为治疗双侧肾癌的首选术式。该术式可有效控制肿瘤进展并能保留部分肾功能。手术适应证包括：①早期肿瘤，双侧均局限于肾脏表面或肾脏一极；②早期肿瘤，一侧肿瘤直径小于4 cm，对侧肿瘤较大或者多发；③早期肿瘤，一侧局限于肾脏表面，对侧肾门部肿瘤。

肾癌根治术切除范围大，不利于术后肾功能的维持。若行双侧肾癌根治术，术后需要依靠血液透析等肾脏替代疗法维持生命，生存质量差，病死率高。所以，肾癌根治术不作为首选术式，其应结合部分切除术综合治疗双侧肾癌。对于符合一侧部分切及对侧根治切条件的双侧肾癌，可先对肿瘤条件好的一侧行部分切除，根据患者术后情况择期行对侧根治性切除，这样更有益于保护肾功能。双侧手术将根据患者要求、患者身体条件、医生技术水平选择“一次切”还是“分次切”。

对于不适合做手术或无手术意愿的双侧肾癌患者也可行非手术治疗，目前临床使用较多的为分子靶向药物治疗，如索坦、多吉美等。有研究表明：双侧肾癌患者长期维持靶向药物治疗，可有效控制肿瘤进展，对远期肾功能的保护有益。

另外，目前肾移植技术已趋于成熟，双肾切除术后若能有合适的肾源提供，未尝不是一种值得考虑的治疗方法。所以，得了双侧肾癌并不是无药可治，还要根据患者的具体肿瘤分期、身体情况、经济能力选择一种最合适的治疗措施。

（刘 爽）

68. 肾癌手术治疗后能活几年？

肾癌的病理分型是肾癌预后最重要的因素。肾癌的病理分型包括：透明细胞癌、乳头状肾细胞癌（Ⅰ型和Ⅱ型）、嫌色细胞癌、未分类肾细胞癌及集合管癌等。

嫌色细胞癌的预后要好于乳头状细胞癌，而乳头状细胞癌预后又比透明细胞癌理想，集合管癌预后极差。国外学者研究显示，透明细胞癌 5 年总生存率为 78%、乳头状细胞癌Ⅰ型 89%、乳头状细胞癌Ⅱ型为 64%、嫌色细胞癌为 92%。肉瘤样变不到肾癌病例的 5%，但预后不良。研究发现，具备肉瘤样变的肾癌患者 5 年生存率和 10 年生存率分别为 22% 和 13%。

（刘 爽）

69. 肾癌术后容易复发吗？

任何恶性肿瘤术后都有复发的风险，易复发是肾癌的一大特点。国外有研究显示，20%~40% 的局限性肾癌患者手术后还会复发转移。一旦出现复发或转移，患者预后较差，5 年生存率不足 10%。也正因为此，肾癌仍是目前泌尿系统肿瘤中最凶险的恶性肿瘤之一。

肾癌患者术后应定期复查，2 年内每 3~6 个月检查一次，

3~4年每半年检查一次，5年以上每年查一次。检查项目包括血尿常规、肝肾功能检查、泌尿系B超和胸片检查等。肾癌术后肺和淋巴结转移较为多见，对于复发风险高的患者可再进行胸部CT或腹部CT检查。

对已经出现复发转移的肾癌患者，以靶向治疗和细胞因子治疗为主。由于肾透明细胞癌肿瘤血管十分丰富，靶向治疗药物可以通过与血管内皮生长因子特异性结合来减少肿瘤血管新生，从而达到“饿死”肿瘤细胞的目的。目前，国内临床较为常用的一线靶向药物为舒尼替尼和索拉非尼等。

（刘 爽）

70. 肾癌可以保守治疗吗？

临床上治疗局限性肾癌最常用的治疗方法就是外科手术治疗，化疗、放疗、免疫、激素等治疗方法常作为肾癌辅助治疗手段与手术治疗联合应用；对于无法进行手术，只能进行姑息、保守治疗的晚期肾癌患者，非手术治疗就成了主要的治疗方法。

（1）化疗：肾癌化疗的效果较差，化疗的总有效率仅有6%。现临床已基本弃用。

（2）放疗：肾癌对放疗亦不敏感，因此长期以来未被用作治疗的主要方法。但这种方法已被广泛地应用于对转移性肾癌缓解疼痛等症状的处理。如骨骼等转移性肾癌引起疼痛时，放疗可缓解症状；不能手术的晚期患者，放疗可缓解血尿、疼痛等症状并延长生命。

（3）细胞因子治疗：非特异性免疫方面最常用的是干扰

素，其虽无直接抗肿瘤作用，但可通过免疫活性细胞来扩大细胞及抗体免疫反应的效应，以增强宿主抗肿瘤能力。特异性免疫目前用于临床的主要为白介素 -2，其能促进和调节淋巴细胞的免疫功能，增强治疗晚期肾癌的效果。

（4）分子靶向治疗：分子生物学研究发现，大部分肾透明细胞癌细胞中存在某种基因的缺失或失活，从而导致肿瘤产生了若干种“目标靶点”。而这类药物恰好能够识别这些“目标靶点”，从而达到精确治疗。临床上对于晚期肾癌通常选用可以抑制肿瘤血管生成的靶向治疗药物，常用的有索坦、多吉美等。常见不良反应有：乏力、白细胞减少、高血压、贫血等。

对于尚存在手术机会的肾癌患者，手术治疗仍然是治疗肾癌的“金标准”。

（刘　爽）

71. 肾癌中的透明细胞癌是“透明”的吗？医生是如何“看见”的？

透明细胞癌的概念来源于病理中癌细胞的形态，癌细胞是由正常的组织细胞化生而来，肾透明细胞癌来源于肾小管细胞。我们把肾脏进行解剖后可以发现，正常肾脏组织中含有大量的肾小管，如果把肾脏比作一座城市的下水道系统，那么肾小管就相当于下水道系统中的各个管道。肾小管的细胞质富含糖原和脂质，对癌变的肾小管细胞进行病理检查时需要对细胞进行切片和染色，经过切片和染色后癌细胞中的糖原和脂质会溶解，细胞变得透明，故而被称为“透明性细胞癌”。

医生在对癌症进行诊断的时候首先依靠能看到形态、大小、内部结构的影像学检查，如B超和增强CT扫描。肾癌患者行B超检查可发现实性肿块位于肾脏内，肿块边界不整齐，内部杂乱，同时整个肾脏外部变形，局部有肿块凸起于正常肾脏的轮廓外。对可疑肾癌的患者应进一步行增强CT检查明确诊断，肾透明细胞癌CT扫描可以看见肾局部隆起，隆起内部可以看见斑片或小点状钙化，有时呈现蛋壳状，肾癌可以穿破肾脏的包膜进入肾周脂肪层，晚期可能穿破肾周围的筋膜进一步扩散到肾外的组织。在CT的不同时期，肾透明细胞癌具有“快进快出”的表现。目前在临床上，CT检查可以作为肾透明细胞癌的“金标准”，CT诊断肾透明细胞癌的准确率可达90%以上。如果遇到不典型的肾透明细胞癌，可以进一步行肾脏活组织病理检查。取患者肿瘤的一部分进行检查，可以发现透明细胞性癌细胞常常排列成片状、条索状、腺泡状或管状。医生在对肾透明细胞癌进行影像学检查时，最主要的任务不仅仅是看清肿块、明确是不是癌，更重要的是进行术前分期，评价肿瘤的范围，以及周围血管、局部淋巴结的受累情况。

（刘 爽）

72. 肾癌术前有必要做CT检查吗?

CT可以发现0.5 cm以上的病变，对肾癌的定位准确率可达100%，并且能显示病变的范围及邻近器官有无受累，准确性较高，可与术中所见基本符合，是目前最可靠的诊断肾癌的影像学方法。应用三维 CT 及螺旋 CT 检查甚至可以初步判断肾癌的病理类型。

典型的肾癌在 CT 图像上呈圆形、椭圆形或不规则形占位，较大者肾脏局部皮质隆起，巨大者占据大部肾脏使正常肾脏的形态消失。大多数情况下，肿瘤与周围肾实质分界不清，小于 3 cm 直径的肾癌与周围肾实质的分界比较明显。

平扫时，肾癌的密度略低于肾实质，但很接近，因此平扫时容易遗漏较小的肿瘤病灶。增强扫描后，肾癌病灶的密度轻度增强，而正常肾实质的密度呈明显增强，两者形成对比，病灶得以显示。由于肾癌病灶中多有程度不等的坏死、出血、囊性变甚至钙化灶，因此在 CT 图像上表现为密度不均。如果肿瘤中有新鲜出血，则使部分肿瘤在 CT 片上呈现高于正常肾实质的密度。

当肾癌侵犯肾脏周围组织时，CT 表现为肾表面毛糙不平整，肾周脂肪囊模糊或消失。当肾癌累及患侧肾静脉时，表现为肾静脉的不规则增粗。而当肾静脉或下腔静脉内发生癌栓时，则在静脉中可见低密度区，增强扫描时可见管腔中断或腔内有充盈缺损区。

CT 检查对于肾癌的分期极为重要，是术前决定手术方式的一项重要检查，所以肾癌患者术前一定要做腹部 CT 平扫及增加扫描检查。

另外，根据 CT 所测得的影像数据进行计算机三维重建，可以明确肾脏血管的走形，以及瘤体的供血血管的位置，这对于手术具有重要指导意义。

（刘　爽）

73. 肾癌合并癌栓是什么意思?

众所周知，恶性肿瘤会随着时间的推移而不断生长，而位于肾脏上的恶性肿瘤也是同理。中晚期的肾肿瘤体积较大，肾脏这个“小家”无法容纳下巨大的瘤体，此时肾肿瘤便开始“搬家”。而“搬家”的途径也是多种多样，例如，肿瘤突破了肾盂肾盏，肿瘤细胞则会顺着尿液开始向下播散；肾肿瘤也可直接侵犯到肾上腺、结肠、胰腺等组织；晚期肿瘤细胞还会进入到血管中，随着血流进行“长途跋涉”，最常见的“落脚点”是肺组织。在肾癌转移到肺部的途径中，肾癌首先会形成肿瘤的小栓子，进入肾静脉，这种位于肾静脉或腔静脉内的肾癌组织形成的栓为肾癌癌栓。

肾癌合并肾静脉和腔静脉癌栓癌栓的发生率为4%~20%，其中肾静脉癌栓占50%以上。对于癌栓，临床工作中通常借助于磁共振检查来明确诊断，肾癌合并癌栓有以下分级方法。

0级：瘤栓局限在肾静脉内。

Ⅰ级：瘤栓侵入下腔静脉内，瘤栓顶端距肾静脉开口处小于或等于2 cm。

Ⅱ级：瘤栓侵入肝静脉水平以下的下腔静脉内，瘤栓顶端距肾静脉开口处大于2 cm。

Ⅲ级：瘤栓生长达肝内下腔静脉水平，膈肌以下。

Ⅳ级：瘤栓侵入膈肌以上下腔静脉。

肾癌并发静脉癌栓的基本手术步骤包括静脉癌栓摘除、根治性肾切除、区域淋巴结清扫和转移灶的摘除。术中应仔细操作，避免癌栓脱落形成远处转移，根据癌栓伸入肾静脉和下腔静脉的水平，以及静脉壁是否受侵犯选择相应的手术方式。癌栓等级越高，手术风险越大。

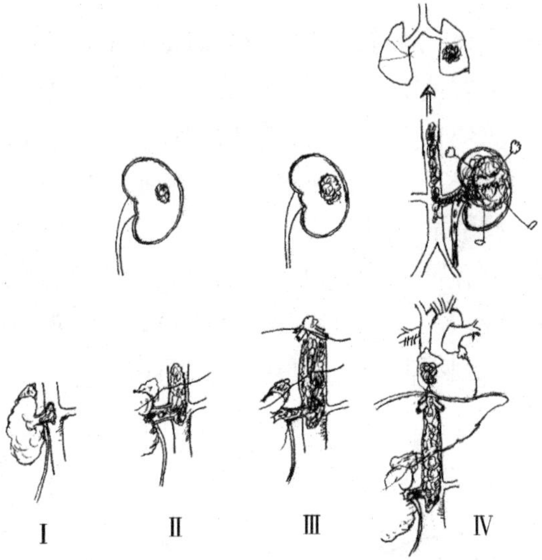

肾癌合并癌栓的分级

（刘 爽）

74. 腹腔镜微创肾脏手术有哪些优点？

随着腹腔镜技术在临床的广泛应用，1992 年以后，后腹腔镜肾癌根治术逐渐取代传统开放手术。那么什么是微创腹腔镜呢？其与传统“开刀”比手术有何优越之处呢？

腹腔镜其实是一种带有微型高清摄像头的器械，使术者可通过摄像头观察腹腔内部结构，腹腔镜手术就是利用腹腔镜及其相关器械进行的手术。术中腹腔镜充当术者的“眼睛”，2~3 个伸入腹腔中的金属器械作为术者的“手臂”。术者可在腔镜下完成钳夹、切割、打结、凝血等一系列外科操作，且熟练者操作速度与开放手术无异。术后身上只有 3~4 个 1~2 cm 的小孔。

腹腔镜手术与传统开放手术相比有着术中视野清晰、出血量少、术后住院时间短、痛苦小、恢复快等优势。术后恢复快主要表现在术后镇痛药使用剂量少、胃肠道功能恢复快、下床活动快等方面。但腹腔镜肾癌根治术的平均手术时间较传统开放手术时间略长。

但不是所有肾脏手术均适合用腹腔镜做微创治疗。如巨大体积的肾肿瘤，其体积超过了腹腔镜的手术观察视野，一味盲目追求微创不但达不到目的，反而增加了手术难度，增加了患者痛苦。

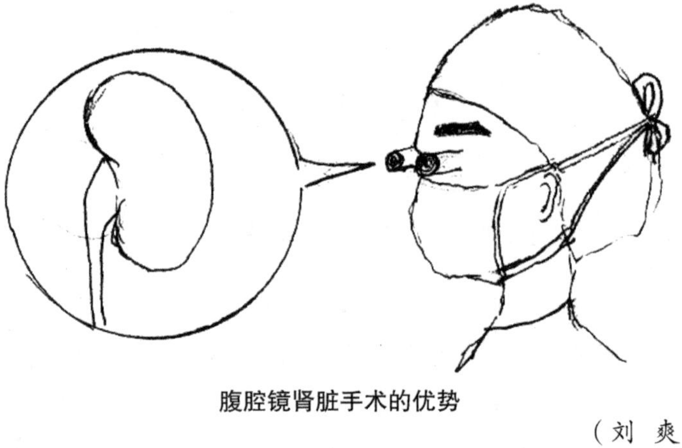

腹腔镜肾脏手术的优势

（刘　爽）

75. 已经发生转移的肾癌，还需要手术治疗吗？

在我国泌尿系统的恶性疾病中，肾癌的发病率是排在第2位的。肾癌占成年人群恶性肿瘤的2%~3%。对于现代医学，已经发生转移的恶性肿瘤，通常情况下已经不可以行根治性手术切除，而此时手术治疗的目的为姑息性治疗或减瘤手术。目前对于已经发生转移的肾癌，根据其转移的表现类型的不同，对应的方案也是不同的。对于孤立性转移瘤灶，在患者体能状态良好的情况下可选择外科治疗。而多发转移灶、无法切除的转移灶或患者机体无法承受时需选择其他手段进行治疗。国际当今的一致认知是分子靶向治疗，在细胞层面来治疗晚期转移性肾癌。因为肾癌本身存在丰富血管的特性，所以针对血管生成因子的抑制药物被研发来治疗肾癌，并且已经通过美国FDA用于晚期肾癌的首选治疗。在经过分子靶向治疗后，肿瘤减小后且患者情况稳定的情况下可再考虑手术治疗方案，但要说明的是此时手术治疗是不能治愈转移性肾癌的，需要联合多种治疗方式，才能实现患者获益的最大化。

（贾　伟）

76. 晚期肾癌是不是没救了？靶向治疗是否有效？

晚期肾癌又被称为“转移性肾癌”，就是肾癌的组织不仅仅在肾脏周围还转移到了身体别的部位。这种病对于放、化疗均不太“感冒”，效果比较一般。又因为发生了转移，外科治疗也只能暂时性减少肿瘤的组织。国内外的研究表明，肾癌有丰富血供的特点，所以目前国际社会对于晚期转移性肾癌通常采用靶向药物治疗方式来控制发展。靶向药物治疗顾名思义就是找准靶子瞄准攻击，精确打击。现在的靶向治疗就是通过控制其血管的生成来阻止肿瘤生长。分子靶向治疗定点打击控制血管生成的分子，很好地阻止了血管的生成，和打仗一样，把敌军的营养供给破坏掉，敌人就没有办法得到好的补给，相应的也没有办法继续作战。目前临床常用的药物以舒尼替尼与索拉非尼等作为代表，通常用来治疗晚期肾癌。而对于单发转移病灶的肾癌，若外科干预可以完全切除，再辅助靶向治疗可以让患者有一个相对较好的生活状态。

（贾　伟）

77. 肾肿瘤行手术切除术后需要复查哪些指标?

肾脏作为人体的排泄器官，用老百姓的话来讲，是起“排毒”作用的，并且作为管控人体“下水管道”的总阀门，其在排泄污水的同时会管控人体其他物质的平衡。所以在行手术切除后，我们需要从以下 4 个方面来查看患者情况。①首先查看阀门本身的功能是否良好，即肾功能与水盐平衡的完备与否。在查验肾功能时，肌酐与尿素氮是体现肾功能的指标，是我们关注的重点，所以当患者行肾切除术后，我们首要查验的指标为肌酐与尿素氮。除此之外，电解质也是一项我们同样需要高度重视的指标，因为其对于人体的重要性且又因为肾脏作为调节水电解质（如钠、钾、镁等）的开关，在行肾脏切除术后，查验剩余肾脏能否继续完成此项工作尤为重要。②查看局部术后的状况，行泌尿系彩超或者泌尿系 CT，查看局部术后状况，查验有无复发、积液等其他异常情况。③定期行远处转移的筛查借此明确是否存在远处转移，若患者出现突发咳嗽、气短等则需要将远处转移的情况考虑在内。④对于行肿瘤切除的患者，我们还应查验患者血常规、血生化、尿液常规来明确患者术后的恢复情况。术后定期随访我们通常是按照 1 个月、3 个月、半年、1 年时间间隔来进行，以定期评估患者术后情况，制定更合理的诊疗方案。

（贾　伟）

78. 哪种人容易得肾盂癌?

肾盂癌作为上尿路尿路上皮癌的一种类型，可以引起其发病的因素有很多。我们按照其危险因素大致分为先天及后天两类情况。①先天因素：遗传性非息肉病性结直肠癌（HNPCC）这种疾病和肾盂癌是来自同一个祖先，即具有同源性，被认为可以明显增加肾盂癌的风险，在相关文献的调查中，发生遗传性非息肉病性结直肠癌的患者，其家族成员会有成倍的风险发生肾盂癌。②后天因素：长期和致癌芳香族胺类物质接触会诱发患者发生尿路上皮肿瘤；长期服用马兜铃酸属类植物同样对于肾盂癌的发生有着很明显的影响。有些中药中含有马兜铃酸，包括关木通、广防己、青木香、细辛、威灵仙等，所以吃中药时要仔细选择防止吃到这些药物；矿物质中有一种叫作砷的元素，砷元素过量摄入也可能会引发肾盂癌，在相关文献中我们发现台湾地区肾盂癌存在25%~30% 的发病率，文献指出砷中毒是重要因素；有一种叫作鳞状细胞类型的肾盂癌，被认为是和长期有肾炎、石头刺激引起炎症有关，所以这类患者也要引起重视。另外，吸烟人群、存在慢性肾病和止痛药滥用的人群亦有较高的肾盂癌发病率。

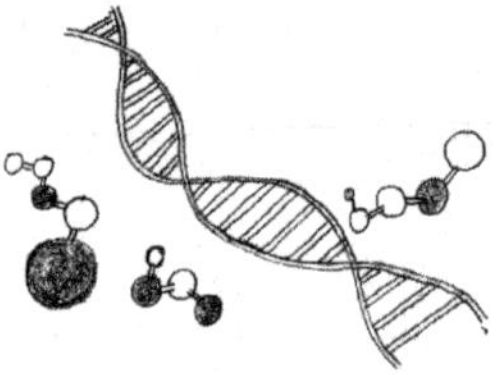

先天因素

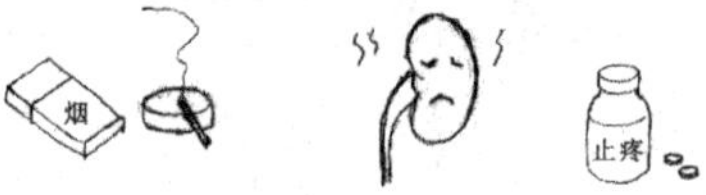

后天因素

肾盂癌的常见易感因素

（贾 伟）

79. 肾盂癌手术单纯切除肾脏够不够?

肾盂癌手术单纯切除肾脏是不够的。目前国际一致认知的治疗肾盂癌的手术金标准是肾脏—输尿管—膀胱袖套样切除的整体切除术式，就是切除一侧的泌尿器官。当然会有人提出疑问，为什么存在于肾盂的癌症要切除输尿管与部分输尿管口的膀胱呢，那不会切得太多了吗？我们参考 2017 年欧洲泌尿外科学会提出的关于上尿路上皮癌的诊疗指南，以及结合临床病例发现，切除全部长度的输尿管原因有以下两点。①防止肿瘤转移到泌尿系其他部位。在外科操作无瘤原则理论的指导下，单纯肾盂癌切除时往往由于其邻近解剖位置的关系，极有可能导致肿瘤组织的脱落，进一步引起种植转移落入输尿管内，继而引发肿瘤复发。②防止其他部位继发新的肿瘤。对于远端输尿管口的处理，我们在调查相关临床病例与相关文献研究中发现，此处存在着较高的肿瘤复发率，所以针对末端输尿管口，需要使用末端切除 + 膀胱袖套样切除防止术后复发。肾盂癌患者术后膀胱癌仍然有较高的复发率，可以达到 17%，所以即使采用标准术式治疗，也要定期复查，观察有没有新长出来的肿瘤。

（贾 伟）

80. 为什么肾盂癌手术后要复查膀胱镜？

肾盂癌作为尿路上皮癌的一种类型，在细胞学、病理组织学方面与膀胱尿路上皮癌具有同源性，类似于亲生兄弟之间的关系，虽然长相、性格等方面会存在差异，但是其仍是同宗同源。所以在其发生的术前我们就应当行膀胱镜常规检查，来明确患者是否会有膀胱癌的合并发生。而在术后，我们通过查询相关临床病例与文献研究中发现，约有 17% 的患者发生术后膀胱癌的复发。其原因可能是以下两点：①在手术行全长切除时或者行侵入性检查操作时，会有肿瘤组织脱落的可能性；②末端输尿管与膀胱连接的位置本身作为术后复发的高发位置，其解剖位置决定了其可能存在较高的复发率，所以行肾盂癌全长切除术后要复查膀胱镜来明确膀胱及输尿管口的情况。

（贾 伟）

81. 什么是肾移植？

肾移植就是将健康的肾脏移植给有肾脏病变导致肾脏功能丧失的患者，它是治疗慢性肾衰竭的一项有效手段，根据肾脏供体的来源可以分为活体肾移植与尸体肾移植。

（韩帅红）

82. 什么情况下需要做肾移植？

绝大多数进行慢性透析或准备透析的晚期肾病患者都可以考虑肾移植。但是在选择做肾移植的患者时，还要考虑原发病病种、患者年龄和其他并发症。当肾病的原发病为遗传性肾炎、囊性肾炎等时，患者移植后存活率很低，效果较差。虽然现在对移植患者没有绝对的年龄限制，但是对于老年人来说，术前应排除冠心病、脑血管病等并发症。而对于其他并发症，如糖尿病、肺结核等，应该控制病情后再行移植；肝炎、急慢性感染病灶、消化性溃疡等在术后经过免疫抑制治疗，可能引起病情恶化，应全面综合考虑后制定治疗方案；而对于合并恶性肿瘤或者是全身感染未控制的患者是不能行肾移植手术的。

（韩帅红）

83. 什么是活体肾移植?

一般来说，根据我国法律规定，活体肾移植供体主要来自三代内的亲属。正如大家所知，移植手术都存在排异反应。肾移植成功的关键不仅取决于移植手术水平，还取决于术后的免疫排异反应。经研究表明，三代内亲属由于血缘关系，排异反应较小，肾移植术后移植成活率高。活体肾移植对晚期尿毒症是非常有效的手段，往往能挽救生命。

（韩帅红）

84. 什么是尸体肾移植?

尸体肾移植就是将死者的肾脏移植到患者身体上。尸体供肾的条件是肾脏热缺血不超过 10 分钟，成年死者 50 岁以下的健康肾脏，供者无糖尿病、感染、高血压、恶性肿瘤等严重病变。尸体肾可以经过药物灌注尽可能延长存活时间以增加移植成功率。当然，移植肾脏必须取得死者及家属的同意。确定移植的肾与受者在血型和组织型上良好匹配对术后疗效非常重要，需要进行各种各样的检查。移植肾的供者和患者都需要没有感染和疾病，从而避免受体感染其他疾病。因此，尸体肾移植往往成为拯救尿毒症患者生命的高风险备用手段。

（韩帅红）

85. 经过手术移植一个肾脏可以维持正常生活吗？

人体有左右两个肾脏，通常一个肾脏就可以支持正常的代谢需求。肾移植通俗的说法叫换肾，就是泌尿外科医生通过手术将健康者的肾脏移植给有肾脏病变并丧失肾脏功能的患者。对肾脏的供体来说，一个肾脏可以维持正常生活。当然，由于仅剩余单侧肾脏，因此平时要注意保护肾脏。饮食方面低蛋白、低脂肪、低盐饮食，同时避免服用肾毒性药物，加强肾脏体检，保持健康肾脏。对移植手术肾脏受体来说，只要移植肾脏有功能，就要终身服用免疫抑制剂（除同卵双生子之间的移植外）。用药的剂型、剂量要遵守医嘱，在医生的指导下调整药量，千万不要自己随便增减。术后除常规服用激素和免疫抑制剂外，若要应用与治疗有关的其他药物，如降压药、保肝药等，都要征得医生的同意，并要遵医嘱按时按量服用。避免使用对肾脏有毒性的药物，如氨基糖苷类的庆大霉素、阿米卡星、链霉素等。如果必须使用，则应在严密观察和医生的指导下短期应用。饮食方面要补充适量优质蛋白、低脂肪、低胆固醇、低糖、低盐，适当补充矿物质和维生素，避免食物作用加大单侧肾脏的负担，从而造成移植手术失败。

（韩帅红）

86. 肾移植手术后还需要如何治疗呢？

肾移植术后最主要的问题就是如何让移植肾长期存活，

因为我们在肾移植时最常见的移植类型就是同种异体移植，供者、受者存在遗传学上的差异，就会产生排异反应，所以为了预防移植后排斥反应的发生，需要终身服用免疫抑制剂。供者和受者配型的相符程度不同，免疫抑制剂对受体的疗效和毒副反应也不同，所以术后一定要在泌尿外科专科医生的指导下制定个体化的治疗方案，在术后的不同时期采用不同的用药方案。

（韩帅红）

87. 肾移植术后应当注意什么？

（1）注意伤口护理，定期换药。

（2）遵医嘱使用免疫抑制剂，避免严重的排异反应造成移植肾失活。同时，因系统免疫力有所下降，平时的头疼脑热要及时处理，切不可任其发展。

（3）避免使用增加肾脏负担、容易造成肾损伤的食物和药物。

（4）定期到医院复查，通过血生化指标检验、影像学观察等方法评估和监测肾功能，做到有情况及时发现、及时处理，延长移植肾的寿命。

（郭文敏）

第六章
输尿管疾病

1. 输尿管狭窄是一种什么样的疾病?

输尿管是一对扁平细长的肌性管道，左右各有一根，上面连接肾盂，下面连接膀胱，我们的肾脏产生尿液后顺着输尿管流入膀胱。输尿管狭窄指因各种原因导致输尿管管腔部分或全段较正常狭小，当输尿管狭窄时，肾脏产生的尿液排出过程就会不顺畅，极易导致尿液在肾脏积累而出现肾积水。输尿管狭窄可分为两种：第一种是先天性输尿管狭窄，这种狭窄是由于胎儿时期发育不良导致的。先天性的输尿管狭窄好发部位位于肾盂与输尿管连接处、输尿管与膀胱连接处。第二种是继发性输尿管狭窄，是由于各种感染、结石等长期刺激输尿管黏膜造成纤维组织增生和粘连所引起的狭窄，常发生于输尿管 3 个生理性狭窄及输尿管腔外病变的压迫牵拉部位等。完全性输尿管狭窄因阻塞尿流而导致严重肾积水；不完全输尿管狭窄由于减慢了尿液的排泄也会造成不同程度的肾积水。输尿管狭窄的患者会出现腰部酸胀、尿频、尿急等症状，如输尿管狭窄同时存在尿路结石者，可出现腰部刀割样疼痛与尿血。

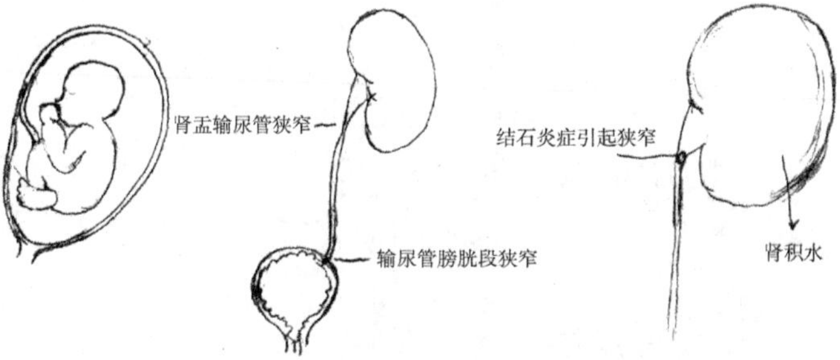

先天性输尿管狭窄与后天性输尿管狭窄

（吕　潇）

2. 正常输尿管有狭窄吗?

正常人的输尿管并不是均匀的软管，它的口径粗细不一，有明显的膨大和狭窄的部分。输尿管向下走行过程中会有3个明显狭窄的部分，医学上称为输尿管生理性狭窄。第一处狭窄位于输尿管上部，也就是输尿管与肾盂连接的部位；第二处狭窄大约位于输尿管中部，输尿管在向下走行过程中会跨过人体一个比较重要的血管，即髂血管，髂血管也是比较粗的肌性管道，输尿管跨过髂血管时就很容易形成狭窄；第三处位于输尿管下部，此处狭窄是因为输尿管管壁在向下走行的过程中方向发生了转变，输尿管的走行并不是垂直向下的，在骨盆内输尿管转了一个小弯，在小弯处就出现了输尿管的第三处狭窄，这也是输尿管最窄的部位。输尿管的3个生理性狭窄也是泌尿系小石头往下排除时比较容易卡顿的地方。

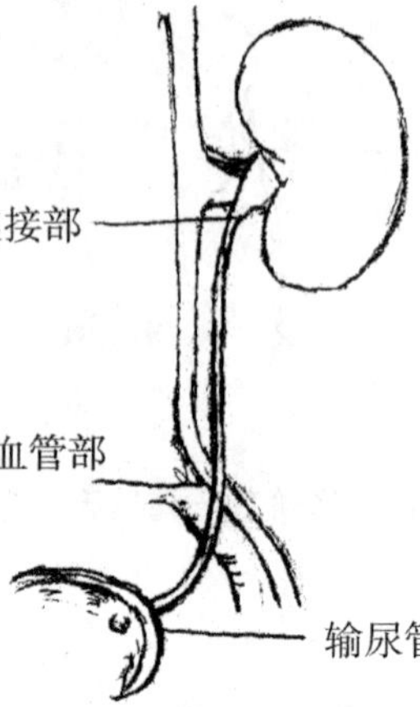

正常输尿管 3 处狭窄位置

（吕 潇）

3. 输尿管狭窄怎么治？

输尿管狭窄指因各种原因导致输尿管管腔部分或全段较正常狭小，管腔的连续性虽然没有中断，但其引流尿液功能受损，会引起不同程度的上尿路梗阻和肾积水。真正的输尿管狭窄是明确的、持续存在的输尿管腔内病理性狭窄的病变，其部位固定且永不会变化，可以通过静脉肾盂造影或逆行肾盂造影等影像学检查证实。临床表现为患侧腰痛、腰胀，并发感染时有畏寒、发热或脓尿，双侧狭窄可出现尿毒症表现。输尿管狭窄的治疗目的是恢复输尿管腔连续性及其功能，解除梗阻，根除感染，挽救和保护肾功能。

临床上根据输尿管狭窄的不同部位选取不同的手术方式治疗。①肾盂输尿管连接部狭窄：可行开放性 / 腹腔镜下 / 机器人辅助腹腔镜下肾盂成型手术，对于狭窄段较短的部分患者，亦可行经皮肾穿刺行狭窄部冷刀切开后球囊扩张放置内支架；②输尿管中段较短狭窄：可用输尿管镜直视下将输尿管扩张导管插过狭窄部扩张输尿管，术后留置输尿管支架管；③输尿管下段狭窄：腔内扩张失败，可切除狭窄行膀胱再植、腰大肌悬吊膀胱输尿管再植术或膀胱壁瓣输尿管成形术；④输尿管中上段狭窄：腔内扩张失败，可切除狭窄段后行输尿管端端吻合，狭窄段较长者可行肠道代输尿管术。输尿管手术成型或吻合后均应放置输尿管支架管，保留4~6周。出院后患者仍需密切随访，关注肾功能情况。

（赵国臣）

4. 输尿管狭窄导致肾积水怎么办？

输尿管狭窄的治疗目的在于恢复输尿管腔连续性及其功能，解除梗阻因素，挽救肾功能。手术方法如下。①输尿管镜硬性扩张：适用于输尿管口无明显狭窄，入镜无困难，输尿管狭窄段不超过0.5 cm者，如各种炎症、结石所致的息肉水肿，开放手术后的轻度瘢痕或环形狭窄等；②球囊扩张术：适用于输尿管开口狭窄，输尿管镜进镜困难，小儿先天性输尿管口狭窄，输尿管镜硬性扩张入镜困难者；③尿道输尿管冷刀狭窄段切开术：适用于输尿管较严重的手术瘢痕，狭窄段较长，超过1.5 cm，狭窄段管腔甚细，经多次球囊扩张或置管引流后仍未能解除梗阻的狭窄；④输尿管狭窄段切除后输尿管端端吻合术：适用于狭窄段较长，输尿管梗阻症状严重，肾功能严重不良者。不论使用哪种手术方式治疗，术中均需留置输尿管支架管，出院后患者仍需密切随访，在适当的时间拔除输尿管支架管，密切关注肾功能情况。

（赵国臣）

5. 先天性输尿管狭窄可以不治吗？

先天性输尿管狭窄好发于肾盂与输尿管交界处，少数患者狭窄段发生于输尿管中段，并可见狭窄处以上的输尿管肌层有增生和肥厚。俗语常说流水不腐，输尿管狭窄易造成尿流不畅，引起尿路感染、尿路结石。完全性的输尿管狭窄会因阻塞尿流而导致严重肾积水；不完全性输尿管狭窄由于减慢了尿液的排泄，同样可造成肾功能严重损害。先天性输尿管狭窄的治疗要根据肾积水情况来决定。对于先天性肾盂输尿管连接部梗阻的患者，应解除梗阻并尽可能保护肾功能；对于没有症状的轻度肾积水的患者，可暂不行手术治疗，做严密观察，定期复诊，若肾积水加重或出现临床症状应考虑积极手术；对于中度以上的肾积水或出现临床症状的患者，应积极手术；对于婴幼儿输尿管狭窄患者，部分轻、中度肾积水不需要手术，部分患者在随访观察中可自行缓解，重度肾积水患儿都需手术。临床研究显示，对于先天性输尿管狭窄患者，手术治疗组在肾积水减轻程度、肾盂排空改善等方面明显优于保守观察病例。

（吕 潇）

6. 输尿管口囊肿应该怎么治疗？

输尿管囊肿又称输尿管脱垂、输尿管膨出，指输尿管末端呈囊性向膀胱内膨出，膨出的外层为膀胱黏膜，中间为三角区浅肌层的薄层肌肉及胶原组织，内层为输尿管黏膜。输尿管囊肿可开口于膀胱内或异位开口于膀胱颈或更远端。由于输尿管末端呈现梗阻，会造成输尿管全程扩张，严重者造成肾脏积水，导致肾功能损伤。患者一般因为腰背部困痛就诊于医院。原位输尿管囊肿一般可以在膀胱镜下切除末端囊肿；若是小儿患者，建议在耻骨上切开膀胱后切除囊肿。对于异位输尿管囊肿，单纯切除囊肿是不可以的，应该根据具体情况决定手术方式。无论哪种手术，术后必须应用抗菌药物有效地控制感染，并留置输尿管支架管，以达到治愈目的。

（任　健）

7. 我做了妇科手术，为什么尿液会从阴道流出来？

女性的盆腔结构较男性更拥挤复杂，子宫、直肠、膀胱三者相互重叠于盆腔之中。妇科手术主要的治疗范围为女性生殖道，包括子宫、输卵管、卵巢。子宫与膀胱、输尿管的相邻关系，通俗地讲可以比作两个叠落在一起的书本，在患者行妇科手术时，上面的那一本书相当于膀胱，下面的相当于子宫，而输尿管则相当于从底下绕过下方书本到达上方书本的捆绳。所以在行妇科手术时，若切除范围较深、较大时，可能造成膀胱、输尿管等相邻器官的损伤。由于输尿管本身管性结构的特点，极易与血管混淆，存在误扎或者误接的可能性。若在术中未能将泌尿系统与生殖系统辨认清楚，会有输尿管与阴道相连接的可能性，从而进一步导致泌尿系统与生殖系统相通，肾脏产生的尿液经输尿管的运输后从阴道流出，导致患者上述情况的发生。同样作为毗邻的储尿器官，膀胱若是在术中损伤，患者同样会存在由阴道漏出尿液的风险。

（吕 潇）

8. 输尿管发炎的症状有哪些？

输尿管炎的临床症状表现依据输尿管炎的发病原因不同而各异。输尿管炎是由大肠杆菌、变形杆菌、铜绿假单胞菌（绿脓杆菌）和葡萄球菌等致病菌所引起的输尿管管壁的炎性病变。输尿管炎常继发于肾盂肾炎、膀胱炎等，也可因血行或淋巴传播和邻近器官感染的蔓延而引起（如阑尾炎、回肠炎、腹膜炎等）；部分患者因医疗器械检查、尿道结石摩擦及药物引起。急性输尿管炎主要表现为黏膜化脓性炎症；而慢性的可表现为输尿管壁扩张、变薄，管道逐渐延长呈螺旋状，也可表现为输尿管壁增厚、变硬、僵直，肌层纤维发生变性，致使全输尿管狭窄，导致肾积水。主要表现为尿频、尿急、尿痛，伴有腰酸、腰痛。严重时可发生血尿、发热等症状。当造成严重的肾积水时，肾区有叩击痛。

（章 雷）

9. 输尿管上段结石怎么治疗？

输尿管结石 90% 以上是在肾内形成而降入输尿管，原发于输尿管的结石是很少见的。输尿管上段结石即结石嵌入输尿管上段，患者可能会有腰背部困痛或腹痛等症状。一般的小结石可以通过多饮水并配合解痉止痛药或针灸来帮助结石排出。如果结石小，且患者的健康状况良好时，可采用体育运动，弯腰时叩击肾区结合药物促使结石自行排出。此外，还可通过体外超声波碎石技术、内窥镜排石碎石等。体外超声波碎石是利用超声波技术使结石粉碎并随着尿液排出体外。当体外超声波碎石效果不良时，也可使用微创手术进行治疗，具体手术方式因输尿管结石的位置和大小而有所差异。如果输尿管镜下可以触及石头，一般会采用输尿管镜下激光碎石；如果结石位置过高且体积较大，也会选用经皮肾技术来碎石取石。不同的治疗方案是据患者的病情来决定的。一般对于不同位置的输尿管上段结石，医生会依据患者的具体情况，制定相应的治疗方案。

（赵国臣）

10. 结石卡在输尿管怎么排出？

输尿管有 3 个生理性的狭窄部位，分别是肾盂输尿管连接部、输尿管与髂血管交叉部和输尿管的膀胱壁内段。由于这 3 个部位管径较为狭窄，结石往下走行过程中容易停顿或嵌顿。由于输尿管的蠕动与管内尿流速度较快，直径较小的结石比较容易降入膀胱随尿排出；较大的结石会嵌入输尿管内无法排出，患者可能会有腰背部困痛或腹痛等症状。对这种输尿管结石来说，可以采用多种手段促进输尿管结石的排出，具体包括对一般的小结石可以通过多饮水并配合解痉止痛药或针灸来帮助结石排出。如果结石较小，且患者的健康状况良好时，可采用弯腰、跳绳等体育运动结合药物促使结石自行排出。此外，对于较大的结石还可通过体外超声波碎石、内窥镜碎石排石等外科手段促进结石排出。

（赵国臣）

11. 输尿管结石疼痛怎么处理？

肾结石与输尿管结石都属于尿石症的一种，它们统称为上尿路结石。我们大家都知道，肾脏是产生尿液的器官，尿液通过输尿管排入膀胱，大部分的输尿管结石是在肾脏内形成并沿着输尿管向下移动，输尿管并不是一个口径规则的管道，一些比较大或形态不规则的结石在向下移动过程中会卡在某个位置，这时患者会出现腰疼等症状。对于上尿路结石，临床上多采用体外超声波碎石的方法来治疗。体外超声波碎石就是利用超声波将大的结石粉碎，顺着输尿管排入膀胱，然后经尿道排出体外。大部分患者在行体外超声波碎石术后会出现疼痛难忍，这是比较常见的情况，不用过度担心，应及时就诊于当地医院，医生会应用一些解痉镇痛药物来缓解症状，大多数情况下疼痛症状都可以缓解。当止痛效果不满意时，就需要进行 B 超和泌尿系平片等相关检查，明确结石大小及梗阻部位后采取下一步的碎石，必要时需采取手术治疗。

（吕　潇）

12. 什么是输尿管镜碎石术?

输尿管镜碎石术可作为治疗输尿管中段和下段结石的首选，输尿管上段结石体外超声波碎石治疗失败后也可以采用输尿管镜碎石。其具体手术过程为：首先患者麻醉后摆好手术体位，将输尿管镜与光源、视频设备连接好，经过尿道进到膀胱，此时需要观察膀胱的一般情况，找到输尿管在膀胱的开口部位，然后在输尿管镜中插入一根导丝，导丝头伸出输尿管镜前端，把导丝插入输尿管口，在导丝的引导下将输尿管镜推送到输尿管中，一边往上进镜一边观察输尿管情况并寻找结石，找到结石后就可以退出导丝了，如果结石较小，医生可以通过特殊器械将结石完整取出，但是当结石较大时，就需要借助其他可以碎石的工具将结石粉碎，然后再将结石取出。手术结束后，医生会根据术中的情况放置输尿管支架管，在保护输尿管的同时促进结石的排出。

（韩帅红）

13. 输尿管软镜与硬镜有何区别?

目前临床上应用的输尿管镜有硬镜和纤维软镜之分。通常治疗输尿管结石采用硬镜，即普通的输尿管镜；纤维软镜可以用于治疗那些普通输尿管镜无法治疗的输尿管上段的结石，以及部分较小的肾盂、肾盏结石。输尿管硬镜操作中多遇见上段结石回冲至肾内、无法处理肾内结石及病变、结石看得见打不全、输尿管扭曲难以通过、无法检视肾内集合系统等问题。输尿管软镜因为自身结构的原因，可有效解决以上问题，其末端可控弯曲容易通过狭窄段，进入肾内后可对肾盂各肾盏进行检查，配合钬激光技术可以治疗上尿路结石肿瘤，上段结石回冲后可不更换器械继续处理，通过调节末端弯曲角度获得最佳操作视野。

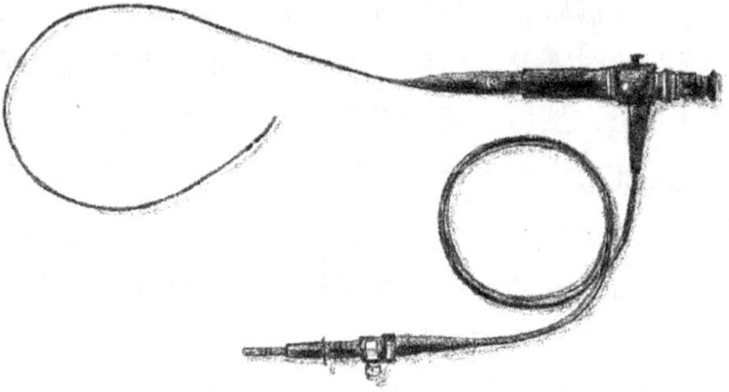

输尿管软镜

（张 敏）

14. 输尿管结石碎石术后饮食应该注意什么?

结石的形成非常复杂，目前形成原因并未完全明确，然而，饮食是其中比较重要的因素，健康的饮食方式能有效预防结石复发。

首先，要养成多喝水的好习惯，正常成人每天要喝 2000 mL 水。科学研究表明，如果每天大量饮水可降低约 40% 的结石复发。饮水以白开水最好，浓茶、咖啡、碳酸饮料不仅不能预防结石，反而会促进结石复发。

其次，要均衡饮食。在保证营养的基础上，注意少吃高蛋白、高脂肪、高盐、高糖、高嘌呤、高草酸食物。高蛋白的食物即我们平时吃的肉蛋奶，应在保证基础需要量的情况下，限制摄入过多的蛋白。菠菜、豆类、葡萄、可可、茶叶、橘子、番茄、土豆、李子、竹笋等食物中含草酸较高，亦不应过多进食。动物内脏、海产食品中含有较多嘌呤，吃太多这种食物会在人体内产生大量的钙、草酸、尿酸，如果它们无法及时排出体外而在肾脏内聚集，就很容易形成结石。

最后，每位患者结石的成因都有所差异，一般碎石术后都会对结石成分进行相应的分析，大家可以按结石分析的建议调整饮食方式，预防结石复发。

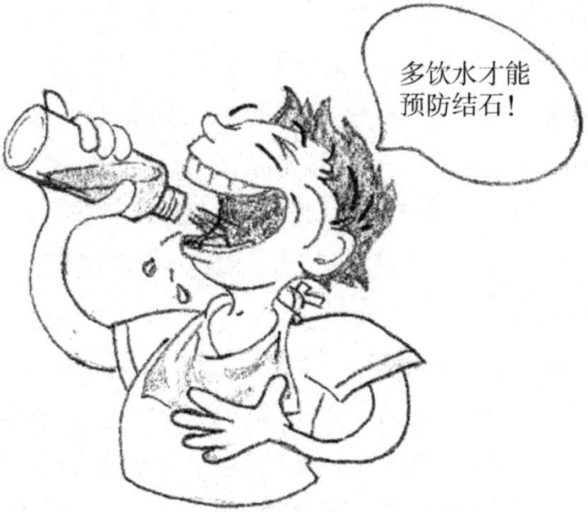

多饮水预防结石

（赵国臣）

15. 输尿管手术后为什么要留置双“J”管?

双“J”管即输尿管支架，它是一种双端有环状弯曲的细长管子，成年人术后留置的支架长度一般在26~28 cm，儿童输尿管支架长度在12~20 cm，直径约2 mm，中间管壁有引流孔，其材质为具有生物亲和性的硅胶支撑，部分双“J”管含有特殊温敏材料，在体温状态下能够达到最柔软的性能，其主要目的是在输尿管镜或经皮肾镜术后支撑输尿管，达到引流尿液的目的。

简单地说，双“J”管就是替输尿管作暂时性的支撑和引流，保证尿流可以顺畅地从肾脏流至膀胱，避免肾脏因过度积水而损伤。一般情况下，输尿管结石碎石术后、狭窄切开手术后、切除或断裂重接手术后，后腹腔各种炎症、瘢痕形成、肿瘤等包覆或压迫输尿管的时候，会选择放置双“J”管来支撑输尿管。结石碎石后如果未放置双“J”管，输尿管内残留的很多小结石可能形成石街，加上术后输尿管黏膜水肿，可能造成术后输尿管梗阻，仍有可能出现术后肾绞痛。因此，通过放置双“J”管可以支撑输尿管并促进其蠕动，使更多的碎石随尿液排出。

双“J”管留置时间一般为术后4~6周，必须长期置管者，应每2~3个月更换一次。留管患者一定要按照医嘱及时取管，避免长期留管造成泌尿系感染、管周结石聚集等。通常大部分患者刚放置双“J”管时小便会觉得酸酸的，甚至会觉得腰部不舒服，这都是比较正常的现象。留置双“J”管对患者一般日常生活没有影响，但应该避免剧烈运动。

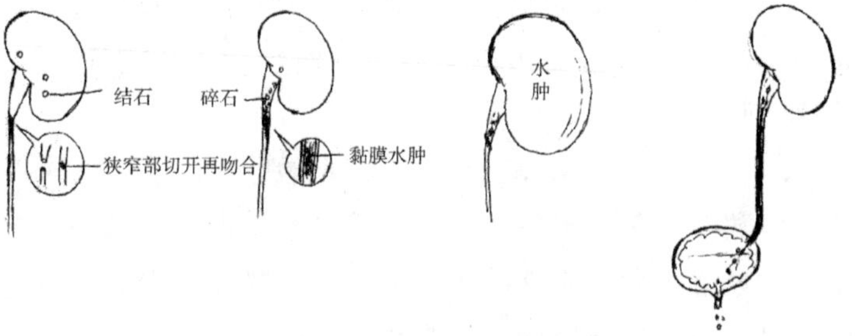

输尿管术后留置双“J”管　　碎石术后石街导致黏膜水肿　　碎石术后留置双“J”管促进结石排出

术后留置双“J”管的作用

（吕　潇）

16. 输尿管内留置双“J”管后有什么注意事项？

泌尿外科手术后经常会在输尿管内留置双“J”管，其目的在于支撑狭窄的输尿管，使肾脏产生的尿液顺利流入膀胱，经尿道排出体外。当体内放置了双“J”管，我们需要注意些什么呢？

（1）请勿憋尿：正常人膀胱内的尿液是无法沿着输尿管进入膀胱的，原因在于输尿管末端通过膀胱开口处比较狭窄，留置双“J”管后，相当于将输尿管狭窄撑开，肾脏和膀胱通路打开了，当膀胱内尿液增多时，尿液就可以顺着双“J”管回到肾脏，容易造成泌尿系感染，长期尿液回流压迫肾脏还会影响肾功能。

（2）多喝水：每天饮水 3000 mL 以上，从而产生较多尿液，尿液冲刷不但可以防止细菌感染，还可以避免双“J”管壁结石形成。

（3）避免腰部剧烈活动：剧烈活动腰部可能造成双“J”管与组织摩擦，造成出血炎症。剧烈运动亦会增加双“J”管移位脱出的可能。

（4）不少患者留置管后会出现腰痛、血尿、排尿疼痛等，多数属于正常现象，一般不需处理，如果出现明显的血尿（大量饮水后仍不能改善）或发热、腰痛难以忍受等，建议及时到医院检查处理，必要时考虑拔除双“J”管。

（5）切记按医嘱时间拔管：一般术后 4 周左右返院拔除。双“J”管一般在人体内最多可留置 3 个月左右。如长期留置，则易使管壁上长满结石，只能通过手术将双“J”管拔出，严重者甚至需要切除肾脏。因此要严格遵医嘱，按时拔除双“J”管，避免给自己造成二次手术的痛苦。

（赵国臣）

17. 什么是输尿管肿瘤？

输尿管肿瘤多来源于输尿管的尿路上皮，50%~73% 的肿瘤发生在输尿管下 1/3 处，由于尿路上皮被覆整个泌尿道，因此，肾盂肿瘤、输尿管肿瘤和膀胱肿瘤可同时或先后发生，单独发生的输尿管肿瘤少见。因此，输尿管肿瘤患者在最初诊断时应该进行全泌尿系的检查，以除外多发尿路上皮肿瘤。

输尿管肿瘤分为良性肿瘤和恶性肿瘤。良性肿瘤主要有输尿管乳头状瘤、输尿管息肉、输尿管炎性假瘤、输尿管肾源性腺瘤、子宫内膜输尿管异位症。恶性肿瘤包括输尿管移行细胞癌、输尿管鳞状细胞癌、输尿管腺癌。

输尿管肿瘤的诊断通常较膀胱肿瘤晚，60% 的输尿管肿瘤在诊断时已为浸润性癌，这也是导致输尿管癌总体预后较差的原因。

输尿管癌多发生于老年人，其发病高峰年龄为 60~65 岁。吸烟和职业是输尿管癌的共同危险因素，通常认为抽烟会使患输尿管癌的风险增加 2.5~7.0 倍。在染料、纺织品、橡胶、化学药品、石油化工、煤炭等行业工作的工人经常接触含有二连苯和萘的芳香胺类化学物质，而这些芳香胺会诱导尿路上皮癌的发生。服用含有马兜铃酸成分的中草药亦是输尿管癌发生的重要危险因素。

（吕　潇）

18. 输尿管肿瘤早期有什么症状？

输尿管良性肿瘤早期一般无明显症状，大多通过体检发现，晚期患者会有血尿、肾积水、腰部不适、肾区疼痛等肿瘤压迫症状。

输尿管癌早期临床表现最常见的症状是肉眼或镜下血尿，发生率 56%~98%；其次是腰部疼痛，占 30%，典型为钝痛，如果有血凝块等造成急性梗阻可出现肾绞痛，约占 15%。还有其他的少见症状包括同侧精索静脉曲张、膀胱刺激征、副瘤综合征、消瘦、骨痛、厌食等。大多数输尿管癌早期也没有明显的临床症状，多为体检时经超声发现肾积水而就诊。

综上所述，输尿管癌患者早期无明显症状，后期主要表现为无痛性肉眼血尿或镜下血尿，诊断主要依靠各项影像学辅助检查，如静脉肾盂造影、CT 尿路造影，以及尿脱落细胞学检查等。

（吕　潇）

19. 输尿管肿瘤怎么治疗？

输尿管良性肿瘤的治疗以手术切除为主，主要包括开放性、腹腔镜下输尿管肿瘤切除术 + 输尿管端端吻合术，以及腔内镜下肿瘤切除术这几种方式。

而对于输尿管癌，根治性肾输尿管全长切除及膀胱袖状切除术是其治疗的标准术式。对于孤立肾患者发生的低级别单发的输尿管癌，可选取内镜下肿瘤切除或输尿管节段性切除。在化疗上主要以铂类为基础，同时辅助以放疗来控制疾病的发展，改善患者病情。化疗结合放疗可以显著延长患者的总生存期。

具体选择哪种治疗方式，主要根据患者具体情况来决定，应该考虑患者肾脏功能是否良好、一般身体情况，以及肿瘤病理分期来选择治疗方式。

（田　强）

20. 输尿管肿瘤的预后如何？

输尿管肿瘤的预后较差，输尿管癌手术切除后的 5 年总生存率仅为 41%~67%。

输尿管肿瘤的预后与肿瘤的大小、肿瘤的位置、肿瘤病理分期、术前肾积水情况、两侧肾功能情况及患者自身身体情况息息相关。目前发现直径≥ 2.5 cm 的肿瘤，病理分期越高，术后预后越差。位于输尿管下段的输尿管肿瘤更容易因为肿瘤细胞的脱落、输尿管镜检查、手术操作等原因发生膀胱肿瘤种植性转移。还有因为 20%~50% 的输尿管癌患者会合并膀胱癌，所以，输尿管癌患者术后要对膀胱肿瘤进行密切监测，术后的最初两年应每 3 个月进行一次膀胱镜检 + 脱落细胞学检查，接下来可以半年一次或一年一次。

（吕　潇）

第七章 膀胱疾病

1. 什么是膀胱外翻?

膀胱外翻是以膀胱黏膜裸露为主要特征的先天发育畸形，包括腹壁、脐、耻骨及生殖器畸形。表现为下腹壁和膀胱前壁缺损，膀胱后壁向前外翻，输尿管口显露，可见尿液喷出。膀胱外翻发生率为 1∶4万 ~1∶3万，男性发病率高于女性。该疾病除对患者生活上造成极大的痛苦外，还可反复发生泌尿系上行感染、慢性肾功能不全。

膀胱外翻是由于胚胎期泄殖腔膜的异常发育，阻碍中胚层细胞向中间移位，从而影响下腹部发育，使膀胱后壁暴露。膀胱外翻可发生于泄殖腔外翻到远端尿道上裂等一系列异常，包括泌尿系统、骨骼肌肉系统及肠道系统等。其中，由于膀胱和尿道在胚胎发育中具有同源性，所以最常见的复合畸形为膀胱外翻 + 尿道上裂。

尿道外翻的临床表现主要有：①外翻膀胱黏膜鲜红，异常敏感，易出血，常伴有尿道上裂，尿液不断从输尿管口外渗到会阴和大腿内侧皮肤，发恶臭；②紧贴外翻膀胱黏膜的头侧为脐带附着点，以后不能形成肚脐；③外翻黏膜长期暴露可变厚，形成息肉及鳞状上皮化生，尤其以膀胱顶部明显，最终可使逼尿肌纤维化导致膀胱变为硬块儿；④由于腹壁肌肉发育异常，患者可合并有腹股沟疝或股疝，因骨盆发育异常，耻骨联合分离，耻骨支外翻及两侧股骨外旋，所以患儿常有摇摆步态；⑤患儿上尿路一般正常，但随年龄增长，外翻的膀胱纤维化，可造成膀胱输尿管开口梗阻，从而引起肾输尿管积水。

目前在治疗上，膀胱外翻以手术治疗为主，其主要治疗目的是保护肾功能，控制排尿，修复膀胱、腹壁及外生殖器。多主张分期手术治疗。

（田　强）

2. 什么是脐尿管瘘？

脐尿管瘘是先天性脐尿管畸形的一种。在谈这种小儿膀胱畸形的疾病前，我们要先了解一下什么是脐尿管。脐尿管是小儿胚胎发育过程中连接脐部与膀胱顶部的一根细管，胚胎发育晚期脐尿管会完全闭锁，退化为脐正中韧带。当脐尿管完全不闭锁，脐部有通道与膀胱相通时即形成脐尿管瘘。患儿主要的临床表现为有尿液持续或间段地从脐部流出。该病在临床上十分罕见，往往多合并感染，脐部可出现红肿热痛，并流出脓性分泌物。该疾病除了典型的临床表现外，主要的检测手段为膀胱尿路造影，膀胱镜亦可发现其瘘口。在脐尿管瘘的治疗上，主要以手术切除脐尿管、缝合膀胱顶部瘘口为主。术后应留置导尿管或膀胱造瘘管，以观察病情变化。

（吕　潇）

3. 什么是脐尿管囊肿?

脐尿管囊肿，即脐尿管两端闭锁，仅中间段管腔残存，其囊肿与脐和膀胱两端都不相通。脐尿管囊肿在临床上较为罕见，男性多于女性，成人多于儿童。囊肿常位于脐下正中腹壁深侧，介于腹横筋膜与腹膜之间，囊肿内液体为囊壁上皮渗出物，内含脱屑上皮，容易发生感染，常见感染菌为金黄色葡萄球菌。脐尿管囊肿大小不等，小者多无临床症状，较大者可引起腹痛、肠道压迫症状，并可在脐部正中触及囊性肿块。继发感染时，则形成脓肿，可向腹外渗透，穿破腹壁形成脐部瘘管。

在治疗上，对未感染的脐尿管囊肿应尽快手术切除囊肿，做脐下正中切口，分离囊肿直至膀胱，并缝合膀胱以避免复发。手术时应尽量避免切开腹膜而导致腹膜炎。对感染性脐尿管囊肿，则先切开引流，控制感染，等炎症消除后再切除囊肿。

（吕　潇）

4. 膀胱破裂有什么症状?

膀胱破裂是指膀胱壁发生裂伤，尿液和血液流入腹腔所引起的以排尿障碍、腹膜炎、尿毒症和休克为特征的一种膀胱疾病。具体症状如下。

（1）休克：为骨盆骨折时所致剧痛、大出血，膀胱破裂引起尿外渗及腹膜炎伤势严重，常发生休克。

（2）腹痛：腹膜外破裂时尿外渗及血肿引起下腹部疼

痛、压痛及肌紧张，直肠指检可触及肿物；腹膜内破裂时尿液流入腹腔而引起急性腹膜炎症状，并有移动性浊音。

（3）血尿和排尿困难：有尿意但不能排尿或仅排出少量尿液，当有血块堵塞时，或尿外渗到膀胱周围、腹腔内，则无尿液自尿道排出。

（4）尿瘘：开放性损伤，可有体表伤口漏尿，如与直肠、阴道相通，则经肛门、阴道漏尿。闭合性损伤在尿外渗感染后破溃，可形成尿瘘。

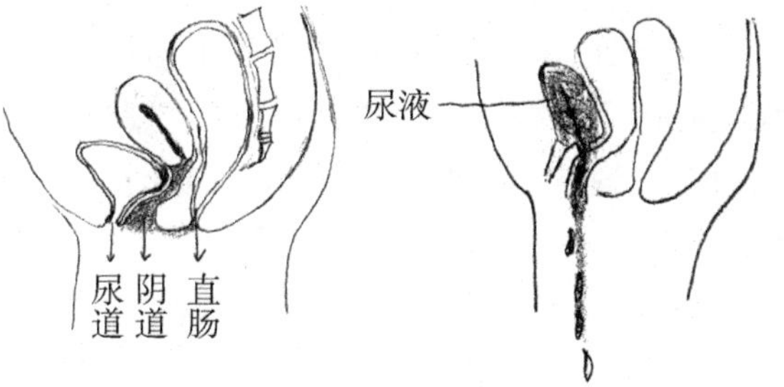

膀胱阴道瘘示意

（田　强）

5. 膀胱破裂怎么治疗？

膀胱破裂的处理原则：①完全的尿流改道；②膀胱周围及其他尿外渗部位充分引流；③闭合膀胱壁缺损。具体治疗及处理如下。

（1）紧急处理：抗休克治疗，如输液、输血、止痛及镇静。尽早使用广谱抗生素预防感染。

（2）保守治疗：膀胱挫伤或造影时仅有少量尿外渗症状轻者，可从尿道插入尿管持续引流尿液 7~10 天，并保持尿管通畅，使用抗生素预防感染。

（3）手术治疗：膀胱破裂伴有出血和尿外渗病情严重时，需尽早实施手术。如为膀胱腹膜外破裂，做下腹部正中切口，腹膜外显露并切开膀胱，清除外渗尿液，修补膀胱穿孔，做耻骨上膀胱造瘘；如为膀胱腹膜内破裂，应行剖腹探查，同时处理其他脏器损伤，吸尽腹腔内积液，分层修补腹膜与膀胱壁，并做腹膜外耻骨上膀胱造瘘。应充分引流膀胱周围尿液，使用抗生素。若发生膀胱颈撕裂，需用可吸收缝线准确修复，以免术后发生尿失禁。

（4）并发症处理：早期而恰当的手术治疗，以及抗生素的应用大大减少了并发症。盆腔血肿宜尽量避免切开，以免发生大出血并招致感染。若出血不止，用纱布填塞止血，24小时后再取出。

（田 强）

6. 膀胱刺激征的表现有哪些？如何治疗？

膀胱刺激征指尿频、尿急、尿痛。正常人白天平均排尿4~6次，夜间0~2次，如果每天排尿次数＞8次称为尿频。尿急是指尿意一来就有要立即排尿的感觉。尿痛是指排尿时膀胱区及尿道口产生的疼痛，疼痛性质为烧灼感或刺痛。

膀胱刺激征多为其他疾病引起的膀胱炎症，因此，常根据引起膀胱刺激征的相应疾病给予对症处理，如尿路感染予以对症支持治疗，针对病原体治疗，多给予喹诺酮类抗生素，如左氧氟沙星等，也可依据尿细菌培养结果给予抗感染治疗。此外，应多饮水，注意休息，避免辛辣刺激食物等。

此外，膀胱刺激征还可能是一些特殊疾病引起的特异性表现，如泌尿系结石，此时应先处理结石，结石因素去除后，膀胱刺激征多自行缓解；若为膀胱肿瘤引起，需要先处理膀胱肿瘤；若为膀胱结核引起，则需要先处理结核。故一般不单独针对膀胱刺激征进行特殊处理，病因去除后，多自行缓解。

因此，对于膀胱刺激征我们需要有一个全面的认识，切不可不加辨别地自行治疗，因为这很可能会耽误病情，引起更加严重的后果，需要到相关正规医院泌尿外科门诊进行相关辨别诊断，因病施治，以期达到更好的效果。

（韩帅红）

7. 腺性膀胱炎症状有哪些？女性腺性膀胱炎的症状有哪些？

腺性膀胱炎是一种常发于膀胱三角区、膀胱颈，以及输尿管口的非肿瘤性炎性疾病，具有独特的病理发展过程。病理表现为膀胱黏膜上皮化生，其病因至今不甚明了，目前认为与慢性炎症、梗阻、结石等慢性刺激有关。也有部分学者认为，该病是由于残余胚胎的发展和膀胱黏膜上皮化生所致。腺性膀胱炎最常累及膀胱颈和三角区，亦可累及全膀胱黏膜或双侧输尿管末端而引起肾积水。临床上患者的主要症状包括尿频、尿急、尿痛等尿路刺激征；少数患者有排尿时尿道不适及下腹部酸胀感；并发膀胱结石时可出现镜下血尿及肉眼血尿。

（郭文敏）

8. 腺性膀胱炎能治吗？

腺性膀胱炎是膀胱受到长期的慢性刺激引起的，因此，其治疗首先要消除膀胱的感染、梗阻、结石等慢性刺激因素。膀胱内局部病变的处理要根据患者的临床症状、病变部位、大小、形状，以及所引起的并发症等采取不同的方法。

抗生素控制感染：感染是腺性膀胱炎的诱发因素，也是伴发疾病，可根据细菌培养及药敏实验选用敏感抗生素治疗。

手术治疗：对于乳头状瘤型、滤泡型、绒毛样水肿型病变，如果病变范围小（小于 1 cm），可采用腔内手术治疗，切除范围应超过病变部位 1 cm，深度达黏膜下层，术后可给药物灌注。片状增生型和乳头状增生型范围大于 2 cm 者，可行膀胱黏膜剥离术或膀胱部分切除术。如果病变范围广泛，散在各壁，膀胱壁周围炎症浸润明显，腺上皮增生活跃，高度怀疑或已有癌变者，则适宜做全膀胱切除术。

膀胱内化学药物灌注：目前常用的药物如下。①免疫制剂，如卡介苗、白介素Ⅱ、干扰素等；②抗肿瘤制剂，如丝裂霉素、噻替哌、羟喜树碱等；③其他药物，如 1 ∶ 5000 高锰酸钾、2% 硼酸，以及类固醇等。

（郭文敏）

9. 腺性膀胱炎会发生癌变吗？

腺性膀胱炎是一种慢性疾患，具有恶变的趋势，故将其视为癌前病变。是否发病及其时间取决于多种因素，如患者个人的身体状态、膀胱局部刺激的时间累积和强度累积、膀胱黏膜上皮腺样化生进展等因素，不能一概而论。

（吕 潇）

10. 排尿中断是怎么回事？

排尿中断，顾名思义是指在排尿过程中尿流突然中断，需要再次用力或改变一下排尿的体位，尿液才会继续流出，有时还会伴有阴茎头部剧烈的疼痛。导致以上情况的主要原因包括：

（1）患尿道炎或膀胱炎，因尿液刺激、膀胱收缩，阻止继续排尿。

（2）患膀胱结石、肿瘤或有血块存在，机械性阻塞尿道内口，使尿流中断。

（3）患前列腺增生或尿道不完全梗阻，膀胱肌肉因用力过度，解到一半便会力不从心，感到使不上力气，从而导致尿流中断。

（4）在巨大膀胱憩室、膀胱输尿管反流合并输尿管积水的患者排尿过程中，虽然大部分尿液已排出体外，但仍有相当一部分尿液还在憩室或输尿管内。待排尿结束后，这部分尿液很快又进入膀胱，并产生尿意，而再次排尿。这种情况称为两段排尿，而不是尿流中断，注意鉴别。

（贾 伟）

11. 膀胱结石有哪些临床表现？

膀胱结石是指在膀胱内形成的结石，可以分为原发性膀胱结石和继发性膀胱结石。原发性膀胱结石是指在膀胱内自发形成的结石，多由于儿童时期营养不良引起；继发性膀胱结石则是指来源于上尿路的结石，如肾结石、输尿管结石的转移，或继发于下尿路梗阻，由感染、膀胱异物或神经源性膀胱等因素而形成的膀胱结石，如先天性尿道狭窄、先天性膀胱畸形、前列腺增生等均可使尿盐结晶沉积于膀胱而形成结石。这也是现今膀胱结石在男性小儿和老年人中常见的原因。

膀胱结石可无特殊症状，尤其在儿童时期，但典型症状亦多见于儿童。主要症状如下。

（1）尿痛：疼痛可由于结石对膀胱黏膜的刺激引起。表现为下腹部和会阴部的钝痛，亦可为明显或剧烈的疼痛。活动后疼痛的症状加重，改变体位后可使疼痛缓解。常伴有尿频、尿急、尿痛的症状，排尿终末时疼痛加剧。

（2）排尿障碍：结石嵌于膀胱颈口时可出现明显的排尿困难，并有典型的排尿中断现象，还可引起急性尿潴留。合并前列腺增生症的患者，本来就有排尿困难的症状，如前列腺的体积巨大，突入膀胱并使尿道内口的位置升高，结石不容易堵塞尿道内口，故反而不会出现排尿中断的现象。

（3）血尿：大多为终末血尿。膀胱结石合并感染时，可出现膀胱刺激症状和脓尿。

（田　强）

12. 膀胱结石就是肾结石落下来的吗?

膀胱结石是指在膀胱内形成的结石，可以分为原发性膀胱结石和继发性膀胱结石。前者是指在膀胱内自发形成的结石，多由于营养不良引起，多发生于儿童；后者则是指来源于两处的结石，一处是下尿路梗阻，感染、膀胱异物或神经源性膀胱等因素而形成的膀胱结石；另一处则是来自上尿路肾脏、输尿管的结石。所以膀胱结石不仅是肾结石落下来的，还有因为种种原因在膀胱内自身形成的结石。具体地说，膀胱结石产生的原因如下。

（1）营养不良：小儿膀胱结石与婴幼儿营养方式有关，长期以黏稠的糯米糊喂养婴儿，可使婴儿尿量减少浓缩，尿中草酸及尿酸含量增高，尿呈强酸性，易于尿酸盐沉淀形成结石。

（2）下尿路梗阻：不少在过饱和状态下形成的尿盐沉淀排入膀胱后，在膀胱排尿无梗阻的情况下，均可随尿排出。但当有下尿路梗阻或排尿不畅时，如尿道狭窄、先天畸形、前列腺增生、膀胱颈部梗阻、膀胱膨出、憩室、肿瘤等，均可使尿盐结晶沉积于膀胱而形成结石。这也是膀胱结石在男性小儿及老年人中高发的原因。

（3）膀胱异物：如导管、缝线、子弹头、蜡块、发卡、电线等均可作为核心使尿盐沉积于其周围形成结石。

（4）膀胱外翻—尿道上裂：膀胱尿道重建前因有解剖、组织学及功能方面的异常，易形成结石。

（5）感染：继发于下尿路梗阻或膀胱异物的感染，尤其是尿素分解细菌的感染，可使尿 pH 值升高，促使尿磷酸钙、铵和镁盐的沉淀而形成膀胱结石。

（田 强）

13. 膀胱结石一定要开刀治疗吗？

不一定。膀胱结石的治疗可以根据结石直径的大小来选择治疗方案。

（1）膀胱镜：对于直径较小、质地较疏松的结石，可采用经尿道膀胱镜下碎石术。碎石的方法有机械、超声、气压弹道、激光等。一般残余结石直径为1~2 mm即能确保其自行排出；术后需加强抗感染治疗，同时患者需多饮水以促进结石排出。

（2）体外超声波碎石（ESWL）：对直径为0.6~2 cm的结石，可在俯卧位下行ESWL治疗。但由于膀胱容量体积较大，结石活动度较上尿路明显增加，术中较难聚焦定位，碎石效果难以确定，目前较少采用。

（3）开放手术：对结石较大或需同时处理膀胱其他疾病者，可行耻骨上膀胱切开取石术。其手术指征有：①儿童膀胱结石；②结石体积过大；③合并前列腺增生症或尿道狭窄等需要开放手术治疗时；④膀胱憩室内的结石，尤其是巨大膀胱憩室者；⑤合并需要开放手术治疗的膀胱肿瘤；⑥在膀胱异物基础上生长的结石；⑦因为种种原因无法进行腔镜手术者等。

另外，根据结石成分分析结果调整饮食结构，同时养成大量饮水、低钙饮食的生活习惯亦能预防结石复发。

（吕 潇）

14. 导致膀胱肿瘤的危险因素有哪些？

膀胱癌的发生和进展是一个多因素参与、多步骤进行的病理变化过程，外在的环境因素和内在的遗传因素都在参与其中。

就环境因素而言，致病危险因素有以下几点。

（1）吸烟是目前最为肯定的膀胱癌致病危险因素，烟草中富含的芳香胺类化合物，其代谢产物作为致癌物质经尿液排出体外，诱导膀胱上皮细胞恶变。研究数据表明，将近一半的膀胱癌由吸烟引起，吸烟能使患膀胱癌的危险加倍，而且吸烟越多、烟龄越长，发生膀胱肿瘤的风险越高。

（2）在研究膀胱癌致病危险因素的早期，人们就发现从事某些化学工业生产的职业人群中膀胱癌高发，如纺织、染料制造、橡胶化学、药物制剂和杀虫剂生产、油漆、皮革，以及铝和钢生产，长期接触工业化学产品、柴油机废气均累积提高了膀胱癌的发生危险。

（3）长期慢性尿路感染，膀胱残余尿量过多，导尿管、结石等异物对膀胱的长期刺激容易引发肌层浸润性膀胱癌。慢性感染（细菌、血吸虫及 HPV 感染等）、应用化疗药物环磷酰胺、盆腔接受放射性治疗也是膀胱癌的致病因素。

（4）染发，人造甜味剂，咖啡，长期饮用砷含量高的水和残氯超标的自来水，大量摄入脂肪、胆固醇、油煎食物会增加膀胱癌的发病危险。有研究显示，饮酒者的膀胱癌发病率是不饮酒者的 2 倍多。

另外，膀胱癌和遗传有关，家族里有膀胱癌患者的人发生膀胱癌的危险性更高。曾经患肾盂、输尿管尿路上皮肿瘤的患者，再患膀胱癌的概率也很高。

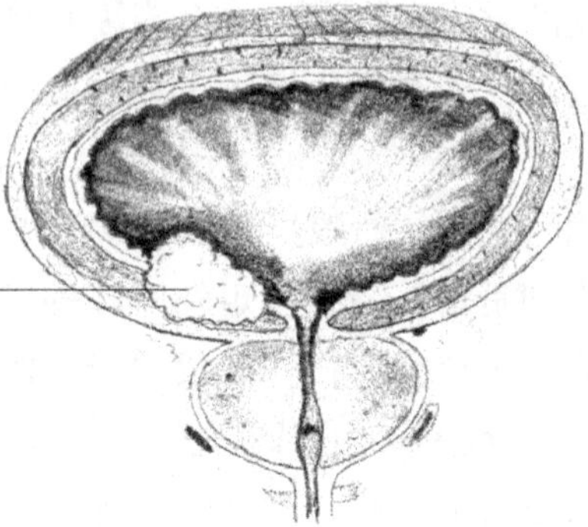

膀胱肿瘤

（郭文敏）

15. 膀胱肿瘤有哪些表现？

无痛性肉眼血尿是膀胱肿瘤最常见的早期症状，相当一部分患者都是因为血尿就诊时发现膀胱肿瘤的。另有部分膀胱癌患者不出现血尿症状，而是以膀胱刺激症状为起始症状的，即无明显诱因的尿频、尿急、尿痛症状，这部分患者多为广泛的原位癌或浸润性肿瘤，尤其是肿瘤集中在膀胱三角区时，以上症状更加明显。膀胱癌也可以因下腹部耻骨上肿块、急性尿潴留、肾功能不全、严重贫血恶病质就医，往往是晚期浸润性癌，多由肿瘤坏死、溃疡、感染引起，部分患者尿中甚至有“腐肉”出现，属于预后不良的征兆。

（吕　潇）

16. 膀胱肿瘤有良性的吗？

膀胱肿瘤是我国泌尿外科最常见的肿瘤，其中尿路上皮来源的肿瘤占 95% 以上。膀胱肿瘤的病理分型分类很多，有较少部分为良性，如尿路上皮乳头状瘤、鳞状细胞乳头状瘤等，还有一大部分为恶性，如尿路上皮癌、鳞状细胞癌、腺癌、脐尿管癌等。需要注意的是，各类恶性膀胱肿瘤的恶性程度也不等，复发率不等，以及具体每个病例的肿瘤分期不同。所以，单纯以良恶性来判定膀胱肿瘤患者的病情严重程度及预后情况是极不科学的。

（郭文敏）

17. 膀胱肿瘤是依照什么进行严重程度判断的？

膀胱肿瘤的严重程度，也就是膀胱肿瘤的恶性程度，主要是依靠膀胱肿瘤的病理分级与临床分期来进行判断的。

膀胱肿瘤的病理分级，与膀胱肿瘤的复发和侵袭行为密切相关，目前普遍采用 WHO（世界卫生组织）分级法。1973 年的 WHO 分级法，根据膀胱肿瘤细胞的分化程度将其分为：乳头状瘤，尿路上皮癌 1 级（Grade1），分化良好；尿路上皮癌 2 级（Grade2），中度分化；尿路上皮癌 3 级（Grade3），分化不良。为了更好地反映肿瘤的危险倾向，2014 年 WHO 分级法将尿路上皮肿瘤分为：乳头状瘤、乳头状低度恶性倾向性尿路上皮肿瘤、低级别乳头状尿路上皮癌、高级别乳头状尿路上皮癌。

膀胱肿瘤的临床分期，是指膀胱肿瘤浸润的深度及转移情况，是判断膀胱肿瘤预后最有价值的指标之一。目前普遍采用2009年的TNM分期法，T指肿瘤浸润深度，N表示淋巴结转移，M表示远处转移。膀胱肿瘤分为T_{is}原位癌；T_a无浸润性乳头状癌；T_1浸润黏膜固有层；T_2又分为T_{2a}浸润浅肌层、T_{ab}浸润深肌层；T_3浸润膀胱周围脂肪组织，又分为T_{3a}显微镜下发现肿瘤侵犯膀胱周围组织，T_{3b}肉眼可见肿瘤侵犯膀胱周围组织；T_4浸润前列腺、子宫、阴道及盆壁等邻近器官。临床上习惯将T_{is}和T_a肿瘤称为浅表性膀胱癌，即非基层浸润性膀胱癌，而T_2以上则称为基层浸润性膀胱癌。

（田　强）

18. 什么是膀胱原位癌？

膀胱原位癌是指肿瘤局限于黏膜层内，即不浸润，也不向膀胱腔内外生长的上皮内癌，具有高分级低分期的特点。

临床上，膀胱原位癌可分为3种类型：第1种为原发性膀胱原位癌，多为尿脱落细胞检查瘤细胞阳性或膀胱镜检查膀胱黏膜异常，取活检及随机活检而确诊；第2种为继发性膀胱原位癌，是在膀胱肿瘤术后随访中发现的原位癌；第3种为伴发性原位癌，也称癌旁原位癌，多在膀胱实体癌瘤周围正常或异常黏膜处取活检证实存在原位癌。

膀胱原位癌的病理特点：开始局限于移行上皮内，形成稍突起于黏膜的天鹅绒状红色斑块，不形成乳头状肿瘤，不侵犯基底膜。细胞分化不良，细胞间的黏附性差，癌细胞容易脱落，尿脱落细胞学检查阳性率可高达80%~90%。有50%~80%的可能性发展为浸润性膀胱癌。

（吕　潇）

19. 怀疑膀胱肿瘤初始应当做哪些检查？

成年人尤其年龄在40岁以上、出现无痛性血尿，特别是终末血尿者，都应想到膀胱肿瘤的可能。膀胱肿瘤的检查，目前主要有尿液常规检查、尿脱落细胞检查、X线造影检查、膀胱镜及组织活检、膀胱B超、膀胱CT等几种手段，可以较精确地对膀胱癌进行早期诊断。如果患者怀疑有膀胱肿瘤，应及时到医院接受膀胱肿瘤的检查，尽早确诊，方便治疗。

怀疑膀胱肿瘤的初始检查主要有以下几种。

（1）尿液常规：对尿液离心后在高倍显微镜下寻找红细胞，以判断血尿的存在。此为诊断隐性血尿的唯一办法，简单易行，利用此方法可发现早期膀胱肿瘤患者，也可作为高危人群的常规检查项目。

（2）尿脱落细胞检查：膀胱癌的尿脱落细胞检查是一种简单易行又无创伤的检查方法，对膀胱癌的诊断有重要价值，膀胱癌患者约85%尿脱落细胞检查可呈阳性。

（3）膀胱B超：通过使膀胱充盈、膀胱壁黏膜充分伸展，B超可以测量出肿瘤的大小、位置，以及黏膜浸润的程度。如果是经直肠超声扫描，则能显示肿瘤基底部膀胱壁的浸润和突入膀胱腔的肿块回声，可依此确定膀胱肿瘤的范围。

（4）X线下静脉尿路造影或逆行造影检查：通过造影可

了解膀胱充盈情况和肿瘤浸润的范围、深度。结合肾盂和输尿管造影可了解是否肾积水、肾盂输尿管是否有病变等。

（5）膀胱镜检及组织活检：膀胱肿瘤的膀胱镜检及组织活检可以直接看到肿瘤的生长部位、大小、数目、形状、有无蒂、浸润范围，是否合并出血，是诊断膀胱肿瘤的金标准。

（田 强）

20. 确诊膀胱肿瘤需要做什么检查？

确诊膀胱肿瘤的金标准为膀胱镜检及组织活检。膀胱肿瘤的膀胱镜检及组织活检可以直接看到肿瘤的生长部位、大小、数目、形状、是否带蒂、是否合并出血等。同时可以确定肿瘤的病理分级。

另外可进行泌尿系 CT 检查，CT 检查用于膀胱肿瘤的诊断与分期，了解肿瘤浸润膀胱壁的深度，以及盆腔和腹膜后淋巴结、肝及肾上腺有无转移。同时可明确是否存在肾盂、输尿管肿瘤的情况，以防漏诊。

此外，泌尿系 MRI 可显示出肿瘤对膀胱壁浸润深度、盆腔脏器与肿瘤的关系，对膀胱癌的病理分期有一定的优势。

（田 强）

21. 医生怀疑我得了膀胱癌，为什么还要给我查肾脏和输尿管？

临床上怀疑为膀胱癌的患者，术前除了需要对膀胱进行进一步检查外，有时还需要检查肾脏与输尿管。之所以进行上尿路的相关检查主要是与膀胱癌的来源有关。膀胱癌主要类型为移行上皮癌，来源于被覆整个泌尿道的尿路上皮，因此肾盂癌、输尿管癌和膀胱癌可同时或先后发生。除了原发性膀胱肿瘤外，有相当一部分膀胱肿瘤是由肾盂癌或输尿管癌细胞脱落后种植到膀胱的。且肾盂癌、输尿管癌和膀胱癌在早期临床表现上也有一定的相似之处，如都以肉眼血尿或镜下血尿为主要临床症状、都或多或少伴随膀胱刺激征等。对待这类患者，不应该局限于膀胱，而应行泌尿系 CT 检查肾脏和输尿管，一方面明确病因；另一方面避免漏诊，为后续治疗方案的选择提供更多信息。

（吕　潇）

22. 膀胱癌有哪些治疗方法？

说起膀胱肿瘤手术治疗，相信很多患者存在以下疑虑；是不是要把整个膀胱都切掉？没有膀胱以后排尿怎么办？膀胱癌手术是否切除整个膀胱取决于膀胱肿瘤的病理类型，以及患者的个体情况，不同类型的膀胱肿瘤手术方式有很大差别。

膀胱作为人体的储尿器官，膀胱腔内的组织由好多层不同的细胞组成，表层为上皮细胞组成的上皮层，再深一点就会有肌层，膀胱肿瘤的生长就像植物生根发芽一样，它也会“扎根”于尿路上皮内，当膀胱肿瘤没有深入肌层时，称为非肌层浸润性膀胱癌，对于这种类型的膀胱肿瘤，我们一般采用经尿道膀胱肿瘤电切术和经尿道膀胱肿瘤激光切除术。这两种手术都是低风险、保留膀胱功能的成熟手术方法，经尿道膀胱肿瘤切除术既是非肌层浸润性膀胱癌的重要诊断方法，同时也是主要的治疗手段。它可以切除肉眼可见的全部肿瘤的同时对切除的膀胱肿瘤组织进行病理分级和分期。经尿道激光手术则可以将膀胱肿瘤整块切除。

那么当膀胱肿瘤的“根”深入肌层时，我们称为肌层浸润型膀胱癌，遇到这种情况，就要采用根治性膀胱切除术了，也就是把膀胱整个切掉，根治性膀胱切除术同时行盆腔淋巴结清扫术，可以避免局部复发和远处转移，有效提高浸润性膀胱癌患者的生存率。根治性膀胱切除后常需进行尿流改道，常有的术式有：原位新膀胱术、回肠代膀胱术、输尿管皮肤造口术等。

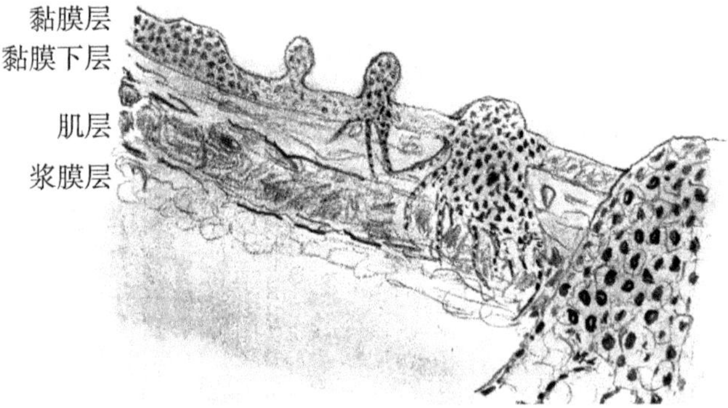

不同类型膀胱肿瘤

（贾杰东）

23. 为什么膀胱肿瘤医生给我做了两次手术?

经尿道膀胱肿瘤电切术（TURBT）有两个目的：一是切除肉眼可见的全部肿瘤，即手术治疗；二是对切除的肿瘤组织进行病理分期和分级鉴定，以明确患者接下来的治疗方法并评估其预后。因此，我们常常把首次电切称为“诊断性电切”。

目前，经尿道膀胱肿瘤切除术是非肌层浸润性膀胱癌的标准治疗方式。因其创伤小、出血少、术后恢复快的特点，是治疗非肌层浸润性膀胱癌的首选方式。然而，TURBT 术后存在肿瘤残留率高、复发率高等问题，有待进一步改进。所以近几年，有部分学者提出了二次电切这一新概念。二次电切也就是在首次电切后的 2~6 周再次进行电切术。二次电切在我国近几年逐渐开展，并取得了一定的成果。二次电切的优势在于：①第一次电切后肿瘤残留阳性率很高，因此，有必要进行二次电切，以清除残余的肿瘤组织；②将二次电切手术后的病理标本和首次电切手术后的病理标本进行对比分析，从而为患者后续治疗和预后提供参考。

但对于二次电切的理论，目前还存在许多争议，主要集中在首次电切能否完全、彻底地清除肿瘤组织，反复电切是临床需要还是术者的操作水平不够，多次手术术后并发症如何等方面。实际上，二次电切的概念可以细分为以下 3 种：①一次正规的 TRUBT 手术后再次行 TRUBT；②首次电切标本中没有肌层组织，再次电切进行重新病理分期；③患者病情复杂、肿瘤级别较高，首次切除困难，不能充分清除病灶的，再次行 TRUBT。所以是否需要二次电切，与患者自身情况及术者操作有一定关系。目前，建议对于较大的、多发的、高级别的、怀疑手术没有彻底切除的或病理标本未发现肌层组织的非肌层浸润性膀胱肿瘤，或者局部进展明显但保膀胱愿望强烈的患者，应在 2~6 周时进行二次电切。

（田　强）

24. 膀胱肿瘤 TURBT 手术后如何预防肿瘤复发？

要预防膀胱肿瘤的复发首先应该改变不良的生活方式，研究表明吸烟会明显增加膀胱肿瘤的发生。烟草中富含的芳香胺类化合物，其代谢产物作为致癌物质经尿液排出体外，会诱导膀胱上皮细胞恶变。烟草的摄入会对术后肿瘤复发和进展有着极大的影响。所以膀胱癌患者术后一定要戒烟。

除此之外，膀胱灌注可以有效地预防膀胱肿瘤的复发。膀胱灌注按药物的不同可以分为化疗药物灌注与卡介苗灌注。对于对中、高危非肌层浸润性膀胱尿路上皮癌在术后充分止血、尿液清亮的情况下，术后即刻灌注化疗药物如吉西他滨、吡柔比星、表柔比星、丝裂霉素 C 等化疗药物，可以有效地降低膀胱肿瘤的复发率。出院后定期维持膀胱灌注化疗亦是必要的，能够降低肿瘤的复发率，术后 2 个月每周 1 次膀胱灌注，之后维持灌注每个月 1 次，维持 10 个月，共 1 年 18 次灌注治疗。对高危非肌层浸润性膀胱尿路上皮癌，首选卡介苗膀胱灌注治疗。

对于常规灌注的患者应当做到以下几点：①灌注前患

者应将膀胱排空；②注入配好的化疗药物后夹闭尿管，保证化疗药物充分在膀胱内发挥作用。通常要求调整患者体位保证可以与创面进行充分接触，发挥效果；③通常要求患者保持 5 个体位的变化，右侧卧位、左侧卧位、仰卧位、俯卧位、站立位 5 个体位，各 12 分钟，对于创面的部位可以适当增加相应体位时间来最大限度地发挥作用，减灭残余的癌细胞。

（贾　伟）

25. 什么是术后膀胱即刻灌注化疗?

类似于农田洒农药，术后膀胱即刻灌注化疗就是指在刚除掉杂草的田地继续洒药，让那些逃过被拔除的杂草再一次受到农药的杀伤，与之对应我们临床就是在膀胱肿瘤电切或膀胱肿瘤激光切除等手术后，在充分止血、尿色清亮的情况下，留置三腔导尿管注入化疗药物的灌注治疗。根据欧洲泌尿外科学会指南，通常即刻灌注是在术后 24 小时之内，最佳的灌注时间应当在术后 2 小时之内，灌注时长我们建议为 1~2 小时。有研究数据表明，术后即刻灌注可以有效降低术后 5 年膀胱肿瘤的复发率。

（贾　伟）

26. 膀胱灌注化疗可以选择哪些药物?

膀胱灌注化疗药物的选择，如下表所示。

膀胱灌注化疗药物的选择

种类	灌注剂量	辅助液体及用量
吡柔比星	30 mg	5% 葡萄糖 50 mL
吉西他滨	1000 mg	0.9% 盐水 50 mL
丝裂霉素	40 mg	0.9% 盐水 50 mL
羟喜树碱	20 mg	0.9% 盐水 30 mL
表柔比星	50 mg	0.9% 盐水 25~50 mL

（吕　潇）

27. 什么是膀胱灌注免疫治疗？

膀胱灌注免疫治疗是通过向膀胱内注入相关诱发机体免疫反应或者调控免疫反应的物质，调控机体局部引起免疫反应，从而使得局部的细胞因子及杀伤细胞增多，发挥相关的抗肿瘤免疫反应杀灭肿瘤细胞。肿瘤表面存在大量糖原，具有极强的能力发生免疫逃离，即正常机体的免疫系统无法对其进行识别、传递、反应、杀灭等。所以正是基于此种机制，膀胱灌注的免疫治疗利用抑制肿瘤逃离免疫反应机制的过程，来调控机体免疫反应杀灭肿瘤。通俗的话来讲，就是通过鼓舞士气（注入相关免疫调节剂）募集大量的士兵（细胞因子等）来攻击城堡（肿瘤），直到杀灭肿瘤细胞。

人类最早于 1976 年发现并投入使用的是卡介苗免疫调节剂治疗膀胱肿瘤，其效果是得到肯定的，其具体机制是卡介苗的注入引起肿瘤自身抗原表达的上调并且进一步刺激免疫的级联反应，引导相应免疫细胞来杀灭肿瘤组织。而随着肿瘤免疫学的深入研究，免疫通路中相关位点的抑制剂如程序性死亡分子（PD-1）抗体和细胞毒性T淋巴细胞相关抗原4抗体等单克隆抗体的成功研发，为其免疫治疗提供了重大的突破线索。除此之外，还有嵌合免疫基因与肿瘤疫苗等均在研究开发中，为膀胱肿瘤的免疫治疗提供了更多的方向。

（吕　潇）

28. 卡介苗膀胱灌注治疗有哪些指征和不良反应?

卡介苗作为膀胱灌注的免疫治疗，于1976年发现并投入使用。其本身作为抗原，经导尿管导入膀胱后，会进一步引起机体的免疫反应来加强对局部组织的管控。其用药指征包括：①预防经尿道切除术后 T_a 或 T_1 期膀胱乳头状瘤的复发，相关文献报道其对于杀灭残余小肿瘤的有效率在50%~60%；②对于高风险的膀胱肿瘤有以下特点之一可以考虑使用，原位癌，高级别、多发或者复发或者 T_a、G_1、G_2 期肿瘤，大小大于3 cm的肿瘤；③其对于侵袭肌层的肿瘤、深入前列腺或者上尿路系统不能与卡介苗直接接触的肿瘤无效。同样卡介苗膀胱灌注治疗也存在相应的不良反应。大多患者最常见的表现是局部膀胱刺激症状，表现为尿频、尿急、排尿困难，可能有患者会存在一过性血尿的情况。除此之外，全身表现中有低热、乏力等表现，常在用药后2~3小时出现，多能自愈。欧洲泌尿外科学会报道称卡介苗的灌注治疗严重不良反应存在于小于5%的病例当中，大多是因为未能严格遵守绝对禁忌证所导致的。

卡介苗膀胱灌注治疗的绝对禁忌证有以下几点：①TURBT术后2周内；②患者存在肉眼血尿的症状；③创伤性导尿管置入后；④患者存在泌尿系感染。即存在可能导致卡介苗进入血液可能性的情况下，一律禁用卡介苗。

（贾　伟）

29. 患了肌层浸润性膀胱癌，是否建议做膀胱部分切除术？

肌层浸润性膀胱癌作为高度危险的膀胱肿瘤，在临床工作中遇到此类患者，我们通常建议对于此类危险分子完全铲除，即像古代所说的“抄家”。建议患者行根治性膀胱切除术，完全切除范围可以包庇“犯罪分子”的地方，包括双侧末端输尿管，前列腺与精囊（男性），阴道，子宫（女性），以及淋巴结的清扫。原则上讲除恶务尽，不建议患者行膀胱部分切除术。因为保留下来的膀胱组织，有较高的概率再次发生肿瘤。仅对于身体条件不能耐受根治性膀胱切除术，或不愿接受根治性膀胱切除术的肌层浸润性膀胱癌患者，方考虑行保留膀胱的综合治疗。

（贾　伟）

30. 膀胱全切术后必须带尿袋吗？

20世界80年代初，一名叫作Kock的外国大夫报道了一种肠道代替膀胱的方法即可控性回肠膀胱术，自此以后，在患者做膀胱全部切除时，终于可以根据个人意愿及实际情况选择尿流改变的术式。对于代替膀胱的尿流改道术式有很多种，有的是将肠管置于膀胱原位与尿道连接完全模拟膀胱，有的是将肠管置于异位来控制排尿。其目前临床常用术式包括正位可控性肠道代膀胱、异位可控性肠道代膀胱、非可控性肠道代膀胱等。现在应用最多的非可控性肠道代膀胱是回肠膀胱术，因为其手术操作相对简单，并发症也相对较少，但缺点是存在腹壁瘘口且需要终身护理。正位可控性肠道代膀胱是指“新膀胱”即储尿囊位于小骨盆，取代切除的膀胱的位置，并且通过尿道外括约肌的收缩来控制排尿，在腹压的作用下完成排尿。使用此类术式的患者需要保证尿道外括约肌无损伤，且膀胱肿瘤未侵犯前列腺及尿道。异位可控性肠道代膀胱是指膀胱不在原来的位置，而且位于腹腔当中。尿液通过间歇性自身导尿经原尿道以外的尿道排出，但仍具有可控性。但至于具体选择哪种尿流改道需要根据患者肿瘤的临床分期与分级、患者年龄、一般情况及个人意愿选择合适的手术方式进行治疗。

（贾　伟）

31. 膀胱全切术后如何进行造口护理？

膀胱全切术后的造瘘口容易发生感染并逆行而上波及肾脏，从而造成严重后果。所以此处日常应当妥善护理，严密防止感染发生。定期更换引流管和集尿袋，尽量使用抗菌引流管和抗反流尿袋，造瘘口保持清洁干爽，可以自备碘伏棉签经常消毒，发现局部渗漏、化脓、发热等感染征象时，及时就医，专科处理。

（郭文敏）

32. 膀胱癌可以进行放疗吗？

膀胱癌是一种相对复杂的尿路恶性肿瘤，治疗膀胱癌就像去罗马一样，如古语所言“条条大路通罗马”。对于膀胱癌的治疗手段中，常走的“常规大道”是手术治疗，化疗、放疗等其他方法就可以称为“小道”了，只有在特殊情况下才会选择。膀胱癌按照其特点分为肌层浸润性膀胱癌和非肌层浸润性膀胱癌。非肌层浸润性膀胱癌，通常选择经尿道膀胱肿瘤电切术或激光切除术的方法，术后辅以膀胱灌注治疗。对于肌层浸润性膀胱肿瘤或者更晚分期的患者，目前国际标准术式是根治性膀胱切除术，把整个膀胱组织完整切除，部分患者难以接受。对于有强烈意愿保留膀胱的患者，放射治疗也逐渐地被认可，可以最大限度地经尿道电切手术后行放射治疗，并且随着放疗技术从二维到三维的转变，越来越精确的技术被应用到临床工作中，更好地弥补了常规放疗射线过大的不良反应，与当下精准治疗的理念很好的融合。这条“小道”在得到重视后，不断有人将其拓宽，在临床上有了不错的前景。放射治疗还存在一个突出特点，就是在患者无法承受手术时，它可以有效地提高患者的近期疗效。

（贾　伟）

33. 膀胱癌可以进行化疗吗?

对于晚期膀胱肿瘤，T_3/T_4 或者有淋巴结侵犯的患者，或者一般情况较差不能接受手术治疗的患者，单用化疗药物或者联合使用细胞因子的方案可以杀伤膀胱肿瘤细胞，对于抑制癌细胞的增殖与浸润性生长均有着较为明显的作用。同样吉西他滨联合卡介苗或者序贯表柔比星的治疗对于特定的患者也有着较好的疗效。所以我们可以肯定的是化学治疗方式对于膀胱肿瘤的治疗是有一定疗效的，但是目前对于膀胱肿瘤尤其化疗药物治疗方面的选择时机，需要更多试验数据的进一步研究与支持。

（吕　潇）

34. 膀胱癌 TURBT 术后复查需要注意哪些项目?

膀胱癌作为一种极易复发的肿瘤，需要严密的随访。通常我们需要根据患者的风险高低，采用差异性的随访方式。对于患者来讲，通常术后 1 个月我们建议患者行血常规、血液生化、尿液常规，以及泌尿系 B 超来作为初步检查，评估患者恢复情况，以及膀胱局部是否存在异常。对于高风险的膀胱癌，我们建议术后 3 个月复查膀胱镜相关检查。若相关检查未见明显异常，则在两年内每 3 个月复查膀胱镜。两年后每 6 个月复查膀胱镜，直到 5 年，之后保持每年一次复查。对于高风险的膀胱癌患者，还应当每年复查一次泌尿系 CT 或者静脉肾盂造影，以明确上尿路是否存在异常。若患者存在突发咳嗽、气短等呼吸道异常，在排除呼吸道感染的情况下，需要常规查验胸片已明确有无远处转移的可能性，若是出现骨痛或者消化道异常情况，则需相关科室就诊以明确异常情况出现的原因。同样对于低风险的膀胱癌，我们也建议术后 3 个月复查膀胱镜相关检查。若无异常，建议 9 个月后行膀胱镜复检。以后保持每年一次复查的频率。

（贾 伟）

第八章
前列腺疾病

1. 什么是前列腺炎？前列腺炎的症状有哪些？

前列腺炎是一组疾病，其概念随着对其认识的深入而发生着变化，前列腺炎是成年男性的常见疾病，相关资料显示约有 50% 的男性在一生的某个时期会受到前列腺炎的影响。

前列腺炎依据类型不同，症状表现各异。

（1）Ⅰ型前列腺炎：常发病突然，表现为寒战、发热、疲乏无力等全身症状，伴有会阴部和耻骨上疼痛，可有尿频、尿急和直肠刺激症状，甚至急性尿潴留。

（2）Ⅱ型和Ⅲ型前列腺炎：临床症状相似，多有疼痛和排尿异常等，统称为前列腺炎症候群，包括盆骶疼痛、排尿异常和性功能障碍。盆骶疼痛表现极其复杂，疼痛一般位于耻骨上、腰骶部及会阴部，放射痛可表现为尿道、精索、睾丸、腹股沟、腹内侧部疼痛，向腹部放射类似急腹症，沿尿路放射类似肾绞痛，容易误诊。排尿异常表现为尿频、尿急、尿痛、排尿不畅、尿线分叉、尿后滴沥、夜尿次数增多，尿后或大便时尿道流出乳白色分泌物等。偶尔并发性功能障碍，包括性欲减退、早泄、射精痛、勃起减弱及阳痿。

（3）Ⅳ型前列腺炎：无临床症状，仅在有关前列腺方面的检查时发现炎症证据。

前列腺炎的症状表现各异，因此，患者在就诊时需要就诊于正规医院泌尿外科门诊进行相应的检查和分型，根据不同的类型进行相应的诊治，以期达到一个理想的疗效。

（章 雷）

2. 前列腺炎有哪几种分型？它们各有什么特点？

首先前列腺炎是一组疾病，其概念和分类是一个密不可分的统一体，并随着对其认识的深入而发生变化。最新的分类是 1995 年美国国立卫生研究院（NIH）根据当时对前列腺炎的基础和临床研究情况，制定的一种分类方法。

前列腺炎分为 4 类，分别为：Ⅰ型——急性细菌性前列腺炎；Ⅱ型——慢性细菌性前列腺炎；Ⅲ型——慢性前列腺炎 / 慢性骨盆疼痛综合征；Ⅳ型——无症状性前列腺炎。

前列腺炎应采取综合及个体化治疗。Ⅰ型：主要是广谱抗生素、对症治疗和支持治疗。伴尿潴留者可采用细管导尿或耻骨上膀胱穿刺造瘘引流尿液，伴前列腺脓肿者可采取外科引流。Ⅱ型：推荐以口服抗生素为主，选择敏感药物，疗程为 4~6 周，其间应对患者进行阶段性的疗效评价。疗效不满意者，可改用其他敏感抗生素。推荐使用 α 受体阻滞剂、植物制剂、非甾体抗炎镇痛药和 M 受体阻滞剂等改善排尿症状和疼痛。Ⅲ A 型：可先口服抗生素 2~4 周，然后根据其疗效反馈决定是否继续进行抗生素治疗。推荐联合使用

α 受体阻滞剂、植物制剂、非甾体抗炎镇痛药和 M 受体阻滞剂等改善排尿症状和疼痛。ⅢB 型：推荐使用 α 受体阻滞剂、植物制剂、非甾体抗炎镇痛药和 M 受体阻滞剂等药物治疗。Ⅳ型：一般无须治疗。

总体来说，前列腺炎的临床表现多种多样，需就诊于正规医院泌尿外科门诊进行相应的诊断和分型，以期得到全面正规的诊治，从而达到一个理想的疗效。

（章　雷）

3. 前列腺液检查的意义有哪些？

前列腺液常规检查是男性泌尿外科疾病的常规检查项目。前列腺液是精液的重要组成部分，其成分比较复杂，主要由纤溶酶、β-葡萄糖腺苷酶、蛋白质、葡萄糖，以及一些无机盐构成。前列腺常规检查主要用于前列腺炎、结石、结核、肿瘤和前列腺增生的诊断，也可用于性病检查。一般包括前列腺液外观检查和显微镜检查两部分，正常前列腺液呈淡乳白色，黄色混浊黏稠时应考虑前列腺炎的存在，血性前列腺液常见于精囊炎、前列腺结核等。前列腺显微镜检查的主要目的是观察有无白/红细胞、卵磷脂小体数量和滴虫、精子、肿瘤细胞（需染色检查）、淀粉样体，以及有无细菌。患有前列腺炎时，前列腺液中白细胞数增多，可见成堆脓细胞，卵磷脂小体常减少。当患者存在前列腺癌或前列腺结核时，前列腺液中红细胞增多。

（章　雷）

4. 精神心理因素对前列腺炎有影响吗?

根据现代医学研究表明，长期、反复发作的前列腺炎患者有超过一半的患者存在着明显的精神心理因素影响及人格特征的改变，如焦虑、压抑、疑病症、癔症，部分患者有自杀倾向，不要小看这些精神心理因素的变化，它们可引起人体神经内分泌的紊乱失调，进而影响到尿道神经肌肉的功能异常，引起会阴及肛门周围区域的疼痛、排尿次数增多、排尿时尿道疼痛感等不适。

上述精神心理因素同时会造成人体内“下丘脑—垂体—性腺轴”的功能异常，进一步加重上述疼痛及排尿异常的症状，还可影响性功能，造成性欲减退、早泄、射精痛、勃起减弱及阳痿等。而一旦精神心理因素消除后，“下丘脑—垂体—性腺轴”的功能恢复正常，上述症状大多可缓解甚至痊愈。

因此，如有精神心理因素异常的情况，同时伴有前列腺炎等症状时，应立即前往正规医院精神心理卫生科就诊，去除精神心理因素后，如症状缓解或痊愈，再就诊于泌尿外科门诊进行治疗。

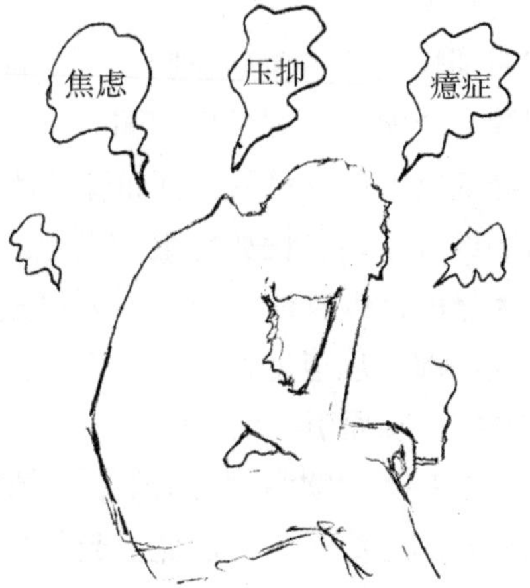

前列腺炎患者多伴有精神心理异常

（贾杰东）

5. 有哪些不良生活习惯会诱发前列腺炎?

前列腺炎是成年男性的常见病之一，它并不是一种会直接危及生命的疾病，但是会严重地影响患者的日常生活质量，目前发现有一些不良的生活习惯是前列腺炎的诱发因素，包括以下几项。

（1）久坐：久坐时前列腺长时间充血、前列腺周围的肌肉挤压前列腺，以及腹内压力增高压迫前列腺，引起前列腺内压力增大，而且坐位时前列腺的腺管与尿道位于同一水平面，若尿液中有细菌，容易逆行进入前列腺腺管内造成炎症。

（2）吃辣椒等刺激性食物：吃辣椒会刺激消化道和尿道充血，易引起便秘和排尿不畅，这对前列腺的代谢极其不利，会诱发前列腺炎。

（3）长期习惯性便秘：前列腺后方就是直肠，便秘引起粪块压迫前列腺，影响其局部循环，同时便秘所产生的毒素进入血液，会降低机体免疫水平，进而容易诱发前列腺炎。

（4）不适当的性生活：比如性生活过频，因为性行为时前列腺要分泌大量的前列腺液，引起前列腺充血、水肿，又或者不注意个人局部生理卫生，这些都会增大细菌等病原体感染前列腺的概率，从而引发前列腺炎。

（5）其他：如吸烟、饮酒、疲劳等，日常生活中我们一定要注意养成良好的生活习惯，避免引起前列腺炎影响我们的日常生活，如若出现前列腺炎，应立即前往正规医院泌尿外科就诊。

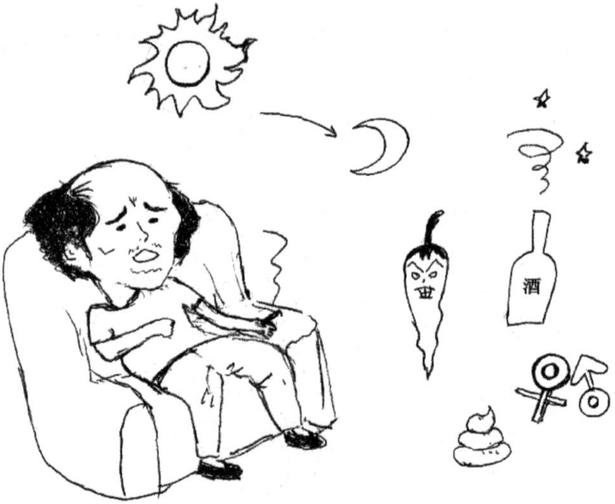

多种不良生活习惯可诱发前列腺炎

（贾杰东）

6. 前列腺炎会引起性功能障碍吗？

前列腺炎作为一种常见的男性疾病，严重影响着男性的日常生活质量，同时前列腺炎是可以引起性功能障碍的，多为慢性前列腺炎所导致。慢性前列腺炎会造成精液质量异常，如精液白细胞增多、精液不液化、血精和精子活力下降等，从而造成男性不育症，影响夫妻日常生活，还会造成性欲减退、早泄、射精痛、勃起减弱及阳痿等症状，从而造成家庭矛盾，引起前列腺炎患者的精神心理改变，反过来又会加重性功能障碍。

（贾杰东）

7. 前列腺炎不处理是否会引起精囊炎、睾丸附睾炎？

如果不及时治疗前列腺炎，由于精囊与前列腺解剖位置毗邻，前列腺炎可能会波及至精囊，从而引起精囊炎。病原体亦可以经过射精管和输精管进入附睾从而引起附睾炎。睾丸炎可继发于同侧附睾炎和慢性前列腺炎。由于前列腺、精囊、附睾、睾丸之间相距较近，病原体经血行播散可能性大。

（贾杰东）

8. 前列腺炎为什么不容易治愈？

前列腺炎是一组疾病，现一般将其分为 4 种类型：Ⅰ

型急性细菌性前列腺炎；Ⅱ型慢性细菌性前列腺炎；Ⅲ型前列腺炎，包括慢性非细菌性前列腺炎和前列腺痛；Ⅳ型无症状性前列腺炎。对于Ⅰ型急性细菌性前列腺炎和Ⅱ型慢性细菌性前列腺炎，治疗方法主要是抗感染治疗，即口服抗生素类药物。但是Ⅲ型前列腺炎的发病机制至今尚未完全阐明。目前认为是具有各自独特病因、临床特点和结局的一组疾病或临床综合征。导致前列腺炎的原因十分复杂，可能是多种病因，其中一种或几种病因起关键作用，或者某些不同疾病具有相同或相似的临床表现，甚至这些疾病已治愈，而它所造成的损害与病理改变仍然持续独立起作用。多数学者认为主要病因是病原体感染，炎症和异常的盆腔神经肌肉活动共同作用。所以对于这种类型的前列腺炎多为经验性治疗。治疗目标主要是缓解疼痛、改善排尿症状和提高生活质量。因此，常常出现疗效欠佳的情况。

（贾杰东）

9. 得了前列腺炎要不要禁欲？

前列腺炎是泌尿男性生殖系统的常见病，是50岁以下的男性中最为常见的泌尿系统疾病。按病程进展快慢可分为急性前列腺炎和慢性前列腺炎。

急性前列腺炎是指前列腺非特异性细菌感染所导致的急性炎症。主要表现为尿频、尿急、尿痛、会阴部肿胀疼痛等，可伴有寒战、高热等全身症状。对于急性前列腺炎，要注意卧床休息，减少疲劳，少吃辛辣刺激的食物，减少直肠充血的可能性。此外，还要减少性冲动。尤其是处于急性炎症期，要减少性兴奋和冲动，禁忌性生活，避免前列腺充血肿胀，使前列腺充分休息恢复。在急性炎症发作时，不要做前列腺按摩、尿道器械检查或者插尿管等经尿道的操作，以免炎症扩散。

慢性前列腺炎不是一个单纯性的疾病，而是一个复杂性的综合征，其病因和症状复杂多样，具体治疗过程也因人而异。在病程期间，要注意卫生，克服不良习惯。对于慢性前列腺炎患者，不建议禁忌房事，反而鼓励应该进行规律的性生活，但是要注意避免纵欲过度。因为过度性生活可使前列腺长时间充血，加重炎症；而禁欲则可能会引起前列腺液的淤积，也会加重前列腺炎症。因此，适度的性生活反而有利于疾病的恢复。所以对于前列腺炎患者，还是建议到正规医院进行检查，根据检查结果进行正规治疗，避免盲目用药。

（任　健）

10. 做哪些运动有助于前列腺炎康复？

前列腺炎是泌尿系统常见的感染性疾病，在 50 岁以下的男性中较为常见。主要表现为尿频、尿急、尿痛、会阴部肿胀等，可伴有寒战、高热等全身症状。根据其类型的不同，治疗方式也不一样。

对于急性前列腺炎，要注意卧床休息，避免劳累，保持大便通畅。减少食用刺激辛辣食物，多饮水，促进排尿，因为高浓度的尿液对前列腺是一种刺激，会加重炎症。禁忌性生活，减少前列腺充血肿胀。可进行下腹部和会阴部的热敷或热水坐浴，促进血液循环。保持会阴部清洁干燥，定期清洗会阴部，防止感染进一步加重。此外，还可以多吃新鲜的蔬菜、水果，加强身体抵抗力和免疫力。

而慢性前列腺炎是一种综合性疾病，需要综合治疗。要进行规律性的性生活，禁欲或者纵欲都会加重前列腺的炎症。避免长时间久坐，不穿紧身内裤，减少对会阴部的压迫。进行适度的体育锻炼，增强身体抵抗力，但是不建议骑自行车，因为会对前列腺造成压迫。另外，还可以进行前列腺按摩，利于炎性分泌物的排出。对于已生育的患者，建议进行热水坐浴，促进炎症消退。但是对于未生育者，不建议坐浴。因为高温会损伤精子的活性，不利于以后的生育。总而言之，前列腺炎不是什么可怕的疾病。对于患前列腺炎的人群，也不要过分紧张忧虑，应及时到正规医院进行诊治，在医师的指导下进行规律、综合的治疗。

（任 健）

11. 前列腺液检查白细胞 2 个 + 怎么办?

前列腺液检查白细胞 2 个 + 多考虑为前列腺炎，首先要进行临床评估，确定疾病类型，针对病因选择治疗方法。对疾病的错误理解、不必要的焦虑，以及过度节欲会使症状加重，因此，应解除患者的思想顾虑。前列腺炎可能是一种症状轻微或全无症状的疾病，也可能是一种可自行缓解的自限性疾病，还可能是一种症状复杂，从而导致尿路感染、性功能障碍、不育等疾病，对患者的治疗既要避免向患者过分渲染本病的危害性，也要避免对本病治疗采取简单、消极、盲目偏重抗生素治疗的态度，应采用个体化的综合治疗。可采用以下治疗方法：①抗菌治疗；②消炎、止痛药；③物理治疗。

（章　雷）

12. 前列腺炎疼痛难忍怎么办?

前列腺炎患者如果夜间疼痛难忍，可以口服消炎、止痛药对症治疗，非甾体类抗炎药可改善症状，一般使用吲哚美辛内服或栓剂，中药使用消炎、清热、解毒药物亦可收到一定效果。如果每天症状都很明显甚至影响正常生活，建议前往医院泌尿外科门诊进一步诊治。平日也应注意以下几项。①坚持治疗：治疗期间不要随便换药或更换治疗方法，因为症状的缓解常需一段时间，早期治疗要维持 2 周以上，某些感染要 8~12 周。如果随便换药，易致菌群失调或产生耐药性，导致治疗不彻底。②规律性生活：不能忍精不射，避免不洁性交。③正确认识前列腺炎，保持良好的心态，减轻心理压力。④多喝水，勤排尿，保持大便通畅，坚持热水坐浴或热水袋热敷会阴。⑤忌烟酒，不吃辛辣刺激性食物。⑥忌久坐，避免长时间骑车，坚持运动锻炼，最好是慢跑加更多下体锻炼，避免剧烈运动。

（韩帅红）

13. 慢性前列腺炎患者能生育吗?

目前关于前列腺炎与不育相关性的研究较多，但还没有明确的结论。不过，单纯由前列腺炎引起的不育比较少见，临床上大多数前列腺炎患者生育都是正常的。慢性前列腺炎可以分为慢性细菌性和慢性非细菌性两种。而临床上，慢性非细菌性前列腺炎占 90%~95%。所以，绝大部分的前列腺炎不是细菌感染，不会造成传染，不会影响生育。慢性前列腺炎可能引起不育的原因，常见的就是由于前列腺分泌功能的下降，导致与精液液化有关的酶（透明质酸酶、胰蛋白酶样酶等）的分泌减少，致使精液不液化或液化不完全，进而影响生育能力。

（章 雷）

14. 前列腺炎按摩治疗有效吗?

前列腺按摩治疗是前列腺炎传统的治疗方法之一，研究显示适当的前列腺按摩可促进前列腺腺管排空并增加局部的药物浓度，进而缓解慢性前列腺炎患者的症状，故推荐为Ⅲ型前列腺炎的辅助疗法，联合其他治疗可有效缩短病程。Ⅱ型前列腺炎患者禁用。

进行前列腺按摩可排空前列腺腺管内浓缩的分泌物，以及引流腺体梗阻区域的感染灶，因此对顽固病例可在使用抗生素的同时每 3~7 天做 1 次前列腺按摩。多种物理因子被用作前列腺理疗，如微波、射频、超短波、中波和热水坐浴，对松弛前列腺、后尿道平滑肌及盆底肌肉，加强抗菌疗效和缓解疼痛症状有一定好处。

（章 雷）

15. 细菌性前列腺炎和非细菌性前列腺炎有哪些区别?

细菌性前列腺炎和非细菌性前列腺炎主要为病因不同，细菌性前列腺炎包括以下两项。①急性细菌性前列腺炎：主要致病因素为大肠埃希菌，其次为金黄色葡萄球菌、肺炎克雷白菌、变形杆菌、假单胞菌属等，绝大多数为单一病原菌感染。细菌或其他病原体感染前列腺并迅速大量生长繁殖，多为血行感染或经尿道逆行感染。②慢性细菌性前列腺炎：主要致病因素以病原体逆行感染为主，病原体主要为葡萄球菌属，其次为大肠埃希菌、棒状杆菌属及肠球菌属等。前列腺结石和尿液反流可能是病原体持续存在和感染复发的重要原因。

非细菌性前列腺炎病因十分复杂，多数学者认为其主要病因可能是病原体感染、炎症、异常的盆底神经肌肉活动和免疫异常等共同作用的结果。①病原体感染：非细菌性前列腺炎患者虽然常规细菌检查未能分离出病原体，但仍然可能与某些特殊病原体，如厌氧菌、L 型变形菌、纳米细菌或沙眼衣原体、支原体等感染有关。②排尿功能障碍：某些因素引起尿道括约肌过度收缩，导致膀胱出口梗阻与残余尿形成，造成尿液反流入前列腺，不仅可将病原体带入前列腺，也可直接刺激前列腺，诱发无菌的“化学性前列腺炎”。③精神心理因素：经久不愈的前列腺炎患者中有一半以上存在明显的精神心理因素和人格特征改变。④免疫反应异常：近年研究显示免疫因素在慢性非细菌性前列腺炎的发生发展和病程演变中发挥着非常重要的作用。⑤氧化应激：前列腺炎患者氧自由基的产生过多和（或）自由基的清除体系作用相对降低，从而使机体抗氧化应激作用的反应能力降低、氧化应激作用产物和(或)副产物增加。⑥盆腔相关疾病因素：间质性膀胱炎是可能的病因，前列腺外周带静脉丛扩张、痔、精索静脉曲张等是造成慢性前列腺炎久治不愈的原因之一。

（章　雷）

16. 得了前列腺炎都要吃抗生素吗?

前列腺炎是泌尿男性生殖系统的常见病之一。在 50 岁以下的男性中为最常见的泌尿系统疾病。目前将前列腺炎分为 4 类：Ⅰ型——急性细菌性前列腺炎；Ⅱ型——慢性细菌性前列腺炎；Ⅲ型——慢性前列腺炎 / 慢性骨盆疼痛综合征；Ⅳ型——无症状性前列腺炎。

并不是所有前列腺炎都要口服抗生素治疗，要根据具体情况对症治疗。①急性细菌性前列腺炎：注意卧床休息，减少疲劳，保持大便通畅，少吃辛辣刺激食物。切忌不可在炎症畸形发作时进行前列腺按摩，防止炎症扩散。若全身症状明显，体温升高，会阴部肿胀，应就诊于正规医院，进行相关化验，根据检查结果口服抗生素。②慢性前列腺炎：避免长时间骑、坐，性生活规律，忌饮酒及辛辣食物。进行热水坐浴及理疗，可减轻局部炎症，促进吸收。避免久坐，不穿紧身裤，减少对会阴部的压迫。每周 1 次前列腺按摩，以引流炎性分泌物。配合专科医师的指导，坚持规律、综合治疗的方法。

（任　健）

17. 无菌性前列腺炎怎么治疗？

前列腺炎是一组疾病，现一般将其分为4种类型：Ⅰ型——急性细菌性前列腺炎；Ⅱ型——慢性细菌性前列腺炎；Ⅲ型——前列腺炎，包括慢性非细菌性前列腺炎和前列腺痛；Ⅳ型——无症状性前列腺炎。无菌性前列腺炎可归类于Ⅲ型前列腺炎，但是Ⅲ型前列腺炎的发病机制至今尚未完全阐明。目前认为是具有各自独特病因、临床特点和结局的一组疾病或临床综合征。导致前列腺炎的原因十分复杂，可能是多种病因，其中一种或几种病因起关键作用，或者某些不同疾病具有相同或相似的临床表现，甚至这些疾病已治愈，而它所造成的损害与病理改变仍然持续独立起作用。多数学者认为主要病因是病原体感染，炎症和异常的盆腔神经肌肉活动共同作用。所以对于这种类型的前列腺炎目前多为经验性治疗。治疗目标主要是缓解疼痛、改善排尿症状和提高生活质量。

临床最常用的3种药物是抗生素、α受体阻滞剂和非甾体类抗炎镇痛药，其他治疗方法有M受体阻滞剂、植物制剂、中医中药、抗抑郁药、抗焦虑药、前列腺按摩、生物反馈，以及热疗。单一治疗方法效果不理想，多采用一种治疗方法为主，同时辅以其他治疗方法综合治疗。

（贾杰东）

18. 前列腺炎可以做手术根治吗？

对于前列腺患者，大多数通过口服药物或者保守治疗是可以治愈的。但是对于那些经久不愈的患者，随着炎症的加重或者播散，可形成前列腺脓肿，此时药物治疗和保守治疗已经无效。对于直肠指诊触及肿大的前列腺，有明显的触痛，且触及波动感者，建议采取会阴部切开引流术，充分引流脓液，促进前列腺恢复。术后定期换药，保持会阴部清洁干燥，避免再次感染。

（任　健）

19. 男性多大年纪以后就会出现前列腺增生？

前列腺增生是引起中老年男性排尿障碍原因中最常见的一种良性疾病，主要的临床表现为排尿次数增多、憋不住尿、无法控制排尿、半夜起床上厕所次数增多等储尿期症，排尿踌躇、排尿困难、间断排尿等排尿期症状，以及排尿不尽、排尿后尿道口滴尿等排尿后症状。前列腺增生发生的必要条件是老龄和有功能的睾丸存在。前列腺增生通常发生于男性 40 岁以后，40 岁以后前列腺增生发病率逐渐增高，到 60 岁时前列腺增生发病率大约为 50%，到 80 岁时前列腺增生发病率更是高达 83%，排尿困难的症状也随之增加。

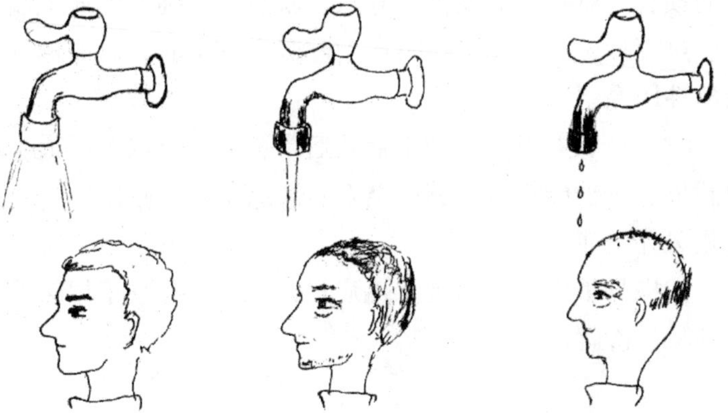

前列腺增生与年龄呈正相关

（贾杰东）

20. 前列腺增生有什么症状?

前列腺增生是引起中老年男性排尿障碍原因中最常见的一种良性疾病，其临床上主要有 3 组症状。

（1）膀胱刺激症状：主要表现为排尿次数增多，晚上起床上厕所的次数也变多。此外，还伴有不能憋尿、排尿时尿道疼痛感，甚至出现突然无法控制排尿的情况，夜间熟睡时也会出现尿液自行流出，类似“遗尿症”的表现。

（2）梗阻症状：由于前列腺体积过大使尿道变窄，影响排尿，多表现为排尿困难，初期表现为有尿意时需要等候片刻后才能排出尿液，称为排尿踌躇、排尿费力。随着病程的进展，出现尿线变细、无力，射程短，甚至尿不成线，尿液呈滴沥状排出。同时前列腺增生患者出现梗阻症状后，排尿时不能将膀胱内的尿液完全排空，导致膀胱内出现残余尿，进而损害膀胱逼尿肌功能，导致膀胱感觉迟钝，如遇气候突变、过度疲劳、饮酒、房事或上呼吸道感染时，可能诱发导致急性尿潴留。

（3）梗阻并发症：梗阻症状后常会出现血尿、尿道生殖道感染、肾功能损害、膀胱结石、尿潴留所致腹压增高引起的相关并发症。

如果日常生活中出现上述症状，应立即前往正规医院泌尿外科门诊就诊。

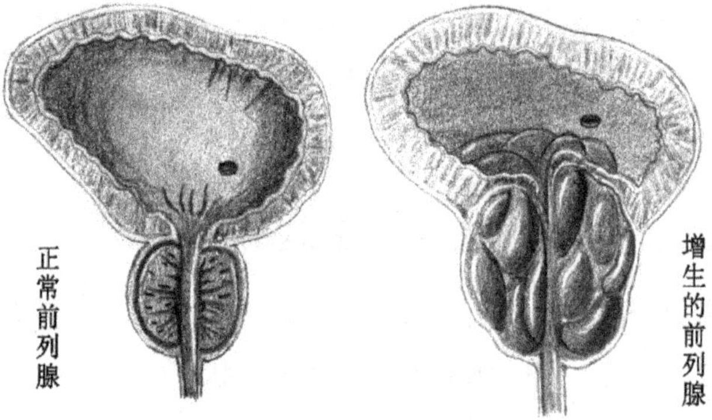

前列腺增生示意

（贾杰东）

21. 前列腺增生患者生活中有哪些注意事项？

前列腺增生是引起中老年男性排尿障碍原因中最常见的一种，其发病率随年龄增长而逐渐递增。对于患有前列腺增生的老年人，生活中应注意以下几点。

（1）防止受寒：寒冷往往会使病情加重。因此，患者一定注意防寒，预防感冒和上呼吸道感染等。

（2）忌酒：饮酒可使前列腺及膀胱颈充血水肿而诱发尿潴留。

（3）少食辛辣：饮食应以清淡、易消化者为佳，多吃蔬菜瓜果。少食辛辣刺激性食品，因其可导致性器官充血，又会使痔疮、便秘症状加重，压迫前列腺，加重排尿困难。

（4）不憋尿：憋尿会造成膀胱过度充盈，使膀胱逼尿肌张力减弱，排尿困难，且容易诱发急性尿潴留，因此，一定要做到有尿就排。

（5）不可过劳：过度劳累会耗伤中气，中气不足会造成排尿无力，容易引起尿潴留。

（6）避免久坐：经常久坐会加重痔疮等疾病，又易使会阴部充血，引起排尿困难。经常参加适宜的文体活动，保持心情舒畅，情绪稳定，消除精神压力，豁达乐观，有助于减轻症状，避免忧思恼怒。尽可能少骑自行车，因自行车车座可压迫尿道上段的前列腺部位，从而加重病情。

（7）适量饮水：饮水过少不但会引起脱水，也不利于排尿对尿路的冲洗作用，还容易导致尿液浓缩而形成不溶石。故夜间应适当减少饮水，以免睡后膀胱过度充盈，白天应多饮水。

（贾杰东）

22. 前列腺增生伴钙化灶是什么意思？

前列腺增生是引起中老年男性排尿障碍原因中最常见的一种，主要表现为尿频、尿急、夜尿增多、排尿不畅等症状，增生组织起源于前列腺近端尿道黏膜下腺体区域及移行区，可形成多中心性的基质结节，基质结节由增生的纤维和平滑肌组成。

一般来说，前列腺钙化本身并无明显的症状和体征，多是在进行前列腺相关疾病或者泌尿系统其他疾病的诊疗过程中经影像学检查发现的，在影像学检查中，前列腺钙化依据检查方法不同表现为前列腺内的强回声灶或高密度灶，是男性患者常见的良性前列腺疾病之一，多提示前列腺既往有过炎症，愈合以后于局部遗留了钙化灶，若无症状，前列腺钙化本身一般无须进一步治疗，建议就诊正规医院泌尿外科对患者的情况详细评估后再进行下一步诊疗选择。

（刘　爽）

23. 前列腺增生需要做哪些检查?

前列腺增生是引起中老年男性排尿障碍原因中最常见的一种，一般来说，50 岁以上的男性，出现尿频、尿急、夜尿增多、排尿困难等症状时，需要进一步进行前列腺的相关检查以明确诊断。

除了常规的病史询问，一般还需要进行一些相关检查，最常见的检查为直肠指诊，其可以帮助医师快速简单地了解前列腺的大小，以及初步了解前列腺是否存在质地、结节等异常。此外，还需进行超声检查，超声检查前列腺有经腹壁、经直肠探测两种途径，以腹壁最为常见。通过前列腺超声检查可以计算出前列腺的体积，同时还可以清晰地显示膀胱、精囊等状况。尿流动力学检查是对下尿路功能进行评估的一种十分有价值的检测方法，常包括尿流率测定、压力—

流率同步检查、充盈性膀胱测压等。

此外，还包括其他一些相关实验室和影像学检查，建议患者就诊于正规医院泌尿外科进行综合诊治。

（贾杰东）

24. 前列腺增生的药物治疗有哪些方式？

前列腺药物治疗的短期目标是缓解患者的下尿路症状，如排尿次数增多、无法憋尿，长期目标是延缓前列腺增生的临床进展，保护膀胱正常功能，预防并发症的发生，在减少药物治疗不良反应的同时保持患者较高的生活质量是前列腺增生药物治疗的总体目标。

前列腺药物治疗目前有三大类药物。① α_1 肾上腺素能受体阻滞剂，如酚苄明、多沙唑嗪、坦索罗辛等，优点是：治疗后 48 小时即可使症状改善，对于需要迅速改善 LUTS 症状的 BPH 患者，此为首选药物，长期应用可以维持稳定的疗效，前列腺增生患者都可以使用此类药物减轻症状，应用后不会对血清 PSA 值产生影响，不会影响前列腺癌的筛查；② 5α 还原酶抑制剂，如非那雄胺、依立雄胺等，其长期应用可以达到缩小前列腺体积、改善排尿困难的治疗目的；③植物制剂对前列腺增生有一定的疗效，可以长期服用，同时还可以联合应用 α_1 肾上腺素能受体阻滞剂与 5α 还原酶抑制剂。

上述药物需前往正规医院泌尿外科由医生根据患者具体情况选择药物进行治疗。

（贾杰东）

25. 前列腺增生有哪些微创手术治疗方式？

前列腺增生是引起中老年男性排尿障碍原因中最常见的一种，如果日常生活中出现排尿次数增多，晚上起床上厕所的次数变多，此外还伴有不能憋尿、排尿时尿道疼痛感、排尿困难、尿线变细等症状时，考虑诊断为前列腺增生，在进行相关手术适应证的筛选后，如需要进行外科手术治疗，目前可供选择的微创手术方式主要包括以下几种。

（1）经尿道前列腺电切术（TURP）：适合于有明显排尿次数增多、排尿困难、尿潴留等，已明显影响生活质量，经正规药物治疗无效或拒绝药物治疗的患者；尿流动力学已排除逼尿肌无力；梗阻所引起上尿路积水和肾功能损害。引起反复尿路感染、血尿、继发膀胱结石、腹股沟疝等。

（2）经尿道前列腺电气化术（TUVP）：适合的情况与经尿道前列腺电切术相似，尤其适用于凝血功能较差和前列腺体积较小的患者。

（3）经尿道前列腺等离子双极电切术（TUPKP）：适合的情况与经尿道前列腺电切术相似，特点是切割精确，止血效果好，热损伤小。

（4）经尿道钬激光剜除术（HoLEP）：一般用于较大前列腺增生的治疗，术后住院时间较短。

（5）前列腺柱状水囊扩开术（TUCDBP）：适用于绝大多数前列腺增生患者，尤其适用于年老体弱，无法长时间耐受麻醉、畏惧手术，要求保留腺体、保留性功能，小前列腺纤维化严重和较大前列腺增生的患者。保留了前列腺的生殖功能、性功能、内分泌功能和排尿功能，术后并发症少，手术时间短，出血极少。

治疗前列腺增生的微创手术方式多种多样，需要正规医院泌尿外科的医生对前列腺增生患者的情况详细评估后再进行选择。

（王　鑫）

26. 前列腺柱状水囊扩开术是我们国家自主研发的吗？它有哪些优势？

经尿道前列腺柱状水囊扩开术（TUCDBP）是以北京大学第一医院泌尿外科郭应禄院士为首的团队经过多年的临床实验所完成的研究成果。是我国自主研发，拥有自主知识产权的专利产品，荣获中国医药卫生事业发展基金会优秀成果奖。该技术是目前我国唯一具有知识产权且保留原始器官治疗良性前列腺增生的一种有效、安全、简便的治疗方法，其总体效果相当于目前的微创手术，但是其适应证更宽广、安全性更高、学习曲线更短，是对当前前列腺增生治疗体系的完善与补充。

（1）安全有效：柱状水囊导管对前列腺进行钝性扩开，解除尿道压迫，只损伤部分尿道黏膜，术后恢复快，远期效果等同其他外科干预手段。

（2）操作便捷：手术过程只需15分钟，基本是无血操作；易掌握，学习曲线短。

（3）创伤极微：只扩开前列腺包膜，对器官的损伤比较小，不损伤其他组织。

前列腺柱状水囊扩开术一次扩开即可彻底解决前列腺增

生引起的尿路梗阻，避免长期服药带来的经济负担和药物不良反应，也避免了常规术式对泌尿系统的损伤，提高患者生活质量，减轻患者负担。

（王　鑫）

27. 前列腺增生会转化成为前列腺癌吗？

前列腺增生是引起中老年男性排尿障碍最常见的一种良性疾病，而前列腺癌是老年男性泌尿系肿瘤常见类型，同样可以引起排尿困难，很多人都很好奇前列腺增生继续发展是不是就变成前列腺癌了呢？其实这个问题很好解答，前列腺增生和前列腺癌是发生于前列腺组织的两种病理类型完全不同的疾病，两者的发病原因和发病机制都不相同，两者只是发生的组织器官相同，现代科学研究表明两者之间并无因果关系，因此大家不必过于担心，但是两者可以同时发生于同一患者且两个疾病都需要进一步治疗，两者之间也需要进一步鉴别诊断。因此，两者疾病都需要就诊于正规医院泌尿外科以进行进一步的诊断及治疗。

（贾杰东）

28. 前列腺增生微创手术后尿液不自主流出来怎么办？

前列腺增生是老年男性常见的引起尿路梗阻的原因。目前常用的术式是经尿道前列腺电切术，该术式是治疗前列腺增生的“金标准”。但是该手术毕竟是一种有创操作，可能会出现并发症。常见的手术并发症就是尿失禁，即不能自主控制排尿，在没有感觉的情况下，尿液流出，出现尿裤子的现象。尿失禁主要分为以下几种。①暂时性尿失禁：主要原因可能是术前膀胱功能不稳定，前列腺窝局部炎性水肿，刺激外括约肌关闭失灵，术中外括约肌轻度损伤等，一般可逐渐自行恢复，可加强盆底肌锻炼。②永久性尿失禁：一般是由于尿道外括约肌术中损伤所致，经过 1 年左右的治疗，盆底肌锻炼，仍不能恢复。术后出现尿失禁症状，建议去正规医院泌尿外科门诊进行复诊，在医师的指导下进行相关的功能训练，一般经过恢复和相关功能锻炼以后，尿失禁症状都是可以解决的。

（任　健）

29. 为什么做前列腺检查医生要摸我肛门？

前列腺位于直肠的前方，可以通过肛门指诊触摸到前列腺。因此直肠指诊（DRE）是一种最简单且必须进行的泌尿外科检查手段，可以帮助大夫了解前列腺形态、大小、硬度、表面是否光滑、有无结节与压痛、中央沟是否存在、变浅或消失等，同时亦判断了解肛门括约肌及直肠情况。大多数的前列腺癌起源于外周带，细致的直肠指诊对于肿瘤的早期诊断及分期具有较大意义。典型的前列腺癌在做直肠指检时，前列腺常质地硬如石头、边界不清、有不规则结节、无压痛、活动度差。因此对于患前列腺癌风险较高的中老年患者，直肠指诊是必须要进行的检查，但是需要引起注意的是，直肠指诊可能会影响到血清 PSA 数值，因此应在检测

PSA 之后再行指诊检查。

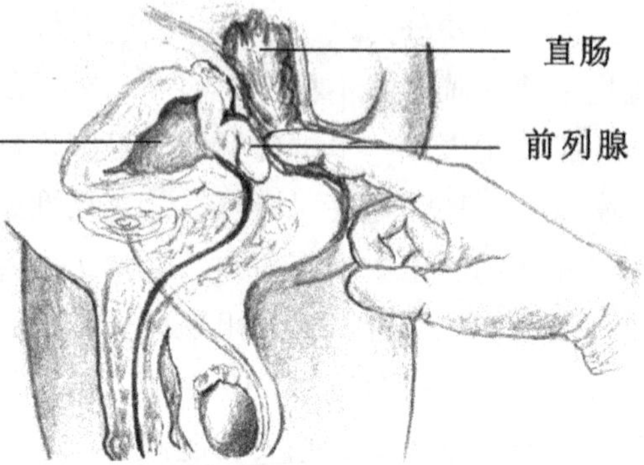

前列腺直肠指诊

（贾杰东）

30. PSA 不能诊断前列腺癌，那它到底有什么意义？

PSA 的全称是前列腺特异性抗原，当 PSA 升高时可能是由于前列腺癌，也可能是由于前列腺炎、尿潴留、剧烈的直肠指诊、前列腺外伤、前列腺活检、性生活等引起的，所以不能光凭 PSA 升高就诊断为前列腺癌。但是 PSA 可作为筛查前列腺癌的指标，对于异常的 PSA 结果，需做全面、细致的分析，以排除其他因素对检查结果的影响，以便做出准确、全面的诊断，必要时进一步对前列腺进行核磁检查或穿刺活检来明确病因。

（韩帅红）

31. 多大年龄以后要进行前列腺癌 PSA 筛查?

前列腺癌筛查内容主要为前列腺特异性抗原（PSA）检查，直肠指诊、B 超也常用于前列腺癌的筛查，血清 PSA 是现在筛查前列腺癌、评估治疗效果和预测预后的一个重要且可靠的指标。健康男性血清 PSA 值一般为 0~4 ng/mL。PSA 可以用于前列腺癌普查。目前认为，对 50 岁以上有下尿路症状的男性常规进行 PSA 和 DRE 检查，对于有前列腺癌家族史的男性人群，应该从 45 岁开始定期检查。

（贾杰东）

32. 我一点感觉都没有，为什么医生说我得了前列腺癌？前列腺癌有哪些临床表现?

现在前列腺癌的诊断确诊主要通过前列腺穿刺。由于早期前列腺癌的临床症状多呈隐匿性，一部分患者甚至在接受前列腺电切术后病理回报时才被发现。许多患者是在体检时经直肠指检发现前列腺硬结或质地硬，或常规行血清 PSA 检查时发现异常升高而进一步就诊的。

前列腺癌的临床表现和良性前列腺增生症类似，以排尿障碍为主，排尿功能障碍一般呈渐进性或短时期内迅速加重，表现为排尿次数增多、排尿费力、尿线变细、有排尿不尽感、夜尿增多、排尿困难、充盈性尿失禁，甚至反复尿潴留；老年人突然出现血精时应考虑前列腺癌的可能性，部分患者还表现出射精痛。晚期则以局部浸润或远处转移症状为主，常表现为骨骼转移所致的骨痛、淋巴结肿大、脏器转移症状及神经症状。

所以，日常生活中如果出现相关症状，应立即前往正规医院泌尿外科门诊就诊，切勿轻视。

（贾杰东）

33. 磁共振对于前列腺癌的诊断价值是什么？

临床上对于前列腺癌的筛查多先依赖于 PSA、直肠指检、检查，这些指标可初步诊断前列腺癌，但是无法提供前列腺癌的具体位置信息，这时就需要行磁共振检查明确病灶位置，指导前列腺穿刺活检，提高其阳性率。磁共振检查具有较好的组织分辨率和三维成像特点，对于前列腺癌与周围正常组织的分辨非常明显，准确性达 80%。同时磁共振还可以明确前列腺包膜的完整性，对于判断前列腺癌是否侵犯周围组织及器官，其准确率高达 70%~90%。磁共振还可以明确盆腔淋巴结是否受侵，以及是否存在前列腺癌骨转移的情况，为下一步的治疗方案提供指导。磁共振波谱检测是根据前列腺癌组织中枸橼酸盐、胆碱和肌酐的代谢与正常组织中的差异而呈现的不同的波谱线，在前列腺癌的诊断中亦有一定的价值。

（贾杰东）

34. 什么样的情况需要做前列腺穿刺活检术？

前列腺穿刺活检术是用细针穿刺的方法获得前列腺组织并行病理检测，是确诊前列腺癌的“金标准”。但是作为一种有创的检查手段，前列腺穿刺活检术具有明确的穿刺指征：①直肠指检发现前列腺结节，任何 PSA（前列腺特异性抗原）值；② B 超、CT 或 MRI 发现异常影像，任何 PSA 值；③ PSA ＞ 10 ng/mL，任何 f/tPSA 和 PSAD 值；④ PSA 4~10 ng/mL，f/tPSA 异常或 PSAD 值异常。因此如果患者发现 PSA 值异常，建议患者就诊于正规医院的泌尿外科以进一步诊治。

（贾杰东）

35. 做超声引导下前列腺穿刺活检术，需要穿多少针？

目前临床上怀疑患有前列腺癌的患者一般需要进行前列腺穿刺活检术以最后确诊，好多患者一听见穿刺就害怕、紧张，甚至拒绝进行前列腺穿刺活检术，其实大可不必。首先前列腺穿刺时，进针之前，医生都会严格消毒穿刺部位皮肤减少感染概率，同时在穿刺前在皮肤局部注射麻药，这样在穿刺时是感觉不到疼痛的，目前为了提高穿刺检出率，常规于会阴部穿 13 针，前列腺穿刺活检术后，医生还会让患者口服或者静脉输注抗生素类药物预防感染，术后感染概率很小。术后如果出现发热等并发症，医生也会给予相应处理。

所以不要紧张害怕，还是应该进一步明确诊断，那样医生才能确定合理的治疗方案。

（贾杰东）

36. 前列腺穿刺活检术后需要注意些什么？

前列腺穿刺活检术后患者应该预防性口服抗生素，连用3天，预防可能发生的泌尿生殖系感染，3天后观察如无明显症状可停药；同时要多饮水，保持大便通畅，避免干燥。注意观察术后反应，如血尿、血精、便血等，发现异常后随时就诊，及时处理。

前列腺穿刺活检的并发症主要有血尿、血便、血精，偶尔也会出现前列腺脓肿、高热、败血症等严重感染。其中出血最常见，大约有50%的患者表现为肉眼血尿。穿刺结束后行直肠指诊可以明确有没有直肠出血，如发现显著的直肠出血，可以将合适大小的阴道棉条润滑后塞入直肠留置几小时可有效止血。很少需要内腔镜在直肠内行止血。前列腺穿刺活检术后出现血尿情况是正常的，一般几天后血尿就会消退，但是血尿如果持续很多天或者颜色变深，应立即前往正规医院泌尿外科就诊，进行进一步治疗。

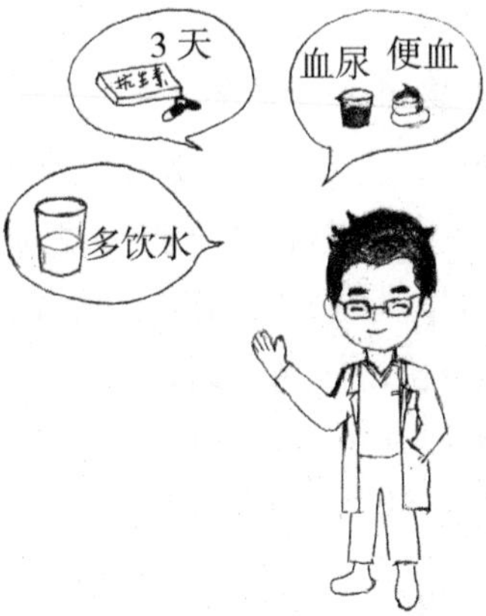

前列腺穿刺活检术后注意事项

（贾杰东）

37. 前列腺癌确诊后必须行手术治疗吗？

前列腺癌治疗方法较多，具体选用单一手术治疗还是联合治疗，应根据前列腺癌发展不同阶段来制定个体化治疗方案，患者年龄、全身状况、经济条件、生存意愿等都是要考虑的问题。对进展快、恶性程度高的前列腺癌，治疗的主要目的是提高肿瘤控制率和改善生活质量。局限性前列腺癌是指肿瘤局限于前列腺内，无周围浸润和淋巴结、远处脏器转移，多采用手术治疗。

观察等待治疗是指对已明确前列腺癌诊断的患者，主动密切观察随诊，监测肿瘤的发病过程，直到出现局部或系统症状时，才对其采用一些姑息性治疗来缓解症状的一种保守治疗方法。接受观察等待治疗的患者必须每3个月前往医院复诊，检查PSA水平并行直肠指检，必要时增加复诊频率和进行影像学检查。对于直肠指检、PSA 检查和影像学检查发现疾病有进展的患者可考虑转为其他治疗。观察等待治疗适用于不愿意或体弱不适合接受主动治疗的前列腺癌患者。

对于不适宜手术的进展性、转移性前列腺癌患者，也可以选择内分泌治疗。内分泌治疗已成为前列腺癌辅助治疗的首选，尤其对于进展性、转移性前列腺癌疗效显著。前列腺癌内分泌疗法可以从激素水平阻止前列腺癌细胞的恶性生长，其目的是减轻症状，延缓肿瘤进展。

（贾杰东）

38. 前列腺癌内分泌治疗应当如何进行？需要定期复查什么指标？

前列腺癌内分泌治疗已成为前列腺癌辅助治疗的首选，尤其是进展性、转移性前列腺癌。前列腺癌内分泌疗法可以通过以下途径发挥疗效：去除雄激素的来源，抑制垂体释放黄体生成激素，抑制类固醇合成，在靶组织内抑制雄激素作用等。从而阻止前列腺癌细胞的恶性生长。

目前，临床内分泌治疗的方案包括：①去势治疗（包括手术或药物去势）；②单一抗雄激素治疗；③雄激素生物合成抑制剂；④最大雄激素阻断；⑤新辅助内分泌治疗；⑥间歇内分泌治疗；⑦根治性治疗后辅助内分泌治疗。

前列腺癌内分泌治疗需要定期复查以下指标。

（1）PSA 检查：根据治疗前 PSA 水平和治疗初期 3~6 个月 PSA 水平下降情况，判断内分泌治疗的敏感性和反应的持续时间。

（2）血清雄激素水平检测：化验血清雄激素水平可以判定内分泌治疗是否抑制雄激素的分泌。

（3）骨扫描、超声和胸片：PSA 正常的无症状患者不需要行骨扫描。对内分泌治疗过程中出现 PSA 升高、骨痛等症状者应行骨扫描、B 超和胸片检查。

（贾杰东）

39. 何种前列腺癌需要手术治疗？

根治性前列腺切除术是治愈局限性前列腺癌最有效的方法之一。主要术式有传统的开放性经会阴、经耻骨后前列腺癌根治术及近年发展的腹腔镜前列腺癌根治术和机器人辅助腹腔镜前列腺癌根治术。

根治性前列腺切除术用于可能治愈的局限性前列腺癌。手术适应证要考虑肿瘤的临床分期，以及患者预期寿命和总体健康状况。尽管手术没有严格的年龄界限，但是 70 岁以后伴随年龄增长，手术并发症及死亡率将会随之增加。早期的前列腺癌采用根治性前列腺癌切除术，对于中晚期的前列腺癌则一般采用保守治疗或者术后服役综合治疗。对于预期寿命≥ 10 年者可选择根治术。前列腺癌患者多为高龄男性，手术并发症的发生率与身体状况密切相关。因此，只有身体状况良好，没有严重的心肺疾病的患者适合行根治性前列腺切除术。对于 PSA ＞ 20 或 Gleason 评分≥ 8 的局限性前列腺癌患者与上述条件符合的，根治性前列腺切除术后可给予其他辅助治疗。

一旦出现以下情况不建议行根治性前列腺切除术：患

有明显提高手术风险的疾病，如严重的心脑血管疾病、心肺功能不佳等，即手术耐受性低的人群；患有严重出血倾向或血液凝固性疾病；骨转移或其他远处转移；预期寿命＜10年者。

（贾杰东）

40. 前列腺癌根治术后会不会影响性功能？

前列腺癌是老年男性常见的恶性肿瘤，得到确诊的年龄基本都在45~89岁，且发生率随着年龄的增长而增加。对于50岁左右有性需求的前列腺癌患者可能存在这样的疑问：术后我还能“硬”起来吗？

首先向大家普及一下前列腺及其周围结构。前列腺外形像个倒立的栗子，上宽下尖，上方紧邻膀胱、后方近邻直肠下段、前方是耻骨后的一小块间隙，也是我们手术入路的部位。其中尿道穿行于前列腺中央，左右射精管贯穿前列腺后部。营养前列腺的动脉来自膀胱下动脉，前列腺的静脉汇入静脉丛。另外，前列腺血管周围被神经网广泛包绕，医学上我们常称之为“血管神经束”。术后患者能不能“硬”起来，还是要看这条“血管神经束”在术中有无损伤。保留“神经血管束”可保留阴茎勃起的功能，所以医生在术中会根据患者的生理需求尽可能保全此结构。但有几种情况不适合保留：①术前已有性功能障碍；②术前肛门指诊发现有不正常硬块；③术中发现肿瘤已穿出包膜或侵犯到“血管神经束”。另外，对于年龄较高、无性需求的患者术中也可不保留该结构。

前列腺癌根治术的切除范围为整个前列腺、两侧精囊及两侧髂血管处淋巴结。术中虽保留了“血管神经束”，但因术后射精管、精囊结构已不存在，故术后即便可以正常勃起，但已丧失了正常的生育能力。

（刘 爽）

41. 什么是前列腺癌的新辅助治疗?

前列腺癌的发病与进展与雄激素的作用有很大关联，所以抑制雄激素的产生在某种意义上可以减弱前列腺癌的发生发展。

在现阶段临床中，在前列腺癌患者进行根治性前列腺切除术前，应用雄激素阻断药物，以达到在手术前缩小肿瘤体积、降低临床分期、降低前列腺切缘肿瘤阳性率的目的，这就是前列腺癌根治术前的新辅助内分泌治疗。

一般适用于前列腺癌分期为 T_2 期、T_{3a} 期的患者，新辅助治疗时间一般为 3~6 个月。通过新辅助治疗可以降低肿瘤的临床分期，降低手术切缘阳性率和淋巴结浸润率，降低局部复发率。

（刘 爽）

42. 前列腺根治性放疗和根治性手术哪个更有优势?

前列腺癌是威胁老年男性的恶性肿瘤之一。对于前列腺癌的治疗除了手术切除前列腺外还有内分泌治疗、冷冻治疗及根治性放疗等其他措施。那么得了前列腺癌到底是手术还是放疗呢？

随着大众对于疾病普查的重视，越来越多的前列腺癌在早期已被确诊。腹腔镜下或机器人辅助下前列腺癌根治术由于其创伤小、恢复快、并发症少的特点已经逐渐成为目前泌尿外科对于早期局限性前列腺癌的主要治疗手段。

局限性前列腺癌即没有淋巴结转移、没有远处血性转移，局限在前列腺包膜内的癌症，医学上通常称之为 T_1、T_2 期。早期前列腺癌进行手术治疗具有极大优势，手术能够彻底切除肿瘤，5 年生存率很高。但术后患者可能会出现尿失禁、勃起功能障碍、吻合口狭窄等一系列并发症。

对于不愿手术治疗的局限性前列腺癌也可选择放射治疗。多项临床研究表明，放疗可以有效控制前列腺癌，局部控制率达 65%~88%。不良反应主要是腹泻、尿频、排尿困难等。另外，放疗可应用于局部晚期前列腺癌。对于 T_3、T_4 期前列腺癌患者采用放疗联合内分泌治疗，可显著提高癌症控制率与生存率。

综上所述，对于可以耐受手术，且预期寿命＞ 10 年的早期前列腺癌患者一般建议其行根治性手术治疗；对不愿手术或丧失手术机会的患者可采用放射疗法。

（刘 爽）

43. 前列腺癌术后复发怎么办？

目前对于局限性前列腺癌，多采用根治性前列腺癌切除术及根治性前列腺癌放疗进行治愈性治疗，但是行根治性治疗后，是有一定概率出现复发的。对于前列腺癌治愈性治疗后复发，仍有多种方法进行治疗。

当根治性前列腺癌切除术后复查过程中出现连续两次的 PSA ≥ 0.2 ng/mL，或者有局部复发或者是远处转移的情况，这时就要采用挽救性放射治疗或内分泌治疗。目前前列腺癌根治切除术后生化复发，一般不给予化疗治疗。

当根治性放疗术后复查过程中出现 PSA 值高于 2 ng/mL 时即可判定为出现了复发，或者放疗 18 个月以后前列腺穿刺又发现有癌细胞，同时 PSA 值上升，也是出现了前列腺癌复发，目前针对根治性放疗术后复发患者多采用挽救性根治性前列腺切除术、挽救性冰冻消融治疗结合内分泌治疗等。

（贾杰东）

44. 前列腺癌会转移吗？

恶性肿瘤都具有转移的可能性，前列腺癌自然也不例外。前列腺癌通常有以下 3 种转移方式。

（1）前列腺癌在中晚期的时候常常会突破前列腺包膜而向外扩散。常见局部转移器官有精囊腺、膀胱底、尿道、直肠等。

（2）淋巴转移：双侧髂血管淋巴结和腹股沟区淋巴结是常见的前列腺癌淋巴结转移部位。此外，少见有胸导管、锁骨下淋巴结侵犯。

（3）血行转移：癌细胞侵犯血管后随着血流开始播散转移。前列腺癌最常见的血行转移部位为椎体，此外还有肺转移、肝转移等。

在临床工作中一般利用磁共振 MRI 检查来判断有无前两种转移。MRI 可显示前列腺包膜的完整性、是否侵犯前列腺周围组织器官，还可显示有无盆腔淋巴结受累。前列腺癌最常见的远处转移是骨转移，早期骨转移通常没有任何症状。对于显示有无骨转移病灶还需借助核素全身骨显像检查，该项检查可比常规 X 线提前 3~6 个月发现骨转移病灶。

综上所述，前列腺癌晚期有转移的风险，临床上通过患者体征及借助于影像学检查不难发现癌症转移情况。医生将根据前列腺癌有无转移来制定下一步诊疗措施。

（刘　爽）

45. 前列腺癌骨转移如何治疗？

对于前列腺癌骨转移的治疗，目的主要是缓解疼痛，预防和降低骨相关事件的发生，提高生活质量，提高生存率。其中骨相关事件（SREs）主要包括病理性骨折、脊髓压迫、高钙血症等。对于前列腺癌骨转移的治疗强调多学科协作、综合性治疗，治疗方法主要包括：针对原前列腺癌的系统内科治疗（又分为内分泌治疗、化疗、分子靶向和免疫治疗），双磷酸盐类药物治疗、放疗、外科治疗、疼痛治疗。

（郭文敏）

46. 前列腺癌骨转移疼痛怎么缓解？

对于前列腺癌骨转移疼痛的治疗，泌尿外科学界已达成统一规范化的治疗指南，骨转移癌疼痛常见的治疗方法包括：放疗、化疗、核素治疗、生物治疗、双磷酸盐类药物治疗、经皮椎体成形术、微创介入治疗、手术治疗、阿片类镇痛药物、非甾体抗炎药物、抗抑郁药物和抗惊厥药物等。尽管缓解骨疼痛的治疗方法多种多样，但止痛药治疗在骨疼痛治疗中，具有不可取代的作用，是疼痛治疗的关键及基础性治疗用药。

骨转移的止痛药治疗应遵循 WHO 癌症疼痛治疗基本原则，针对患者的疼痛程度选择不同“阶梯”的镇痛药物。WHO 的癌症三阶梯止痛治疗的五项基本原则为：口服及无创途径给药；按阶梯给药；按时给药；个体化给药；注意具体细节。常用的止痛药物包括非甾体类抗炎镇痛药、阿片类止痛药及辅助用药三大类。非甾体类抗炎镇痛药及阿片类止痛药是缓解骨转移疼痛的主要药物。辅助用药适于与非甾体类抗炎镇痛药或和阿片类止痛药联合应用，用于进一步增强缓解神经病理性疼痛等特殊类型的疼痛，主要包括：抗抑郁药、抗惊厥药、NMDA 受体拮抗剂、糖皮质激素类、肾上腺素能受体激动药等药物。

对骨转移灶导致的疼痛应根据疼痛程度选择用药。轻度疼痛时可选择非甾体类抗炎药，或含有阿片镇痛药非甾体类抗炎镇痛药复方制剂。中度疼痛时应当选择阿片类镇痛药，如可待因、双氢可待因，同时给予非甾体类抗炎镇痛药或阿片及非甾体类抗炎镇痛药复方制剂。酌情联合应用辅助药物。重度疼痛时选择强阿片类镇痛药，如吗啡缓释片、羟考酮缓释片、芬太尼透皮贴剂。同时给予非甾体类抗炎镇痛药或阿片及非甾体类抗炎镇痛药复方制剂。住院患者多有中重度骨痛，需根据病情将阿片类止痛药剂量调整至最佳止痛的安全用药剂量。

癌痛控制强调个体化的综合治疗，针对处于不同病程和疼痛程度的患者，制定和实施个体化治疗方案是决定预后的重要因素。治疗骨转移癌痛，应采取多学科会诊制度，给予序贯治疗，并及时评估疗效和安全性，调整治疗方式和剂量，以期达到最佳治疗效果。

（郭文敏）

47. 什么是去势抵抗性前列腺癌?

前列腺癌是危害老年男性生命健康的恶性肿瘤之一。前列腺癌的发生发展离不开老年有功能的睾丸，因前列腺癌会表达一种雄激素敏感受体，所以前列腺癌存在激素依赖性。其实，前列腺癌是由雄激素依赖性和雄激素非依赖性癌细胞组成，早期前列腺癌细胞类型以雄激素依赖性为主。正因为前列腺癌的这个病理学特征，临床上通过减少雄激素产生或阻断雄激素与受体结合来针对治疗。临床上将抑制睾丸雄激素分泌或抑制雄激素活性的治疗方法统称为雄激素去除治疗，即前列腺癌的内分泌治疗。

内分泌治疗措施包括去势治疗和抗雄治疗。其中去势治疗是目前治疗进展性前列腺癌和转移性前列腺癌的标准治疗方式。但当患者在一段时间内行内分泌治疗后雄激素依赖细胞就大量衰亡了，肿瘤中只剩下原来占比很少的雄激素非依赖性癌细胞。临床上将对去势治疗无效的前列腺癌，定义为去势抵抗性的前列腺癌。其实，去势抵抗性前列腺癌是一种医源性疾病，通常在晚期前列腺癌经去势治疗一段时间后出现。

诊断去势抵抗性前列腺癌需要满足下述几个条件：①血清睾酮达去势水平（< 50 ng/dL 或< 1.7 nmol/L）；②间隔 1 周，连续 3 次 PSA 上升，较最低值升高 50% 以上。几乎所有的晚期前列腺癌患者在接受内分泌治疗后，都会最终进展为去势抵抗性前列腺癌。内分泌治疗的有效时间一般为 18~24 个月。

（刘 爽）

48. 疾病进展到去势抵抗性前列腺癌还有什么治疗方法？

去势抵抗性前列腺癌（CRPC）是指经过初次持续雄激素剥夺治疗后疾病依然进展的前列腺癌。同时需要具备：①血清睾酮达去势水平（< 50 ng/dL 或< 1.7 nmol/L）；②间隔 1 周，连续 3 次 PSA 上升，较最低值升高 50% 以上。

对于去势抵抗性前列腺癌需要根据疾病的具体情况进行相应治疗。非转移性 CRPC 患者治疗：可观察或选择二线内分泌治疗；未经化疗无症状或轻微症状但身体状况良好的转移性 CRPC 患者治疗：选择二线内分泌治疗及醋酸阿比特龙联合泼尼松、多西他赛及 sipuleucel-T 治疗；未经化疗有症状但身体状况良好的 mCRPC 患者治疗：可采用多西他赛、醋酸阿比特龙联合泼尼松、酮康唑联合皮质激素、米托蒽醌或放射性核素治疗；未经化疗有症状且身体状况差的 mCRPC 患者治疗：建议采用醋酸阿比特龙联合泼尼松治疗；既往接受过多西他赛化疗但身体状况良好的 mCRPC 患者治疗：采用醋酸阿比特龙联合泼尼松、卡巴他赛或 MDV3100 治疗；既往接受过多西他赛化疗但身体状况差的 mCRPC 患者治疗：主要采用姑息性治疗；CRPC 骨转移治疗：可采用化疗、分子靶向和免疫治疗等。

从以上治疗方式的选择我们可以看出，对于 CRPC 的治疗是一个十分复杂和个体化的治疗，患者一定要定期到泌尿外科门诊复诊，在医生指导下进行治疗方式的选择，切不可自行进行治疗方式的改变。

（刘　爽）

49. 前列腺癌根治术后应当如何复查？

前列腺癌根治术是目前治疗前列腺癌常见的手术方式，然而即使行前列腺癌根治术，术后依然存在前列腺癌复发的可能，因此术后定期复查尤为重要。前列腺癌根治术后复查大致包括以下内容。①定期行血清 PSA（前列腺特异性抗原）水平监测：血清 PSA 水平是目前诊断前列腺癌及评估治疗效果非常重要的指标。成功的前列腺癌根治术后 6 周后一般不能检测到 PSA 水平值，若术后 PSA 检测仍然升高说明体内有产生 PSA 的组织，即残留的前列腺癌病灶。研究表明，连续两次血清 PSA 水平超过 0.2 ng/mL，提示前列腺癌复发；②直肠指检：前列腺癌根治术已经将整个前列腺切除，在治愈性治疗后如果前列腺区有新出现的结节时应该怀疑局部复发；③经直肠超声穿刺活检：根治术后如果 PSA 大于 0.5 ng/mL，直肠指诊发现局部结节或经直肠超声检查发现局部低回声病变时建议进行前列腺活检；④骨扫描与腹部CT、MRI及PET-CT扫描。其一般不会进行，只有当患者存在骨头疼痛及PSA持续增高时才会进行。对普通患者来说，遵守医嘱术后每3个月监测血清PSA水平值，无升高情况下可在2年后改为每6个月复查一次，5年后改为每12个月检查一次。因此患者需要积极关注自身的身体状况，如有无局部不适（骨痛、剧烈咳嗽等）或全身消瘦等，尤其需要动态观察PSA的变化情况，如果出现PSA的异常增高，则需要与泌尿外科门诊医生进行密切沟通，及时进行鉴别和采取进一步治疗，以免延误病情。

（赵国臣）

第九章
尿道疾病

1. 尿道下裂是一种什么病?

尿道下裂是男性泌尿生殖系最常见的先天畸形，发病率为 1/300。典型尿道下裂有以下临床表现：尿道口可出现在正常尿道口近端到会阴尿道部的任何部分。部分尿道口有狭窄。患者常伴有阴茎弯曲、隐睾、腹股沟疝和鞘膜积液。一些患者可合并阴囊转位、阴茎扭转、小阴茎及重复尿道，极少数患者合并肛门直肠畸形。

（赵国臣）

2. 尿道下裂有哪些类型?

尿道下裂依据尿道口的位置不同可分为以下几类。①龟头型或冠状沟型：尿道开口在冠状沟腹侧中央。此型除尿道开口较窄外，一般不影响排尿和性交功能，可不手术治疗。国外强调美容，主张手术将尿道外口前移至正常位置。②阴茎型：尿道外口开自于阴茎腹侧，需手术矫正。③阴茎阴囊型：尿道开口于阴囊阴茎交界处，阴茎严重弯曲。④阴囊型：尿道外口位于阴囊，除具有尿道下裂一般特征外，阴囊发育差，可有不同程度对裂，其内有时无睾丸。⑤会阴型：尿道外口位于会阴，外生殖器发育极差，阴茎短小而严重下曲，阴囊对裂，形如女性外阴，有时误作女孩抚养。

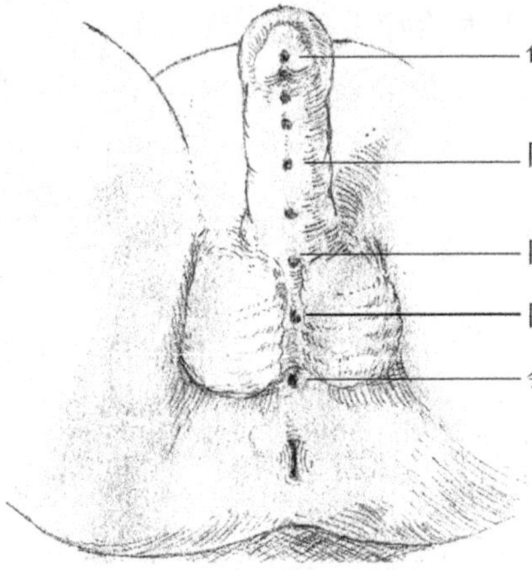

不同类型尿道下裂

（赵国臣）

3. 尿道下裂应当何时治疗？

尿道下裂是一种先天性的尿道畸形，一般男孩比较常见。一般孩子刚出生的时候，细心的家长可以发现孩子排尿的时候尿液出口异常，一旦发现要及时就诊早期治疗。尿道下裂是指尿道的开口位置异常。假如尿道外口在阴茎体部，排尿时需要用手把阴茎头抬起来，而且尿流常呈喷洒状，容易尿湿衣裤。假若尿道外口在阴茎根部或会阴部，就不能站立排尿，必须像女孩一样蹲着排尿，这可能严重影响男孩心理发育。当孩子稍稍懂事，发现自己与别的小男孩不同时，就会产生自卑、孤僻、内向、不愿找别的孩子玩耍等心理，在上学后会更加明显。一般说来，越早治疗越可能减少对儿童的心理影响。然而年龄越小的儿童越不容易配合手术，加之阴茎小，操作困难，故手术失败的概率较高。一般来说，在12个月到3岁时手术治疗效果比较好。因此为了孩子的身心健康，家长一定要及时发现，及时就诊于泌尿外科门诊进行治疗。

（赵国臣）

4. 尿道下裂应当去哪个科室治疗？

一般来说，尿道下裂可以就诊于泌尿外科进行手术治疗。尿道下裂手术方式较多，一般可采用分期手术与单次手术治疗。对于年龄较小的儿童，由于阴茎较小可采用分期手术进行。①分期手术：第一期矫治阴茎下曲，包皮由背侧转移到腹侧，为尿道重建手术提供条件。第二期手术在距第一期手术半年后进行，利用阴茎腹侧包皮建造新尿道，使尿道开口于阴茎头部。手术成功就能达到直立排尿，成年后有生育能力。②单次手术：这是医院采用的常规手术方法。在一次手术中完成阴茎下弯矫正，切除阴茎背侧多余的包皮，用膀胱黏膜重建尿道，并使尿道开口于阴茎头的正常部位。一般来说，经手术矫正后阴茎外观会恢复到和正常人一样，排尿方式也可恢复到与正常人没有差异。因此家长一旦发现孩子存在排尿异常，一定要及时就诊于泌尿外科门诊进行早期的诊断和治疗。

（赵国臣）

5. 尿道憩室是什么疾病？怎么治疗？

尿道憩室是指尿道周围与尿道相通的囊性腔隙，可以是先天性的，也可以是后天性的。先天性尿道憩室以女性多见，多为单发，位于尿道与阴道之间；男性则多位于阴茎阴囊交界处的尿道腹侧。憩室大小及颈部宽窄不同，造成的尿路梗阻程度和症状亦不同。

造成尿道憩室的原因主要有：①先天发育不良。②尿道周围脓肿穿破尿道形成憩室。病原菌多为革兰阴性杆菌感染。男性尿道憩室位于前列腺者，多因前列腺脓肿引起，临床上较常见。③尿道损伤后周围血肿、尿外渗、感染未能及时充分引流，周围组织机化，成为憩室壁。④结石在尿道内停留，压迫尿道，局部坏死、穿破，形成憩室。

在治疗原则上尿道憩室应当完全切除。憩室口小者，切除后将尿道缝合；口宽大者，憩室切除后行尿道成形术，以弥补尿道的缺损。各种憩室切除术均需行耻骨上膀胱造瘘术或会阴部尿道造瘘，待尿道完全愈合后再拔除造瘘管。

（田　强）

6. 男性尿道损伤有哪几种类型？

尿道损伤多见于 15~25 岁青壮年，90% 以上是骨盆骨折或骑跨伤等闭合性损伤引起。男性尿道分为前尿道和后尿道。根据损伤部位可把男性尿道损伤分为前尿道损伤和后尿道损伤。其中，前尿道损伤按损伤部位进一步分为球部尿道损伤、阴茎部尿道损伤和尿道外口损伤，后尿道损伤按损伤部位分为膜部尿道损伤和前列腺部尿道损伤。尿道损伤按照损伤程度可以分为以下几种。①尿道挫伤：仅为尿道黏膜损伤，局部肿胀和瘀血。②尿道破裂：尿道部分全层的裂伤，但是仍有部分尿道连续性尚未完全破坏。③尿道断裂：尿道损伤处完全断裂，连续性丧失，其发病率为全部尿道损伤的40%~70%。

（章　雷）

7. 尿道损伤应当如何治疗？

尿道损伤治疗应根据患者的全身情况，受伤时间，尿道损伤的部位、严重程度，以及合并伤的情况等，综合考虑制定相应的治疗方案。对于尿道损伤首先是进行全身的治疗：防治休克、防治感染、预防创伤后并发症的发生。其次是对于损伤尿道的局部治疗：一般来说对于尿道灼伤和尿道挫伤，由于损伤轻微给予留置导尿等对症治疗即可。对于前尿道破裂和断裂：轻度破裂且可以顺利留置导尿患者，留置导尿 1~2 周，以后间断行尿道扩张术，若留置导尿失败、血肿明显或有尿外渗者应行尿道修补或端端吻合术。对于后尿道破裂：若能顺利插入导尿管则留置导尿 2~4 周，若失败则行耻骨上膀胱造瘘术，后续根据复查结果给予相应治疗。对于后尿道断裂：此类患者多是由于骨盆骨折引起，一般病情较重，治疗也是根据患者的具体情况而定，一般来说可以进行耻骨上膀胱穿刺或开放造瘘术，3~6 个月后行后尿道修复成形术；尿道会师术；急症行后尿道吻合术。

（章　雷）

8. 尿道断裂还能接上吗？

男性尿道损伤是泌尿系统最常见的损伤。男性尿道由尿生殖膈分为前后尿道，前尿道损伤多见于会阴部骑跨伤，症状较轻；而后尿道损伤多见于骨盆骨折，伤情较重，后遗症多。在保证患者生命体征平稳的前提下，对于尿道损伤不严重的患者可实行插管导尿，如成功则留置导尿管并持续引流尿液，损伤的尿道多可自行愈合。如导尿失败而患者损伤不甚严重者，可在膀胱造瘘的同时试行同期尿道端端吻合。如患者情况不允许时，可仅行膀胱造瘘，3 个月后行尿道修复重建。

综上所述，尿道断裂后若病情需要是可以行手术吻合重建的，但是需要提醒患者注意的是，尿道损伤愈合后容易发生尿道狭窄，若在后期排尿时发现排尿困难、费力或者尿线变细，应及时就诊于泌尿外科急诊进行进一步的诊治，以免贻误病情。

（任　健）

9. 什么是尿道狭窄？

尿道狭窄是泌尿外科常见病。尿道类似一个水管，将膀胱内的尿液排出体外。尿道狭窄简单地说就是水管里面有了东西，如尿道炎症、尿道异物、外伤使尿道管腔变窄变细，尿液不能顺畅地从膀胱排出。尿道狭窄的患者经常会出现排尿困难。轻者尿线稍细，排尿时间延长，尿线扁平或分叉，重者尿不成线，排尿时尿液滴滴答答往下流，必须腹部反复用力才能排出，常常浸湿衣裤，给生活带来很大不便。目前，临床上外伤性与炎症性尿道狭窄比较常见。尿道受了外伤，就会启动组织修复机制，类似皮肤划破了会结痂，但是尿道本身比较狭窄，痂皮结在尿道内就会使尿道管径变窄。尿道里面发生细菌感染，尿道黏膜充血水肿会使尿道变窄，一般来说尿道初次感染如果恰当治疗一般不会损伤尿道上皮，更不会结痂。但如果反复感染，如淋病奈瑟球菌感染，很多人往往轻视其危害性，常常在出现尿道炎时随便去药店买点消炎药自行口服，长期下去，细菌反复感染就会使尿道上皮破溃，机体启动组织修复机制，破溃的尿道上皮结痂，尿道变窄。除此之外，尿道结石、尿道肿瘤、尿道息肉、先天性的尿道管腔狭窄都可以造成尿道狭窄。

尿道狭窄除了引起排尿困难外，还可以引起尿道、膀胱等部位的炎症，甚至引起肾脏功能的损害，因此建议患者当发现自身出现尿线逐渐变细，或排尿中断等其他异常时，要提高警惕，及时就诊于泌尿外科门诊进行进一步的诊断和治疗。

（赵国臣）

10. 尿道狭窄临床症状有哪些？

尿道类似一个水管，将膀胱内的尿液排出体外，尿道狭窄即尿道病变引起水管管腔狭小，阻力变大发生排尿困难。因此，排尿困难是尿道狭窄最常见的症状。排尿困难的程度与狭窄的部位、长短、程度有关。轻者尿线稍细，排尿时间延长，尿线扁平或分叉，重者尿不成线，排尿时尿液滴滴答答往下流，必须腹部反复用力才能排出，常常浸湿衣裤，给生活带来很大不便。长期反复用力来增加腹压帮助排尿还可能出现疝、痔疮、脱肛等。尿道狭窄未经治疗，大量尿液会积累在膀胱内持续刺激膀胱，就会产生频繁尿意、频繁上厕所小便。同时，尿道狭窄可合并尿道炎、膀胱炎、尿道周围感染及生殖器感染。部分患者会出现尿痛、尿道口看到黄色脓液。炎症不断刺激尿道某个部位就会使尿道壁变薄，甚至破裂出现尿道瘘，引流不畅时瘘道口经常有急性炎症发作，反复化脓、穿破使会阴部或阴囊皮肤出现多个瘘管。少数尿道狭窄患者由于长期尿液积累于膀胱使肾脏产生的尿液无法排入膀胱，出现慢性肾功能不全最终出现肾衰竭。极少数尿道狭窄还会导致性功能障碍和不育。长段前尿道狭窄引起严重阴茎下曲，患者阴茎无法勃起出现性交障碍。尿道狭窄并发双侧睾丸炎可导致无精症。多发阴囊尿瘘和狭窄严重者可出现射精后精液无法排出。因此，出现尿道狭窄症状一定要及时就诊于泌尿外科门诊进行治疗。

（赵国臣）

11. 尿道狭窄应当如何治疗？

尿道狭窄的治疗方法的选择主要取决于狭窄病因、部位、程度、长度和并发症等。随着对尿道解剖、尿道狭窄病理等认识水平的提高及尿道重建技术的进步，尿道狭窄治疗的成功率非常高。尿道狭窄的治疗主要包括以下几个方面。①积极治疗尿道及尿道周围感染。正常尿道前段存在一定细菌，尿道狭窄患者排尿不畅，更容易使细菌聚集而发生尿道炎、尿道热，重者出现休克，同时感染也会造成手术失败。因此一般手术前都要使用抗菌药物来控制感染。②尿道狭窄手术方式包括尿道扩张术、尿道内切开术、尿道瘢痕切除对端吻合术、开放尿道成形术等。尿道扩张术即利用扩张器将狭窄的尿道撑开，一般对狭窄程度小于2 cm的单纯性尿道狭窄均可先试行尿道扩张术，如果年扩张次数超过两次则应考虑其他手术治疗。尿道内切开术即经尿道用冷刀切开狭窄瘢痕，松解瘢痕收缩以扩大尿道腔。尿道瘢痕切除对端吻合术是将出现瘢痕的部分尿道切除然后用缝线将尿道重新连接。对于复杂尿道狭窄，特别是长段狭窄，其他方法不能奏效时可采用人工重新建立尿道。所有的治疗方法都是医生根据具体病情制定相应的方案。

总体来说尿道狭窄的治疗是十分复杂的，对于泌尿外科的大夫来说也是一个十分棘手的问题，但是早期的诊断和早期的治疗对于尿道狭窄的预后是十分重要的，因此建议患者一旦出现尿线变细或其他排尿不畅症状时及时就诊于泌尿外科门诊进行诊断和治疗。

（赵国臣）

12. 尿道口挤出乳白色黏液是什么情况？

尿道口挤出乳白色黏液多是前列腺炎的表现，需要进行分泌物相关化验，这种分泌物一般多为前列腺液，而且一般是在小便前后和大便用力时出现。一旦出现尿滴白的现象，就得怀疑是不是前列腺炎了，此时需要就诊于泌尿外科门诊进行鉴别诊断，女性小便时有白色液体可能是伴随的白带或者分泌物结晶，以及尿液杂质都有可能，白带为女性阴道分泌物，是由阴道黏膜渗出物、宫颈管及子宫内膜腺体分泌液混合而成，其形成与雌激素作用有关。有可能是妇科疾病的前兆，此时需要就诊于妇科门诊进行相应的鉴别。

若同时合并尿频、尿痛、尿道瘙痒症状则需要怀疑尿道炎症的情况，此时需要通过病史、体格检查及分泌物进一步明确诊断，尿道炎症主要分为淋菌性尿道炎和非淋菌性尿道炎，治疗的方案存在差异。

因此，尿道口挤出乳白色黏液的原因和治疗方式均不同，切不可自行诊断和治疗，此时需要就诊于正规医院泌尿外科门诊进行进一步诊断和治疗，以免延误病情。

（章 雷）

13. 尿道淋球菌感染如何传染？能治疗吗？

尿道淋球菌感染是指由淋病奈瑟球菌（又称淋球菌）引起的泌尿生殖系统的化脓性感染，是常见的性传播疾病之一，俗称淋病。临床表现为尿道炎、宫颈炎多见，典型症状是排尿困难、尿频、尿急、尿痛、排出黏液或脓性分泌物等。也可侵犯眼睛、咽部、直肠和盆腔等处，以及血行播散性感染引起关节炎、肝周炎、败血症、心内膜炎或脑膜炎等。淋病患者是传染源，性接触是淋病主要传播方式，传播速度快，而且感染率很高，感染后3~5天即可发病。此外，淋病也可通过被患者分泌物污染的衣服、被褥、便盆、医疗器械而间接传染，特别是幼女常通过间接途径而被感染，新生儿可通过患淋病孕妇的产道而被感染，引起淋菌性结膜炎。

一开始，青霉素对治疗淋病非常有效。但随着青霉素的广泛使用，逐渐产生了耐药性。现在，随着各类新型抗生素的问世，淋病在急性期经过正规治疗可完全治愈。若发现自己有淋病类似的症状，不要觉得不好意思，要及时到正规专科医院进行治疗。及时的诊治还是有可能治疗的。但是，淋病还是以预防为主。防治结合。要避免非婚性接触。患者用过的物品应予消毒。淋球菌离开人体后非常脆弱，干燥环境中 1~2 小时死亡。煮沸、日光暴晒、市售的含漂白粉和碘伏的消毒剂都有很好的杀菌作用。避免在公共场所传染，宜使用蹲式便器。

（任 健）

14. 尿道瘙痒是怎么回事？是性病吗？

尿道瘙痒多提示尿道炎，一般首先需要结合患者病史和体格检查进行初步判断，然后可行尿三杯实验检查尿液有无炎症，如尿道有分泌物流出则取分泌物进行相关化验，如无明显分泌物流出，如果病情需要也可使用拭子试着取尿道内壁的分泌物，进行相关检验。一般来说以尿道炎症占多数，临床常见的尿道炎症可分为淋菌性尿道炎和非淋菌性尿道炎两类，依据病因不同治疗方法不同。

（1）淋菌性尿道炎的治疗原则强调早期诊断早期治疗；正规和合理用药；追踪性伴侣，同时检查治疗；治疗后密切随访，注意同时有无沙眼衣原体、支原体或其他感染。淋菌性尿道炎的一般治疗包括多饮水，禁辛辣饮食和酒，治疗未治愈期间禁止性生活，污染的内衣裤、被褥、浴巾应消毒并和家人洗浴用具分开。淋菌性尿道炎抗生素治疗推荐方案为：头孢曲松 125 mg，单次肌内注射；头孢克肟 400 mg，单次顿服；环丙沙星 500 mg，单次顿服；氧氟沙星 400 mg，单次顿服；左氧氟沙星 250 mg，单次顿服。

（2）非淋菌性尿道炎的治疗要根据病原体来选择抗生素。主要针对沙眼衣原体和支原体。推荐方案为：阿奇霉素 1 g，口服，单次给药；多西环素 100 mg，2 次 / 天，共 7 天。替代方案有：红霉素 500 mg，口服，4 次 / 天，共 7 天；琥乙红霉素 800 mg，口服，4 次 / 天，共 7 天；氧氟沙星 300 mg，口服，2 次 / 天，共 7 天，左氧氟沙星 500 mg，口服，1 次 / 天，连用 7 天。

（章　雷）

15. 尿道炎是如何分类的？

尿道炎是指尿道黏膜的炎症，是一种常见的泌尿道感染，临床上可分为急性和慢性两类。多为致病菌逆行侵入尿道引起。尿道炎的分类比较复杂，范围较广。大致上可分为：非性行为所引起的尿道炎和由性行为或类似性行为所引起的尿道炎。非性行为所引起的尿道炎包括尿道外伤、精神刺激、感染、过敏、肿瘤、结石等。正常人尿道前段存在细菌，如果尿道发生病变，导致人体抵抗力下降，如因结石或肿瘤导致尿道狭窄，出现排尿不畅，则使大量细菌聚集，从而造成细菌感染，发生尿道炎。一般尿道炎的患者常常会有尿频、尿急、尿痛，尿道口可见脓性分泌物。由性行为或类似性行为所引起的尿道炎主要来源于某些经性传播致病性较强的细菌。如淋菌性尿道炎是由感染淋病奈瑟菌引起的尿道炎。非淋菌性尿道炎是由淋菌以外的微生物所引起的尿道炎，包括沙眼衣原体、尿素支原体、阴道滴虫及人类疱疹病毒等。急性尿道炎患者常常出现尿道口红肿，慢性尿道炎患者常常会有尿频、尿急、尿痛。因此，当大家出现尿道炎症状时一定要及时就诊于泌尿外科门诊进行治疗。

（赵国臣）

16. 尿道炎应当怎么治疗？

尿道炎是由于病菌感染引起的尿道炎症反应。尿道炎的治疗首先需要抗生素治疗病菌感染。目前用于治疗的药物种类繁多，应根据病原菌的种类及对药物的敏感性有针对性地选用 2~3 种药物联合应用，疗效较好。待症状完全消失、尿液检查正常、细菌培养阴性后用药应持续 7~10 天方可停药。如果出现尿频、尿急、尿痛时可肌内注射山莨菪碱进行止痛。此外，温毛巾热敷腹部也可以缓解疼痛。由某些性行为引起的尿道炎在治疗期间要减少性行为并同时检查配偶是否存在类似病菌感染，同时治疗。其次要多饮水、避免憋尿，由于病菌存在于尿道内，通过多饮水产生大量的尿液可以减少尿道内病菌数量提高抗生素治疗效果。慢性尿道炎的患者由于病菌长期作用往往使尿道黏膜溃烂，机体启动组织修复机制，类似皮肤破了个口会结痂一样，尿道黏膜结痂会堵塞尿道，引起尿道狭窄。因此可以采用尿道扩张、内镜下电灼或尿道内灌注药物来进行治疗。

尿道炎症可以引起较为严重的并发症如尿道长段狭窄，一旦尿道长段狭窄发生，下一步的治疗会非常棘手，对于患者生活的影响也是非常严重的，所以对于尿道炎症大家需要有一个正确的认识，一旦出现排尿不适症状需要及时就诊于泌尿外科门诊，切不可自行诊断和随意使用抗生素进行治疗，以免造成严重的后果。

（赵国臣）

17. 尿道息肉是怎么引起的?

尿道息肉是发生于尿道的一种常见良性肿瘤，可为先天性，多见于中青年，可出现排尿困难、血尿、血精等症状。根据组织学表现可分为尿道纤维性息肉与尿道腺瘤性息肉。尿道纤维性息肉常常单发，息肉由平滑肌组织覆盖尿道上皮组织构成。尿道腺瘤性息肉位于前列腺部尿道，息肉由前列腺腺泡、血管纤维组织构成。有人认为是前列腺组织的尿道异位，好发于中青年，常小于 1 cm，可无蒂。

（赵国臣）

18. 尿道息肉好发人群有哪些?

尿道息肉是一种很常见的泌尿疾病，而且男女都有可能患上此病。男性尿道息肉可为先天性，另外很多男性由于工作原因忽视生殖器清洁也容易发生尿道息肉。根据组织学表现可分为尿道纤维性息肉与尿道腺瘤性息肉。尿道纤维性息肉多发生于 10 岁以前，亦可见于中青年。息肉常单发，一般为细长、有蒂的息肉或呈无蒂的绒毛状、乳头状息肉，直径在 1 cm 以内。尿道腺瘤性息肉好发于中青年，发病率比尿道纤维性息肉高，可无蒂。女性尿道息肉常发生于绝经后中老年妇女，一般认为与雌激素降低有关。此外由于尿道外口的长期刺激，以及排尿不畅等，黏膜下小血管壁变薄并且曲张，导致局部黏膜组织息肉样增生。女性尿道息肉体积较小，表面光滑，色红、质软触之易出血。绝经后妇女一定要关注尿道变化，出现尿道息肉时及时就诊于泌尿外科门诊进行治疗。

（赵国臣）

19. 尿道息肉的症状有哪些？

尿道息肉是发生于尿道的一种良性肿瘤，可为先天性，多发生于前列腺尿道的底部、精阜周围。本病多见于中青年。有蒂尿道息肉可引起排尿梗阻症状。尿道息肉出血可致血尿、血精等。根据发生的部位及病理组织学特性可分为尿道纤维性息肉与尿道腺瘤性息肉。尿道纤维性息肉可表现为排尿困难、尿流细、尿流中断，甚至尿潴留、上尿路积水。血尿可分为无痛性肉眼血尿，一般呈初始血尿即排尿开始时尿液发红，但由于无痛感很多人难以发现。继发感染时出现尿频、尿急、尿痛等尿路刺激症状。尿道腺瘤性息肉一般表现为血精，饮酒或射精后发现终末尿液发红，没有痛感，也可以出现排尿困难、尿流细、尿流中断等尿路梗阻症状。

（赵国臣）

20. 尿道息肉怎么治疗？

男性尿道息肉是发生于尿道的一种良性肿瘤，可为先天性，多发生于前列腺尿道的底部、精阜周围。可在婴幼儿时期发现，亦可见于中青年。或为细长、有蒂的孤立息肉，或呈无蒂的绒毛状、乳头状息肉。一般较小，直径在 1.0 cm 以下。有蒂息肉受尿流冲击后，可阻塞尿道腔。而有尿液排出障碍，出现排尿梗阻症状。尿道息肉可以出血而致血尿、血精。尿道息肉确诊后可行手术切除，包括高频电凝电切、高频电灼、激光治疗、微波治疗、注射摘除、冷冻疗法等。一旦发生尿道息肉，一定要及时就诊于泌尿外科门诊，医生会根据病情制定相应治疗方案。

（赵国臣）

21. 什么是尿道尖锐湿疣？

尖锐湿疣是人类乳头状病毒感染引起的性传播疾病。发病初期，可有搔痒、烧灼痛症状，有微小、散在的乳头状疣存在，发病部位湿润、局部分泌物增多。以后病变进行性地扩大、增多，成为菜花状的团块，如果伴发细菌感染可出现局部红肿、疼痛，也可发生糜烂、坏死、渗液或明显脓液。尖锐湿疣损害如果单纯发生在尿道口，绝大多数患者没有任何不适感，但在同房后可出现出血、疼痛等症状。尖锐湿疣如果波及尿道内，患者可有排尿不适感，可发生尿频、尿急、尿痛、肉眼血尿。有分泌物自尿道排出，可能引起尿道堵塞、排尿不畅或排尿困难。若尿道内病变累及膀胱，可发生双侧输尿管阻塞而造成肾积水、肾功能不全。这些症状男性较明显，还可有射精带血。

单纯的尿道口尖锐湿疣和尿道内尖锐湿疣的处理方式有一定的区别。单纯的尿道口尖锐湿疣，可以用物理方法治疗，如二氧化碳激光、冷冻、电灼、电凝等，但是激光治疗只能处理看得见的疣体，对于看不见的疣体处理效果差，而且在烧灼过程中，可能会造成局部瘢痕导致尿道口的畸形或狭窄，影响患者正常的尿道结构和功能。因此，尿道口尖锐湿疣的治疗要兼顾疗效和尿道口的形态保护，尽量不留下瘢痕。

尿道内的尖锐湿疣不易发现，可疑尿道尖锐湿疣时，可以通过有没有排尿困难、尿道有没有异常分泌物、有没有尿频、尿急、尿痛等排尿不适症状初步判断。在使用抗生素治疗后症状没有改善，需要尽快就医，通过尿道镜检查来确诊是否有尿道内尖锐湿疣。尿道内的尖锐湿疣可以通过内镜治疗烧掉增生的疣体，术后导尿 1 周，并配合药物冲洗尿道，可以加用抗病毒药物防止复发。对于尿道内疣体过多、多次烧灼治疗后引起尿道狭窄的患者，可以通过尿道扩张术进一步治疗。

综上所述，怀疑自己得了尖锐湿疣一定要去正规医院泌尿外科或皮肤性病科就诊，医生根据具体病情制定下一步诊疗计划。

（刘　爽）

22. 什么是尿道结石？

尿道结石属于泌尿系结石的一种，泌尿系结石可以分为上尿路结石和下尿路结石，尿道结石属于下尿路结石。临床上比较少见，多以男性为主。尿道结石可以分为原发性尿道结石和继发性尿道结石。临床上常见的尿道结石多为继发性尿道结石，其来自上泌尿系统，如膀胱、输尿管、肾等部位，这些部位的结石在向下排出过程中嵌顿在尿道内，形成尿道结石。好发部位为前列腺部尿道、球部尿道、舟状窝及尿道外口。部分尿道结石为原发性，源于尿路狭窄、尿路感染、异物等。

尿道结石通过患者体征，或借助于泌尿系平片、超声等诊断。

（刘　爽）

23. 尿道结石有什么症状？

尿道结石是一种临床较为少见的泌尿结石疾病，男性发病多于女性。可出现尿路梗阻、疼痛、尿路感染、尿道肿物等临床症状。

（1）尿路梗阻：男性尿道结石早期，较小的结石会在尿道内移动造成尿道黏膜的损伤；较大的结石会堵塞尿道口，导致尿液无法正常排出，出现排尿困难、尿线变细、尿流中断及尿潴留，长期压迫尿路黏膜可能发生感染、溃疡，甚至诱发癌变。

（2）疼痛：排尿时疼痛明显，前尿道结石可放射至阴茎头部，后尿道结石可放射至会阴和阴囊部。

（3）尿路感染：由于结石长期在尿道摩擦刺激或尿潴留，可能引发尿路感染或肾积水，使膀胱刺激征（尿频、尿急、尿痛）加重，甚至出现尿道口分泌物排出，病情发展到一定程度甚至会形成肾积脓。

（4）尿道肿物：男性尿道结石患者可出现。如果结石位于前尿道部分，可能出现阴茎肿物，如果结石位于后尿道部分，部分结石可能暴露于尿道外口。

（5）尿道憩室结石：女性尿道憩室结石主要为尿频、尿急、尿痛等下尿路症状，严重时可出现尿路感染引起脓尿和血尿，突出表现为性交痛；男性尿道憩室结石典型表现为阴茎下方出现逐渐增大且较硬的肿物，有明显的压痛，但没有排尿梗阻症状。

若出现上述症状应及时就诊于正规医院泌尿外科，确诊为尿道结石后制定具体治疗方案。

（刘 爽）

24. 尿道结石的治疗方法有哪些？

泌尿系平片可以发现尿道结石，并能够判断结石的位置和大小。对于不同部位的尿道结石需要采用不同的手术方法处理。

如果结石位于尿道舟状窝，可以向尿道内注入无菌液状石蜡，然后将结石推挤出尿道口，或者用血管钳经尿道口取出结石。如果结石位于前尿道，先压迫结石近端尿道，阻止结石后退，然后注入无菌液状石蜡，向尿道远端推挤或者使用血管钳取石，取出有困难时可以使用输尿管镜下碎石后取出。如果结石位于后尿道，一般使用尿道探条将结石推入膀胱，按膀胱结石处理。如果结石嵌顿于后尿道，无法经尿道取出，使用尿道探条也没有办法把结石推入膀胱时，可以采用耻骨上尿道取石术。尿道结石一般不推荐采用体外冲击波碎石。

尿道结石经开放手术或腔内手术治疗后并发症主要是尿道狭窄，术后留置导尿管可减少尿道狭窄发生。

对于尿道结石应尽量预防，避免结石嵌顿后再手术治疗。平时应注意多饮水、避免过多饮用浓茶、咖啡等饮料，饮水后适度运动。同时要合理膳食，避免过多摄入高蛋白、高嘌呤和高钙食物。

（刘　爽）

25. 尿道口出血的原因有哪些?

尿道口出血并不是一种单独的疾病症状，通常会伴发有其他尿道口异常的症状，如尿道口红肿、尿道口刺痛、尿道口流脓等，具体症状不同，所代表的疾病类型也有所差异。具体是哪种疾病所导致的尿道口出血，须结合其他并发症状综合判断。人的尿液是从肾脏产生的，经肾盂、输尿管、膀胱、尿道排出体外。凡是这些器官有了病，发生出血都会产生尿道口出血。当发生泌尿系结石、感染、肿瘤、畸形或外伤都可引起尿道口出血。对男性患者来说引起尿道口出血原因常见于房事过于用力导致尿道口、包皮系带损伤；尿道内炎症、肿物；精囊炎等。其中精囊炎是男性常见的疾病，除了尿道口出血还会伴随发热、射精疼痛，性欲低下、遗精、早泄等。女性尿道口出血除了感染、肿瘤、结石外还与妇科疾病，以及月经污染有关。

（赵国臣）

26. 什么是尿道癌？

尿道癌是一种比较罕见的尿道恶性肿瘤，男性尿道癌多发生于 50 岁以后，女性尿道癌多发生于 50~70 岁。多数起源于尿道球部或膜部，有 1/3 的患者伴有尿道狭窄，另有 1/3 患者有尿道慢性炎症病史。因此，尿道的慢性炎症可能是本病的诱因。尿道癌起源于尿道上皮或尿道腺，少数尿道癌起源于尿道周围腺体或胚胎残留的组织，最常见的病理类型是鳞状细胞癌。主要临床表现为尿道梗阻症状、尿道滴血、尿道血性或脓性分泌物。治疗的方法主要有手术治疗、放疗和化疗。其中女性尿道癌的发病率要比男性高。

（赵国臣）

27. 尿道癌有哪些临床表现？

男性尿道癌一般会因尿道口长了东西而引起排尿不畅、频繁小便、尿线细、排尿困难，严重的患者甚至会遇到无法控制排尿而“尿裤子”的尴尬局面。部分患者阴茎下面能摸到肿块，因疼痛阴茎异常勃起、增大、硬化、阳痿早泄等。当肿瘤坏死、溃烂、感染时可见尿道流出黄色或血性带臭味的脓液。女性尿道癌早期无明显的症状，部分细心的女性可触摸到尿道口肿物来医院就诊。随着肿瘤变大可发生性交疼痛。大部分女性患者会出现尿道出血、频繁小便、尿痛。晚期患者会出现尿道阴道流脓、骨盆疼痛、体重持续减轻、食欲很差、无法排尿等情况。

（赵国臣）

28. 尿道癌需要如何治疗？

尿道癌的治疗方法主要包括手术治疗、放疗和化疗。具体的治疗方法会根据肿瘤的分期、年龄及患者的具体状况综合考虑。像很多早期发现的肿瘤一样，手术切除肿瘤是比较常规的治疗方法。对良性肿瘤或恶性度比较低的尿道癌可以通过经尿道肿瘤切除术或尿道外口切除术；当肿瘤比较严重时会采取切除阴茎、切除尿道或将膀胱、阴茎、前列腺、阴囊全部切除。当然大范围的切除会出现非常多的术后病变，比如尿道狭窄导致排尿困难、尿频、尿急或大的伤口难以愈合、肠道损伤等，因此当患者发现自己存在排尿方面的问题或尿道口出现肿物时一定要及早就诊于泌尿外科门诊以免延误病情。对晚期的患者或者是肿瘤已经转移到其他器官，手术治疗效果不佳的患者常常采用放疗与化疗来减缓疾病进展，尽可能让患者能获得相对长的寿命。放疗分为体外照射和体内照射，早期小肿瘤放疗治疗效果比较好，较大的晚期肿瘤效果相对比较差。对于远处转移的尿道癌主要是化疗为主，常见的化疗药物包括：氨甲蝶呤、长春碱、阿霉素、顺铂、氟尿嘧啶、环磷酰胺等。一般来说，对于尿道癌的治疗都是根据具体情况，由专业的医生制定相应的治疗方案。总体来说，早期发现、早期治疗效果一般比较好。

（赵国臣）

第十章
男性生殖系统疾病

1. 为什么有些男孩只有一个睾丸？

正常男孩都有两颗睾丸。但是在现实生活中，也有一些家长在给宝宝洗澡的过程中，无意间发现孩子的一侧阴囊里空空如也，根本摸不到睾丸，这种症状称之为隐睾症。其实小男孩的睾丸正常发育过程是这样的：当他还在母亲子宫里的时候，睾丸就会从腹部渐渐下降，穿越过腹股沟管，一直下降到阴囊里。如果出生后发现睾丸还没有下降到阴囊里，一侧或者两侧阴囊都摸不到睾丸，就是隐睾症。隐睾症是小儿最常见的男性生殖系统先天性疾病之一，未下降的睾丸可以位于腹腔内（8%）、腹股沟管内（72%）或阴囊上方（20%）。

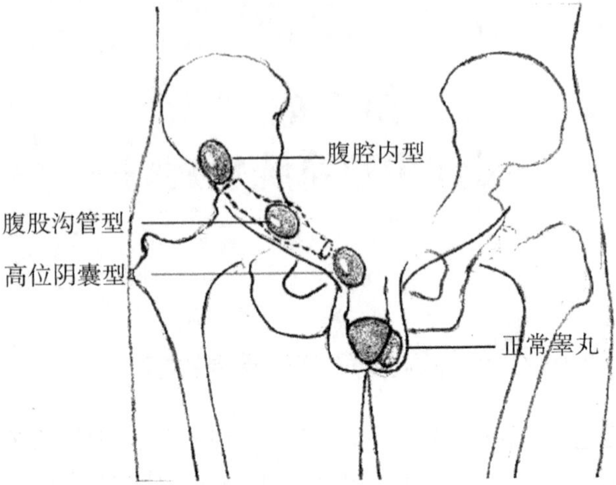

不同类型的隐睾症

（王璟琦）

2. 隐睾症会影响生育吗？

虽然隐睾症通常没有症状，但是放任不管却会对宝宝造成很大的伤害。首先我们要知道，正常的睾丸位于阴囊内，阴囊可以通过自身的收缩和舒张调节其内的温度，正常阴囊内的温度比腹腔温度低 2 ℃左右。可不要小看这 2 ℃，睾丸长期处于高温的环境中，可能会引起以下一些问题。

（1）不育症可能性增加：睾丸是生成精子的主要器官，但是精子的形成却需要一个较“凉爽”的温度，腹腔里温度高，不利于睾丸中的生精细胞发育，产生的精子质量下降，如果双侧隐睾不及时治疗，宝宝成年后就可能会出现精子质量差甚至无精症不育等问题。

（2）睾丸组织恶变风险性增加：有研究表明，隐睾症患者发生睾丸生殖细胞肿瘤的风险为正常人群的 40~100 倍，且隐睾的位置越高，其恶性变的风险越大。

（3）睾丸损伤的风险增加：由于隐睾症患儿局部解剖结构的异常，其较正常睾丸更易发生扭转。一旦出现睾丸扭转，若不及时处理，便可能因睾丸血液循环障碍而发生睾丸坏死。

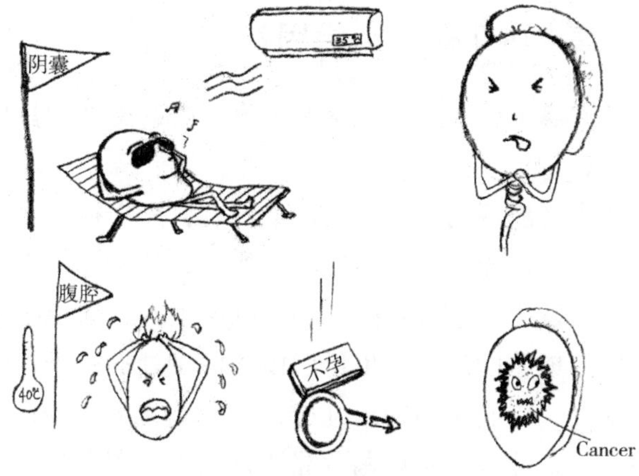

隐睾的危害

（王璟琦）

3. 隐睾症最佳的手术时机是什么时候？

如果发现宝宝一侧阴囊空虚，应尽早到正规医院进行诊治。根据患儿年龄的不同，泌尿外科医生会采取不同的治疗方案。对于小于 1 岁的宝宝，建议以观察为主，暂不进行手术治疗。因为宝宝在出生 6 个月内，睾丸还有自行下降落至阴囊的可能。大于 1 岁的隐睾症患儿，几乎没有自愈的可能。因此，对于1岁以上的患儿，临床上多推荐手术治疗。有研究表明，最佳的手术时机是宝宝出生后12~24个月，此时手术治疗能够有效保留生育能力。目前临床上有两种手术方式，一种是传统的开刀手术，另一种则是微创的腹腔镜手术，医生会根据患儿隐睾的具体位置决定手术方式。

（王璟琦）

4. 睾丸肿了是什么原因？

多种疾病可以导致睾丸突然肿大，需视患者的具体情况分析判断。

年轻患者出现的睾丸肿大，如伴有剧烈疼痛，多见于睾丸附睾炎，为病原体侵及睾丸附睾所致，感染途径以逆行感染为主，多发生在下尿路感染、前列腺炎、经尿道手术后及长期留置导尿管的患者；也可以由体内别处的感染灶经血行播散至睾丸，引起单纯的睾丸炎，致病菌常为大肠杆菌、变形杆菌、葡萄球菌、肠球菌及绿脓杆菌等。睾丸炎治疗需要根据细菌培养和药敏试验选择药物，以抗菌药物为主，同时应卧床休息并托起阴囊以减轻症状，避免性生活和劳累；早期可冷敷以防止肿胀，晚期可热敷（有生育要求的患者最好不要热敷），加速炎症消散。

另外，患者出现的睾丸无疼痛的肿大，应高度警惕睾丸恶性肿瘤的可能。睾丸肿瘤早期症状不明显，一般为单侧单发肿块，患侧睾丸变大、变硬，不伴有明显疼痛，易被患者忽视。睾丸肿瘤恶性度较高，因此对于可疑睾丸肿瘤的患者，均应进行B超检查，明确肿块性质及有无腹部肿块，必要时应进一步抽取血液化验血清肿瘤标志物。

（孙李斌）

5. 什么是睾丸鞘膜积液？

睾丸鞘膜积液是围绕睾丸的鞘膜腔内液体积聚超过正常量，而形成的囊肿病变，可见于各年龄阶段，是一种临床常见疾病。临床上按鞘膜积液所在部位及鞘膜突闭锁程度，把鞘膜积液分为四种类型：睾丸鞘膜积液、精索鞘膜积液、交通性睾丸鞘膜积液、混合型睾丸鞘膜积液。该病患者的主要临床症状为：阴囊内出现囊性肿块，积液量少时无特殊不适，积液量较多时，于患者站立位积液牵引精索引起钝痛和不适感，严重者可形成巨大睾丸鞘膜积液，影响排尿及正常的生活。

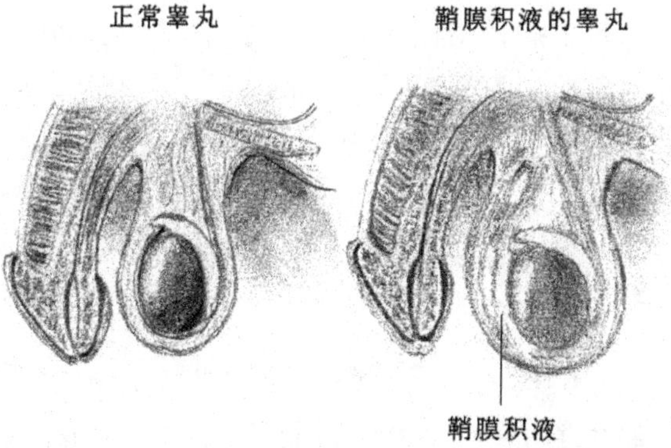

鞘膜积液

（孙李斌）

6. 睾丸鞘膜积液是什么原因造成的?

睾丸在胚胎形成时位于腹膜后，胎儿在7~9个月时，睾丸开始下降，经腹股沟管进入阴囊。附着于睾丸的腹膜分两层也随之进入阴囊，形成腹膜鞘突。出生后精索段的鞘膜逐渐萎缩，并闭合成一条纤维索带，睾丸部分的鞘膜则形成囊状睾丸固有鞘膜，与腹腔不相通。附在睾丸表面的鞘膜称为脏层，外层为壁层。鞘膜囊内有少量浆液，在阴囊肌肉舒缩时，有利于睾丸的活动。鞘膜由腹膜分化而来，因此具有分泌和吸收液体的功能。如鞘膜分泌的液体过多或吸收过少时，就会引起鞘膜积液。

成人的鞘膜积液可分为急性和慢性两种。急性鞘膜积液多为睾丸及附睾疾病的并发症，如急性炎症、外伤等，也可继发于全身性疾病，如伤寒，腮腺炎，心、肾功能不全等。慢性鞘膜积液多继发于慢性附睾、睾丸或精索的病变，如特异性炎症、丝虫病、结核或肿瘤，特别是睾丸的胚胎性肿瘤等，也可由急性鞘膜积液迁延而来。

新生儿的鞘膜积液较常见，占足月男婴的6%。一般在1岁内吸收。胎儿在出生后，如鞘突在不同部位闭合不全并产生积液，可形成各种类型的鞘膜积液。

（孙李斌）

7. 睾丸鞘膜积液能自行消失吗？怎么治疗?

急性鞘膜积液一般不需特殊治疗。如积液为睾丸及附睾的急性炎症所致，须嘱患者卧床休息、抬高阴囊以减轻局部疼痛。待原发病变痊愈后，积液多可逐渐吸收。如因腮腺炎引起的急性睾丸炎，穿刺抽液可减轻疼痛。因全身疾病引起的睾丸鞘膜积液，当全身疾病痊愈后，积液可逐步吸收。

对于慢性鞘膜积液的治疗，2 岁以内婴幼儿的鞘膜积液常可自行吸收消退，不需要特殊处理。成人较小的无症状的鞘膜积液，亦不需要手术治疗。对于较大的、有症状的鞘膜积液，一般需进行手术治疗，对于鞘膜的手术方法，可根据鞘膜的病变情况采用单纯切除、鞘膜翻转术、内膜折叠术等。其中，国内以鞘膜翻转术最常用。交通性鞘膜积液手术治疗时应在腹股沟部分离出并切断腹膜鞘突，并在内环口处予以高位结扎。

（孙李斌）

8. 睾丸疼痛是什么原因？怎么治疗？

多种疾病均可导致睾丸疼痛，不同原因引起的睾丸疼痛症状也有所不同。感染导致的睾丸疼痛较剧烈，还会伴有发热恶寒等全身症状，这时候阴囊又红又肿，触碰睾丸时疼痛明显加重。当患有结核感染时，多伴有泌尿系统或其他部位的结核病史，表现为睾丸隐隐作痛、小腹有坠胀感并伴有阴囊肿胀，严重时溃破并会流出脓液。当患者用手摸及病变部位时，多可触及质地坚硬的凹凸不平的结节，且常与阴囊皮肤粘连。由前列腺炎引起的睾丸疼痛，多伴有会阴部坠胀不舒服的感觉，还会有尿频、尿急、尿痛、排尿困难等症状。由睾丸肿瘤和附睾肿瘤引起的睾丸疼痛表现多为胀痛或坠痛，往往患有异位睾丸和睾丸下降不全的疾病。睾丸损伤、附睾损伤和睾丸扭转也会导致睾丸疼痛，这类的患者常有外伤或剧烈运动史，疼痛发作迅速，反应强烈，并且疼痛可向下腹、腰部放射状传递，甚至引起休克。

由于引起睾丸疼痛的因素比较多，所以睾丸疼痛应当去正规医院泌尿外科就诊，在明确病因后才能对因治疗。对于炎症引起的睾丸疼痛，应根据药敏试验选用合理的抗生素。而对于因睾丸扭转导致的睾丸疼痛，一经确诊常需手术治疗，其预后取决于发病到手术时间的长短。

（孙李斌）

9. 睾丸疼痛能自愈吗?

睾丸疼痛可大体上分为两种情况：急性的持续疼痛和慢性的经常性疼痛。不同疾病会导致不同的疼痛症状。睾丸扭转通常是在剧烈运动后发作，部分患者为睡觉时突然出现睾丸疼痛，这也是睾丸扭转的其中的主要确诊依据。睾丸损伤引起的疼痛多为剧烈的疼痛，常伴随出现恶心呕吐，甚至睾丸疼痛，还会出现昏厥或休克现象。睾丸炎也是造成男性睾丸疼痛的原因，多合并有睾丸红肿现象。慢性前列腺炎也会造成睾丸疼痛，常见于青年人，老年人少见。

因此，睾丸疼痛能否自愈不可一概而论。轻微的睾丸外伤，如不小心磕碰所致的疼痛，经过休息是可以自愈的；而严重的睾丸扭转是需要急诊手术才可治愈的，对于睾丸炎症也需要积极抗感染治疗才可缓解症状。

（孙李斌）

10. 长时间勃起睾丸痛怎么办？

如果睾丸只是长时间勃起的情况下疼痛而平常时间不痛，很有可能是因为长时间勃起导致的前列腺过度充血，引发周围神经放射性疼痛。过度充血会引起前列腺炎，而前列腺炎也会引起睾丸不适，形成恶性循环。这种疼痛主要见于年轻未婚男士。对于有这类症状的患者不必过于担心，通常加强锻炼身体，控制性生活频率后症状一般可以明显缓解。若症状持续时间较长，且没有减轻的趋势应当去正规医院泌尿外科就诊。

如果睾丸平时就有不适，勃起时疼痛加重，那么有可能是睾丸有炎症了，需要及时就诊于正规医院泌尿外科。医生会制定详细的诊疗方案，如血常规检查可见血白细胞增高，中性粒细胞增高；尿液常规检查可见镜下血尿和细菌计数等；尿液培养检查可以明确尿路感染究竟是由哪种细菌导致。一般全身用药应选广谱或对致病菌敏感的抗生素，如青霉素及各种头孢菌素等。

（孙李斌）

11. 睾丸一大一小正常吗？什么原因可引起睾丸一大一小？

两侧睾丸不等大的原因有很多，有生理性的也有病理性的。

正常人的睾丸，两侧并不一定都是等大的，部分男性睾丸右侧略大于左侧，只要两侧睾丸的大小均在正常范围，是不会影响生育的。

而有一些人，睾丸从小就是一大一小，睾丸较小侧其组织质地软，而对侧代偿性增生，差别十分明显，这是先天性一侧睾丸发育不良。一侧睾丸外伤也可造成睾丸一大一小，因外伤造成睾丸内出血及血肿会引起睾丸供血不足，逐渐萎缩，比对侧明显缩小；有些患者小时候患腮腺炎伴发睾丸炎，病毒破坏睾丸内曲细精管上皮细胞，引起一侧睾丸萎缩，出现睾丸一大一小。如果两侧睾丸过去一直对称，突然出现一侧明显增大，伴有发烧和局部疼痛，则可能是睾丸炎或附睾炎。睾丸明显偏大多因疾病所致，若呈囊性改变多由睾丸鞘膜积液引起；若呈实性改变可能是睾丸肿瘤或结核所致。

所以生理上的睾丸不等大属于正常现象，而病理性不等大则属于异常表现，需要及时去医院治疗。

（孙李斌）

12. 睾丸一侧肿大是什么原因引起的?

一侧睾丸肿大的原因有很多，如一侧睾丸外伤，因外伤造成睾丸内出血、血肿，可造成睾丸肿大。两侧睾丸过去一直对称，突然出现一侧明显肿大，伴有发烧和局部疼痛，则可能是睾丸炎或附睾炎所致。若增大睾丸呈囊性变多由睾丸鞘膜积液引起；若呈实性改变可能是睾丸肿瘤或结核所致。当然，腹股沟斜疝也是原因之一，当疝内容物沿着腹股沟管进入阴囊时可导致患侧阴囊肿大。需要注意的是，睾丸鞘膜积液和腹股沟斜疝引起的阴囊肿大，并不是真正的睾丸肿大。

睾丸肿大需要及时就诊，轻微外伤所致的血肿可暂不处理，而严重的出血需要及时外科干预；睾丸炎及附睾炎需要服用抗生素治疗，并且要求患者改变不良生活习惯，加强运动、注意局部清洁等；睾丸肿瘤则需要择期手术治疗，行睾丸切除术及腹膜后淋巴结清扫术，其治愈率可达到90%。

（孙李斌）

13. 睾丸发炎肿大怎么办？

睾丸炎是泌尿外科的常见疾病，临床上主要分为急性化脓性睾丸炎和腮腺炎性睾丸炎两种，其中以急性化脓性睾丸炎最为多见。临床症状常表现为：高热、畏寒、睾丸疼痛，并有阴囊、大腿根部，以及腹股沟区域放射痛。患病睾丸肿胀、压痛，如果化脓，触诊有积脓的波动感。常伴有阴囊皮肤红肿和阴囊内鞘膜积液。儿童发生病毒性睾丸炎，有时可见到腮腺肿大与疼痛现象。

对于细菌性睾丸炎，应当卧床休息，将阴囊托起以缓解症状。阴囊皮肤肿胀明显者，用50%的硫酸镁溶液湿热敷，以利炎症消退。疼痛剧烈时用止痛药效果不佳者，可作患侧精索封闭。全身用药应选广谱或对革兰阴性菌敏感的抗生素，如青霉素、庆大霉素及各种头孢菌素等。而腮腺炎性睾丸炎抗生素治疗往往无效，以对症治疗为主；肾上腺皮质激素的使用对恢复期患者有明确疗效。另外，干扰素对腮腺炎性睾丸炎有较好疗效，还可防止睾丸萎缩。

（孙李斌）

14. 睾丸下垂是什么情况?

成年男性的睾丸一侧比另一侧低是正常的现象，一般来说，大部分的男性左侧睾丸都比右侧要略低一些，并不是什么病症，无须紧张。但是如果睾丸下垂是突然出现并伴有其他症状的话，那就需要进行进一步的检测才能判定原因了。睾丸下垂的原因主要可以分为以下4种。

（1）睾丸肿瘤：常出现睾丸胀痛、睾丸增大变硬、阴囊下坠等症状。

（2）睾丸炎：检查患侧可见皮肤红肿、睾丸肿大并伴下坠感，并有明显触痛。

（3）前列腺炎：男性患有了前列腺炎也会出现非正常的睾丸下垂。其他的表现还有尿频、尿痛等症状表现。

（4）精索静脉曲张：患侧阴囊胀大、局部坠胀、疼痛感，多于劳累，久立后加重，平卧休息后症状减轻或消失。

睾丸下垂基本上可以分为正常生理态和异常病理态，如果睾丸下垂是由于正常的生理态原因，一般除了这个睾丸下垂的症状外，没有其他任何不适，如果睾丸下垂是异常病理态，则在睾丸下垂的同时常伴有睾丸疼痛等其他症状。

（孙李斌）

15. 睾丸扭转还能保住“蛋蛋”吗?

睾丸扭转是泌尿科常见的急症，是指睾丸和精索在阴囊内发生扭转，导致睾丸血供减少，从而发生睾丸缺血性坏死和萎缩。睾丸扭转好发于青少年，发病前多无诱因，可发生于睡眠中或睡醒时刚刚起床之后。表现为阴囊部剧烈疼痛、肿胀，可向大腿根部、腹部放射，常常疼痛不能忍受。扭转方向大多为外侧向内侧旋转。青少年患者发生上述症状时，应尽快就诊于泌尿科急诊，因为发病 6 小时以内为治疗最佳时间。随着时间延长，睾丸或多或少发生不可逆的损伤，切勿麻痹大意，耽误病情，延误最佳治疗。治疗应首先采取手法复位，复位后行彩超检查，判断睾丸血运情况。若手法复位效果不佳，则采取手术治疗，切开复位睾丸。若睾丸扭转时间过长，睾丸组织已发生不可逆的坏死时，应手术切除患侧睾丸。对于睾丸肿胀或者突发疼痛者，应常规性阴囊彩超检查，以免漏诊误诊。

（任　健）

16. 睾丸切除术是大手术吗？术后几天可以出院？

睾丸位于阴囊内，其解剖层次一般较清晰，除因某些特殊情况如睾丸肿瘤或长期炎症导致的严重粘连外，睾丸切除术一般操作难度不大。对于三级甲等医院的泌尿外科睾丸切除术属于技术难度一般、手术过程不复杂、风险度中等的手术。

对于因睾丸扭转切除睾丸的年轻人，其预后较快，平均 2~3 天即可出院；而对于中老年因睾丸肿瘤或去势治疗行睾丸切除术的患者，因其基础疾病较多，术后恢复较慢，平均 1 周左右出院。

（孙李斌）

17. 睾丸突然肿痛是长肿瘤了吗?

以下疾病均会引起睾丸肿胀疼痛，其疼痛性质、好发人群及治疗方法也各不相同，应当仔细鉴别诊断。

（1）炎症：睾丸炎是睾丸疼痛的常见原因。引起睾丸炎的原因非常多，如流行性腮腺炎可并发睾丸炎，出现睾丸疼痛、肿大；淋病是目前发病率较高的性传播疾病，严重时可引起睾丸炎，出现睾丸疼痛、肿大；慢性前列腺炎也可引起睾丸疼痛，表现为单侧疼痛，多为钝痛或牵拉痛，前列腺液显微镜检查可见大量白细胞，患者多为青壮年，老年人少见。

（2）扭转：睾丸扭转是阴囊内常见急症之一。自新生儿至 70 岁老人都可发生，大多发生于 12~19 岁，一般发病前几小时有剧烈活动或睾丸受过外力。睡眠或安静时突然发生睾丸剧烈疼痛是本病的首发症状，也是其主要诊断依据之一。部分病例伴有恶心呕吐、阴囊肿胀、触痛明显。

（3）损伤：睾丸在阴囊内的活动性较大，且有坚韧的白膜保护，发生闭合性损伤的机会较小。睾丸损伤大多与遭受暴力、车祸等有关。受伤后睾丸剧烈疼痛伴恶心、呕吐，甚至发生昏厥或休克。体检时有睾丸肿胀、轮廓不清或阴囊瘀血，压痛明显，B 超和 CT 检查不但有助于本病的诊断，而且可明确睾丸损伤的部位和范围。

（4）缺血：睾丸缺血性疼痛多见于老年人，疼痛较剧烈，活动时加重，休息时缓解。前列腺液镜检正常，常为睾丸动脉硬化致动脉狭窄所致。睾丸动脉粥样硬化往往是全身性血管病变的局部表现，多为单侧病变，左侧较右侧多见。

所以当发现自己的睾丸肿痛时，要及时就诊于泌尿外科专科门诊，专科医生进行相关检查后会对肿痛的原因做出判断，给予相对应的治疗方案。

（韩帅红）

18. 睾丸肿瘤有良性的吗？

睾丸肿瘤的病理类型多种多样，可分为原发性和继发性两大类。原发性睾丸肿瘤又可分为生殖细胞瘤和非生殖细胞瘤。前者发病率占 90%~95%，后者仅占 5%~10%。根据细胞的分化程度，生殖细胞肿瘤又可分为精原细胞瘤和非精原细胞瘤两类。后者包括胚胎癌、畸胎癌、畸胎瘤、绒毛膜上皮细胞癌和卵黄囊肿。

睾丸肿瘤的预后与肿瘤本身的组织学类型、细胞分化程度、临床及病理分期、肿瘤标志物的水平有关，同时也与治疗方法密切相关。总的来说，睾丸或腹膜后原发且无转移，血清 AFP 正常的睾丸肿瘤患者预后较好，手术后 5 年生存率在 80% 以上。

（孙李斌）

19. 睾丸肿瘤影响生育吗？

男性不育的原因比较复杂，主要原因有：①精液异常；②生精障碍；③精子、卵子结合障碍；④全身性因素。睾丸肿瘤或者是睾丸本身其他疾病，如睾丸结核、睾丸梅毒、睾丸非特异性炎症、外伤或精索扭转后睾丸萎缩、睾丸缺如等，均可造成生精功能障碍，发生不育。造成男性不育的原因可能有一种也可能是多种原因引起的，所以当发生睾丸肿瘤，而且又有生育需要时一定要去正规泌尿外科专科门诊或者生殖专科门诊就诊，专家会根据检验、检查结果制定合理的治疗方案。

（韩帅红）

20. 阴囊胀疼是什么原因引起的？

阴囊或阴囊内容物的病变均可引起阴囊疼痛，阴囊的疼痛可以是原发性的，也可以是继发性的。

阴囊内的急性疼痛通常是由于急性附睾炎、急性睾丸炎、睾丸及其附件的扭转引起。阴囊的疼痛亦可源于阴囊壁本身的炎症，如阴囊表面的毛囊感染、皮脂腺囊肿等，也可由病情严重的阴囊坏疽导致。

阴囊的慢性疼痛通常与鞘膜积液或精索静脉曲张等非炎症性疾病有关，疼痛为钝性、胀痛为主，无放射疼痛感觉。慢性附睾炎的疼痛程度较轻且持久，并伴有阴囊坠胀感。由于睾丸的胚胎起源紧邻肾脏，因此肾脏、腹膜后或腹股沟的疼痛也可放射至睾丸。如腹股沟斜疝引起的钝痛可放射至阴囊。

（孙李斌）

21. 什么是精索静脉曲张？

精索静脉曲张是一种血管病变，指精索内蔓状静脉丛的异常扩张、伸长和迂曲，可导致疼痛不适及进行性睾丸功能减退，是男性不育的常见原因之一。因其相关的阴囊疼痛不适、不育与睾丸萎缩等而广受关注，是常见的男性泌尿生殖系统疾病。

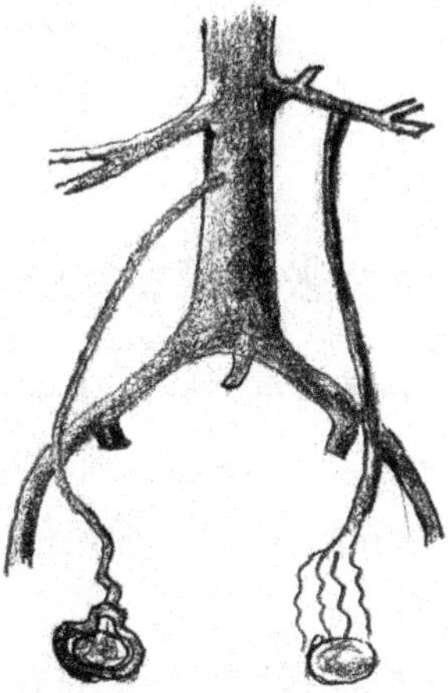

精索静脉曲张发病示意

（吴晓琳）

22. 精索静脉曲张有哪些症状？

（1）某些患者可完全无症状，仅在查体时发现。

（2）阴囊或者睾丸出现肿胀、坠痛不适感：阴囊可摸到或看到如蚯蚓般的肿胀血管，看起来就如同“包在袋子里的虫子”。患侧阴囊或睾丸有坠胀感或坠痛，阴囊肿大，站立时患侧阴囊及睾丸低于健侧，阴囊表面可见扩张、迂曲之静脉。摸之有蚯蚓团状软性包块，久站或腹部用力时症状更为明显，平卧可使症状减轻或消失。

（3）不育症：根据临床的发现，有大概 2/3 的精索静脉曲张的患者会出现精液异常，严重者甚至导致不育。

（4）神经衰弱症状：很多的精索静脉曲张患者有比较明显的神经衰弱的症状，如常见的神经过敏、浑身乏力、偏头痛等，还有部分患者会出现阳痿早泄、性欲低下等性功能障碍的症状。

（吴晓琳）

23. 精索静脉曲张可以参军吗?

依据 2003 年国防部颁布的《应征公民体格检查标准》规定：脉管炎，动脉瘤，中、重度下肢静脉曲张和精索静脉曲张，不合格；下肢静脉曲张、精索静脉曲张，空降兵不合格。

所以精索静脉曲张能否参军不仅要看病情的严重程度，而且还要看所报的兵种。如果医生确诊是轻度的精索静脉曲张，且兵种要求不高的话，还是可以正常参军的。

（王璟琦）

24. 精索静脉曲张可以自愈吗？应该如何治疗?

精索静脉曲张是无法自愈的。对于无症状或症状较轻的患者，建议其采用非手术治疗，常用的方法有阴囊托带、局部冷敷、避免过度性生活造成盆腔及会阴部充血等。轻度精索静脉曲张患者，如精液分析正常，应采用非手术治疗并定期随访；如出现精液异常或出现睾丸缩小、质地变软等症状时应及时手术治疗。对于症状严重、已经影响到生活和工作的患者或经非手术治疗无效的患者，亦应进行手术治疗。

（刘 爽）

25. 精索静脉曲张采用哪种手术方式好?

精索静脉曲张是指精索内蔓状静脉丛的异常伸长、扩张和迂曲，其本质也是一种静脉曲张。精索静脉曲张是男性青壮年的常见疾病，多以手术治疗为主。目前临床采用的手术方式如下。

（1）经腹股沟管精索内静脉高位结扎术：该术式术野清晰、只需局部麻醉，在过去常被使用。但腹股沟管内血管错综复杂，手术过程中有可能损伤其他动静脉分属支，术后造成睾丸萎缩。另有资料表明，该手术后复发率高达 25%，淋巴水肿率为 3%~40%。

（2）经腹膜后高位结扎术：包括 Palomo 手术和改良 Palomo 手术。后者更容易被大众接受，是因为后者在前者的基础上保留了精索静脉内淋巴管，这样大大减少了术后发生鞘膜积液或阴囊积水的风险。该项术式是目前开放手术的首选方式。

（3）腹腔镜下精索静脉高位结扎术：该项术式是目前大型三甲医院泌尿外科治疗精索静脉曲张的主流方法。与传统开放手术相比具有损伤小、并发症少、可同时处理双侧曲张静脉和术后恢复快等诸多优势。因需要腹腔镜等器械，自然手术费用也较高。

（4）显微镜下精索静脉结扎术（经腹股沟管或外环口下）：是近年来兴起的一种新的手术方式，先对于传统方法可以更好地保留精索动脉及淋巴管，减少复发及术后水肿，是目前推荐的较好的手术方式。

（刘　爽）

26. 包皮过长是怎么回事?

包皮为男性外生殖器的组成部分，有重要的生理功能。包皮过长是指男子成年后，阴茎皮肤包裹龟头，使龟头不能完全外露，可分为真性包皮过长和假性包皮过长。真性包皮过长又被称之为包茎，是指不论是否在勃起状态下，龟头均不能完全外露；假性包皮过长是指平时龟头不能完全外露，但在阴茎勃起后龟头则可以完全外露。如同眼睑保护眼睛一样，包皮则保护阴茎头部，使它保持柔软、湿润和敏感。同时它还可以保持阴茎头部一定的温度，调节 pH 平衡，以及具有清洁作用。因此包皮过长，不一定需要手术治疗，需要根据具体情况进行对症治疗（某些有宗教信仰或者特殊民族者，即使包皮过长也不允许手术治疗，这种情况特殊对待）。

包皮过长者，应该经常上翻包皮，暴露并清洗阴茎头部，保持局部清洁干燥。若是阴茎经常性发炎、流脓、感染，还是建议到正规医院进行检查，手术切除包皮。若是包皮垢蓄积或者反复性炎症，可能对阴茎造成反复的刺激，导致配偶宫颈炎性改变，甚至发生癌变。

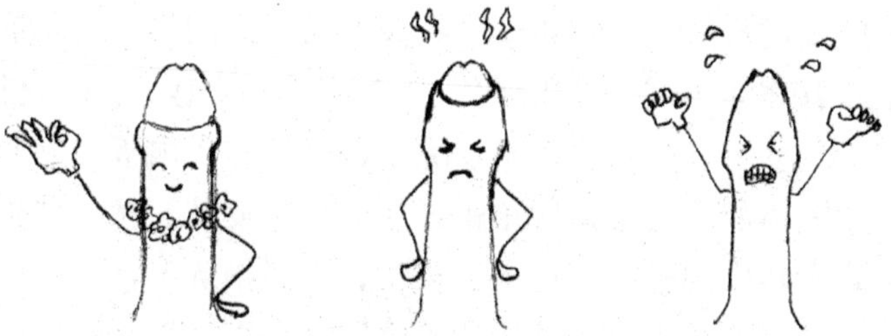

正常包皮（左）、包皮过长（中）及包茎（右）

（任 健）

27. 割包皮能预防性传播疾病吗?

包皮过长、包茎是泌尿外科门诊常见的男性外生殖器疾病，随着人们生活水平的提高，医学知识的普及，就诊患者也逐渐增多。包茎患者及时手术可以预防阴茎发育不良、龟头炎、包皮外口狭窄、包茎嵌顿及阴茎癌变等。已有大量的证据表明，男性包皮环切术不仅降低了男性感染 HIV 病毒的风险，也降低了感染其他性传播疾病的风险。

包皮其实就是阴茎头部包绕的皮肤皱褶，包皮内外层皮肤又称为包皮内外板，包皮内板与阴茎头皮肤之间的间隙称为包皮腔。包皮过长极易引发性传播疾病，是因为当包皮过长时，包皮腔内潮湿的环境易于感染性传播疾病病原体的蓄积。角蛋白是防止 HIV 病毒感染的非通透性屏障，阴茎头富含角蛋白，因此除非发生炎症或其他损伤，阴茎头部位不易成为 HIV 病毒的入侵部位。相反，由于包皮内板及包皮系带缺乏角蛋白，包皮过长时易于成为 HIV 病毒的入侵的部位。

包皮过长时，由于包皮内板长度增加，同房时与阴道黏膜上皮接触面积增加，因此，从对方感染 HIV 病毒的机会增加。包皮环切术后，由于切除了过长的包皮内板，勃起时覆盖阴茎体的主要是富含角蛋白层的外板皮肤，从而减少了 HIV 病毒感染的机会。包皮过长时，尖锐湿疣、梅毒、软下疳、生殖器疱疹等其他性传播疾病发病增加可能与过长的包皮内板黏膜比较脆弱，易于受损伤有关。

所以，割包皮的主要作用并不是“延长时间”，而是真正意义上的延长寿命时间。

（刘　爽）

28. 包皮切除手术过程是怎样的？术后该注意什么？

包皮环切术一般采用局部麻醉，在开刀之前，先把麻药注射在阴茎两侧的海绵体里和阴茎背侧的神经周围。这样一来，手术过程中就不会有痛苦。包皮环切术对切除的包皮长度有一定的标准，一般是把包皮环形切除到距离阴茎冠状沟 0.5~0.8 cm 处。这样的切除范围可以保证环切术术后包皮不会太短，使得阴茎勃起时或性生活时阴茎不会疼痛，也不会弯曲。麻醉作用消失后，麻药对阴茎及其附属神经不会造成任何有害影响，也不会影响日后的性功能。

术后最好休息 1~2 天，尽量少走动，以防术后活动出血。一般 3 天后换药一次，换药后正常活动一般无大碍。术后伤口应保持清洁干燥，小便时小心不要弄湿纱布。若有阴茎勃起的状况时，请用一手保护伤口，一手用力捏痛龟头，让阴茎自然消退，以免伤口裂开。术后 1 个月内伤口依旧有出血可能，因此术后 1 个月后，患者方可进行性生活。

（刘 爽）

29. 包皮手术方式有哪些？该怎么选择？

包皮过长和包茎是泌尿外科的常见疾病，包皮环切术是首选的治疗方法。手术方法包括传统包皮环切术、包皮环切吻合器（商环）手术，以及新型的包皮环切缝合器手术等。下面将逐一介绍 3 种手术方式。

（1）传统包皮环切术：是目前临床使用较多也是最经典的手术方式。成人局部麻醉，儿童需全麻或硬膜外麻醉，一般在日间手术室完成，手术时间 20~30 分钟。术毕即可回家，术后 3 天拆除包扎纱布，无须输液。优点：切口愈合快、水肿消退快，缝线自动脱落无须拆线，手术费用低。缺点：手术时间较长，术中出血较多。

（2）包皮环切吻合器手术：是近几年临床上开始使用的一种术式。成人局部麻醉，儿童需全麻或硬膜外麻醉，一般在日间手术室完成，手术时间 5~10 分钟。相对于传统包皮环切术，包皮环切吻合器利用内环和外环之间的压力使远端包皮坏死脱落、同时愈合伤口，简化了手术步骤。优点：操作简单、手术时间短、出血少、手术切口美观整齐。缺点：术后疼痛明显、伤口容易裂开、延迟愈合、水肿消退慢及手术费用较高。同时对于部分包皮过长或包茎合并系带过短的病例，也不适合采用包皮环切吻合器手术。

（3）包皮环切缝合器手术：成人局部麻醉，儿童需全麻或硬膜外麻醉，一般在日间手术室完成，手术时间5~10分钟。优点：手术时间短，不影响次日生活及工作，手术切口美观整齐，术中出血少术后需拆除外环，愈合时间与传统手术相当。缺点：费用最高，术后龟头易出现瘀青。

综上所述，3种术式各有优缺点。因此术式选择需根据患者的病情、年龄、经济状况、对美观的要求和手术者对不同手术技巧掌握程度等多方面因素进行综合考虑。

（刘 爽）

30. 包皮手术后伤口水肿了怎么消肿?

包皮手术后伤口水肿是比较常见的症状，术后3~4天阴茎头轻度水肿是正常现象，但存在个体差异，水肿原因是包皮环切术后，因包皮系带处的血液循环比较丰富，术后皮肤的血管淋巴管被切断，新的回流通路尚未建立，一般2~3周可复原。部分患者包皮环切术后3个月阴茎水肿没有彻底消除，主要原因是过早地进行夫妻生活，以及经常不恰当地刺激切口部位等。所以，手术后应该注意避免对包皮伤口的刺激活动。

如果由于伤口炎症导致的伤口水肿，可使用生理盐水冲洗伤口，冲洗后涂上碘伏对伤口进行消毒。

如果患者的包皮伤口水肿较为严重，可同时使用一些具有利尿、消肿的药物进行辅助治疗。

（孙李斌）

31. 阴茎疼痛是什么原因造成的？

导致阴茎疼痛的原因有很多，主要有以下几种：①各种外伤、蚊虫咬伤、丘疹或表皮外伤；②尿道、膀胱、前列腺结石；③生殖器皮肤感染；④前列腺炎常引起阴茎疼痛，可能因为阴茎受到感染或受刺激导致；⑤尿道炎和淋病导致的尿路感染；⑥包茎患者容易发生包皮嵌顿使阴茎肿大、疼痛。

（孙李斌）

32. 阴茎勃起疼痛怎么办？

阴茎勃起疼痛的原因有很多，除了常见的外伤和感染，部分疾病如阴茎硬结症、阴茎弯曲，以及阴茎异常勃起等，都可能会引发勃起疼痛。由感染引起的阴茎疼痛，患者阴茎会有发痒、灼烧、疼痛的现象，应该先进行抗感染对症治疗。对于阴茎弯曲和阴茎硬结症的患者如果影响性交时，在明确诊断后可选择手术治疗。阴茎异常勃起的患者多有服用补肾壮阳之类中药，应及时停药，必要时可以服用少量的雌激素药物来缓解症状。

（孙李斌）

33. 阴茎有硬块是怎么回事？可以自愈吗？

这种情况临床上称之为阴茎硬结症。硬结存在于阴茎海绵体内，呈条索样分布排列，伴有压痛。部分患者会出现阴茎变形或阴茎勃起功能障碍。极少数阴茎硬结症患者在数年后可能症状自行缓解，硬结缩小，但绝大多数患者如不采取积极的治疗措施，其病情将进一步发展。因此对阴茎硬结症患者应积极治疗，根据病情采取相应的治疗措施。

（1）非手术治疗：适应于硬结小，症状轻，阴茎弯曲度小的患者。阴茎硬结症的非手术治疗方法繁多，常用的方法有长期口服维生素 E、秋水仙碱、左卡尼丁等。如勃起痛明显，可在硬结内注射类固醇药物，另有部分报道称体外冲击波治疗可局部改善硬结症状。

（2）手术治疗：对有明显的阴茎弯曲致性交困难或无能且勃起功能正常的患者，手术矫正可作为首选。对经过半年至 1 年非手术治疗无效者应采取手术治疗。手术的目的是去除病变，使阴茎变直。

（孙李斌）

34. 阴茎小是什么原因造成的？怎么治疗？

一般成年男性的阴茎长度在疲软状态下为 5~6 cm，勃起时长度约是疲软时的 2 倍。如果阴茎疲软时长度小于 4 cm，勃起时长度小于 8 cm，就称为阴茎短小。

形成阴茎短小的原因是多种多样的，有先天的因素，也有后天的因素，遗传基因的影响最为根本，常见原因有以下几种。①遗传因素：阴茎与身体其他器官一样，其大小及形态特点要受遗传基因的控制与影响。②促性腺激素分泌异常：某些颅脑疾病可能会导致患者体内促性腺激素分泌异常，影响阴茎发育。③肥胖：特别是一些耻骨联合部、会阴部脂肪丰满突出的男性，往往阴茎的发育欠佳，比起正常男性的阴茎会相对短小，而且患者自己目视自己的阴茎困难，更加认为自己阴茎小。④其他：患有睾丸炎、隐睾症、睾丸发育不全等症及内分泌不平衡，雄性激素不足，都可能造成阴茎短小。

对阴茎偏小者，只要阴茎的长度在正常范围内，发育正常，就不会影响结婚、生育。如果阴茎的确很短，在正常低限以下，则必须找专科医师就诊。常见有两大类：一是性征发育异常：二是各种类型的尿道下裂和尿道上裂，这类患者不仅阴茎短小，而且有不同程度的阴茎弯曲，会影响性功能和生育，必须进行手术整形治疗。

（孙李斌）

35. 阴茎的大小与性健康有关系吗？

在不少人看来，生殖器大小代表着一个男人的性功能和家庭性福。其实，男人的阴茎只是一个排尿和性生活的器官。赋予它更多的使命只会给男性造成更大的压力。女性性高潮的唤起也不光是阴茎的作用，还会受环境、气氛、触摸、对男方的感觉等多种因素影响。因此，应正确看待阴茎大小与性健康之间的关系，只要阴茎长度在正常范围之内且勃起功能正常，就不会影响结婚及生育。

（韩帅红）

36. 阴茎系带断裂的表现是什么？

阴茎系带是位于阴茎下方正中部位连接龟头与阴茎体的一条皮褶，又称包皮系带。它的作用是在阴茎勃起时起固定作用，不使阴茎龟头过度偏曲。由于每个人阴茎发育情况不同，阴茎系带的长短和紧张度也不尽相同。包皮系带过短多发生于包皮过长的青壮年，将包皮上翻后即可见到短缩的阴茎系带。阴茎系带组织薄弱，弹性及延展性较差，伴有系带过短时，暴力作用下极易造成系带断裂。

阴茎系带断裂的主要原因是阴茎皮肤受力超出负荷。性生活过于暴力是诱发因素之一，另外还有手淫、外伤等原因。患者通常以局部疼痛、软组织肿胀及出血就诊，一般以初次性生活后出现症状就诊居多。

阴茎系带断裂可导致痛性勃起、性快感下降等严重后果，同时出现包皮裂口，因此若同房的过程中出现阴部疼痛并伴有出血应及时停止，并立刻就诊于正规医院泌尿外科门诊或急诊，医生会明确诊断并采取相应的急救措施。

（刘　爽）

37. 阴茎系带断裂怎么治疗？

上文介绍了阴茎系带断裂的发病原因与临床表现，下面简要叙述阴茎系带断裂该如何治疗。

（1）对于损伤轻微的患者通常只给予局部包扎，每隔2~3 天换一次药，直到痊愈。

（2）对于较重者均予清创后缝合，术中注意勿使系带过短，横行缝合成形时不能张力过大，避免导致术后龟头血液、淋巴回流障碍。

（3）阴茎系带过短者予以系带成形，合并有包皮过长或包茎者则同时行包皮环切术。

全部患者术后均应口服已烯雌酚，每晚睡前 3~4 mg 顿服，连续 4~5 天。1 个月内避免性刺激。另外，还要尽量了解患者的发病原因，对其进行心理疏导，消除其恐惧心理，避免其将来发生性功能障碍的可能。

所以，当发生阴茎系带断裂时不要慌张，立刻就诊于泌尿外科门诊或急诊行相应治疗。在治疗后也不要有心理负担，一般系带在愈合后不会影响正常射精及生育。

（刘　爽）

38. 包皮过长会导致阴茎癌吗？

阴茎癌是阴茎最常见的恶性肿瘤。在西方国家阴茎癌发病率较低，在亚非拉等发展中国家，发病率较高。随着生活水平的提高，卫生状况改善，我国阴茎癌发病率已逐年下降，现已与西方国家相近。

阴茎癌的病因仍不清楚，目前认为主要与以下两点有关。①包茎与包皮过长，包皮垢及炎症的长期刺激，是阴茎癌的重要致病因素；包皮内板长期受包皮垢刺激和炎症是诱发阴茎癌公认的主要原因，早有实验证明包皮垢有强烈的致癌作用，如将人的包皮垢接种给小鼠可诱发鼠的子宫颈癌。阴茎癌患者中，半数左右有包茎，94% 以上有包皮过长。②人乳头瘤病毒（HPV）感染，是阴茎癌发生发展的促进因素。另外，阴茎癌的发病还与阴茎症病史、阴茎皮疹、阴茎裂伤、吸烟、性伙伴数量等危险因素有关。

（王璟琦）

39. 阴茎癌手术有希望保住阴茎吗?

阴茎癌手术能否保住阴茎最主要是取决于肿瘤病变发生的程度与范围，如果觉察自己阴茎上有不明的肿物出现时，要及时到泌尿外科专科门诊就诊，早发现、早诊断、早治疗，患者的获益会更大。阴茎癌的治疗主要依靠外科手术切除，包括原发肿瘤和区域淋巴结的切除，再配合放、化疗等手段综合治疗，可提高疗效。现代治疗的理念是尽量降低机体伤害、尽量保留组织。阴茎癌手术是否保留阴茎，要视情况而定。

首先要考虑肿瘤的大小和组织浸润程度，如果长满整个阴茎，则需完整切除，如果仅仅侵及局部浅层，那么可以只行瘤块剜除或者阴茎部分切除。肿瘤病理分型也影响切除范围，一些癌型恶性程度高，极易转移和复发，可能在瘤体以外已经存在我们检测不到的隐匿的转移灶，那么这种情况下就要充分扩大切除范围，必要时加做区域淋巴结清扫，力求将肿瘤斩草除根。其他考虑的因素还包括患者本身的意愿，以及组织保留后是否还能行使其功能等。

如果病灶未侵犯阴囊，则保留阴囊和睾丸，这样可以维持男性性征，患者在全切术后还能选择多种方式的阴茎重建。

（郭文敏）

40. 阴茎癌除了手术还需要哪些治疗?

手术切除阴茎有时并不能完全清除肿瘤转移灶，这时为了防止肿瘤复发，改善疾病预后，我们常常应用一些化学疗法、放射疗法进行阴茎癌的进一步治疗。

化学疗法是指应用对肿瘤组织有毒性的化学药物杀死肿瘤，放射疗法是利用放射性元素产生的射线来杀伤肿瘤。化学药物和射线除了对肿瘤造成打击外，也会对人体正常组织产生损伤，这就要求我们结合肿瘤的分型分期、手术切除范围、患者治疗意愿和身体耐受能力来综合考量，选择合适的药物、射线，以及它们的应用剂量和时间。

另外，术后的随访也是非常重要的，定期到医院复查胸片、CT、PET-CT 等可以预测和发现肿瘤并发症、复发与转移，据此及早地调整抗癌方案，能够提高患者存活时间和生活质量。

（郭文敏）

41. 男性性功能障碍主要类型有哪些?

男性的正常性功能包括性欲、阴茎勃起、性交、情欲高潮和射精等 5 个方面，整个过程由一系列复杂的条件和非条件反射构成。男性性功能障碍是指性生活的有关环节的功能发生了改变，从而影响正常性生活的总称。主要分为以下 4 个类型。

（1）性欲异常：即性欲低下、性厌恶、性欲亢进等。

（2）影响阴茎正常勃起：即阳痿（勃起功能障碍）、阴茎异常勃起。

（3）影响性交：即性交昏厥，性交恐惧症。

（4）影响射精：即早泄、遗精、不射精、逆行射精、射精疼痛等。

上述4个方面的症状，可以单独出现，亦可多个同时出现。此外，还有性变态引起的性功能障碍，如恋物癖、露阴癖、窥阴癖、易性癖、性欲倒错、性妄想症、施虐狂等。

（郭文敏）

42. “男人不举”是什么原因造成的？

“男人不举”，也就是俗称的阳痿，医学上一般称之为男性勃起功能障碍（ED）。通常是指男性在性欲冲动要求下阴茎不能勃起或阴茎虽能勃起但不能维持足够的硬度，以致性交过程中阴茎不能插入阴道。它是最严重的男性功能障碍。偶尔出现的阴茎勃起障碍是相当普遍的现象，尤其是在年龄较大、精神紧张、过度劳累时容易发生。由器质性病变引起的勃起障碍具有病程渐进性加重，无夜间或清晨勃起，在性刺激下，虽能激起性兴奋，但阴茎不能勃起等特点。

导致男性勃起功能障碍的因素很多，主要有：①年龄因素；②心血管疾病通过影响流向海绵体的动脉血供而导致动脉性ED；③糖尿病；④部分慢性前列腺炎患者伴有早泄、性欲减退、勃起功能障碍和射精疼痛等症状；⑤吸烟、酗酒；⑥可以产生中枢神经系统镇静或抑郁的大多数药物都可导致ED；⑦ED与盆腔手术相关，尤其是根治性前列腺切除术、膀胱切除术，以及直肠手术；⑧性伴侣关系、家居状况等心理和环境因素的影响。

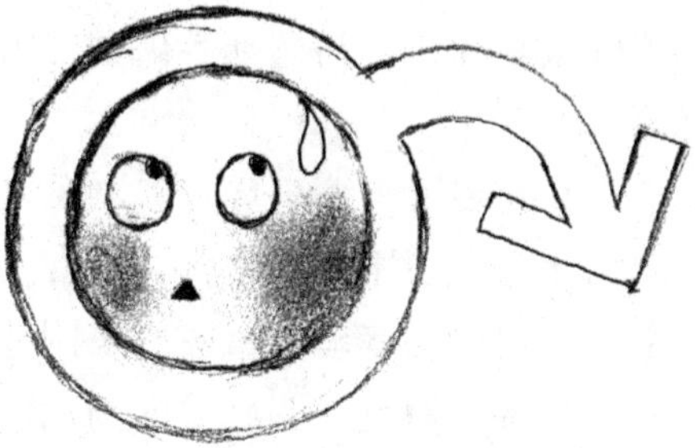

男性勃起功能障碍

（孙李斌）

43. 男性勃起功能障碍怎么治疗?

男性勃起功能障碍的治疗，首先应明确病因，根据不同的疾病原因选择合适的治疗方式，目前的主要治疗方式有以下几种。

（1）矫正危险因素：如戒烟、戒酒、加强运动锻炼、避免药物滥用等。

（2）加强原发疾病治疗：如糖尿病、高血压、阴茎硬结症、内分泌系统疾病等。

（3）调整心理状态：解除焦虑、紧张、抑郁等情绪，加强性医学教育，使夫妻感情和谐，加强配偶参与、配偶鼓励。

（4）药物治疗：①选择性磷酸二酯酶5型抑制剂，包括西地那非、伐地那非和他达拉非。这类药物一般在需要性生活时服用。②盐酸阿扑吗啡含片。阿扑吗啡对轻度到中度，以及精神因素导致的阳痿患者有一定疗效。③睾酮补充疗法。睾酮水平较低的 ED 患者，如果排除其他内分泌性睾丸功能衰退，采用雄激素补充或与选择性磷酸二酯酶 5 型抑制剂合用有一定效果。

（5）真空负压勃起装置与缩窄环。

（6）阴茎海绵体内药物注射疗法。

（7）血管手术：包括阴茎动脉重建术及阴茎静脉结扎手术，适用于通过详细特殊检查，明确诊断为动脉性或静脉性 ED 的患者。

（孙李斌）

44. 阴茎萎缩怎样治疗？

阴茎主要由一对并列于阴茎背侧的阴茎海绵体，以及位于下方的一条尿道海绵体组成，在性刺激状态下阴茎会充血勃起，变粗变长。我国正常男性阴茎勃起时平均长度为 11 cm，疲软时的平均长度是 5~6 cm。随着年龄的增加，男性性器官也会发生变化。

大部分来就诊的患者阴茎并没有发生真正的萎缩。尤其对于年轻患者，他们的身体素质大都比较好，没有严重的内科疾病，但由于勃起功能下降，阴茎长期处于疲软状态，给自己造成了阴茎萎缩的印象。此外，这些患者常合并有信心不足，甚至自卑、焦虑等问题，进一步加深了阴茎萎缩的自我认知。

除此以外，部分老年患者伴随着年龄的增大，阴茎会发生物理上的缩短，无论是疲软还是勃起状态下，阴茎尺寸都比年轻时明显变短。对于这类患者，目前认为随着年龄的增长，勃起次数不断减少，阴茎的氧供显著下降，发生低氧血症。低氧血症促使内皮素、转化生长因子、血小板生长因子等水平发生改变，阴茎组织内胶原数量增多，平滑肌数量减少，海绵体结构重建，最终导致阴茎不同程度缩短。

可见，有些阴茎萎缩是真的，有些阴茎萎缩不是真的。大家不应该随随便便给自己贴上阴茎萎缩的标签，并由此背上沉重的思想包袱。一旦怀疑自己出现了阴茎萎缩，应该到正规医疗机构就诊和评估。对于阴茎萎缩的患者，目前临床上提出一个概念叫阴茎康复训练，目的就是人为地增加阴茎血流量，使阴茎充血达到一定的强度和时间，改善勃起功能。康复训练的内容包括药物治疗及负压助勃训练。

（孙李斌）

45. 男性性功能下降吃什么药好？

男性性功能下降在临床上是指男性性冲动频度的减少、性能力的减弱等一系列病症。患者会出现勃起功能障碍、射精功能障碍或性欲低下等一系列临床表现。阳痿是指勃起功能障碍，即不能勃起或不能维持勃起，并无法正常完成性交。早泄是指射精障碍，即阴茎置入阴道之前或刚置入阴道，未做运动就出现的射精现象。一般而言，男性从 20 岁左右发育成熟起，便开始具备性生活及生殖功能，30~40 岁是性功能最旺盛时期，50 岁以后逐渐减退。

造成性功能下降的原因存在很多种。所以，在面对以性功能下降来就诊的患者时首先需要明确病因所在，方能对症治疗。

（1）全身系统性疾病：比较常见的有糖尿病、心脏疾病、甲状腺疾病等。以上疾病都有可能导致男性性功能低下，这种情况引起的性功能低下一定要先治好身体其他方面的疾病才能治好。

（2）泌尿、生殖系统疾病：包皮过长、包茎、生殖器官炎症等疾病，或者某些器质性原因引起的疾病导致夫妻生活困难或者不能持久，久而久之就可能导致男性性功能低下，甚至失去欲望。发生此种情况，首先应诊治男性泌尿生殖系统的其他疾病，有炎症存在的患者以先控制炎症为主，包皮过长者要行包皮环切术。

（3）心理、精神因素：长期心情抑郁的男性患有性功能低下的比率远远高于身心健康的男性。要保持积极心态，保持适当的体育锻炼，放松心情。

（4）药物因素：很多药物都会造成男性性功能下降、性欲减退、阳痿和射精异常，如比较常见的神经精神药物、抗高血压药、抗雄激素类药物等。有些患者喜欢自己选择补肾的一些偏方等，其对疾病的治疗效果尚待考证，却增加了身体的代谢负担及经济负担，所以我们需要明确造成性功能下降的原因，然后对因下药，治疗疾病。

（孙李斌）

46. 男人早泄是什么原因引起的？

早泄是男性最常见的射精功能障碍，其发病率占成年男子的 1/3 以上。目前普遍认为，阴茎插入阴道之前或刚插入即射精，或者进行性交2分钟以内发生射精的，即为早泄。早泄的病因有多种，并非每个人都一样，一般可以分为以下4种。

（1）心理性早泄：害怕性活动被人发现、害怕性伴侣怀孕、害怕得性传染病，以及对性操作的焦虑均有可能引起早泄。一句话来说，有时候是患者自己的情绪导致了“速战速决”。对性生活的紧张情绪一直延续，则会造成长期性生活失败的恶性循环。在早泄患者中，80%以上是由精神因素引起的，如久别重逢、新婚蜜月、过度兴奋或紧张、过分疲劳、心情郁闷、饮酒、房事不节制、夫妻关系不融洽等。

（2）器质性早泄：很多男性疾病都会使男性的射精中枢兴奋度降低，也就更容易发生射精，如尿道炎、精囊炎、前列腺炎等。

（3）外界因素：裤子太紧、阴茎包皮过长、所处温度过高等因素会过度刺激龟头。

（4）某些全身疾病导致体质衰弱，也可以使性功能失调，出现早泄。

（孙李斌）

47. 早泄的治疗方法有哪些？

早泄的治疗第一应以心理治疗为主，需要夫妻双方协同。告知夫妻双方早泄是一种非常普遍的问题，消除患者和配偶的焦虑、不安、自责等异常心理，建立治愈疾病的信心。第二是口服药物治疗。目前临床上使用的治疗药物主要是5-羟色胺再摄取抑制剂，如舍曲林、帕罗西汀、达泊西汀等，在性生活前 3 小时口服，可以起到延长射精潜伏期的作用。但这些药物均有一定的不良反应，一定要在医生指导下服用。第三是采用局部治疗，包括局部的麻醉药。可以在性生活之前涂抹在冠状沟附近，同时配合避孕套使用，在一定程度上可以起到延长射精潜伏期的作用。第四是行为方法指导，其目的就是通过拥抱、抚摸、按摩等触觉刺激手段来教导患者体验和享受性的快感，克服心理障碍。还可在达到高潮前向下牵拉阴囊和睾丸，或用拇指和食指压挤龟头使性兴奋降低。第五是手术治疗，如选择性的阴茎背神经阻断术。该手术属于有创性操作，手术效果和具体方式还存在极大争议，其安全性和远期有效性仍然不确定。

（孙李斌）

48. 早泄的自我调节方法有哪些？

（1）心理治疗：早泄的治疗需要夫妻双方协同，尤其妻子参与治疗十分重要。对早泄的心理治疗要取得患者妻子的配合。因为女方的误解或埋怨，会使男方的紧张、焦虑感上升，加重心理负担。女方应持体谅、关怀的态度，给予言语及行为安慰，缓解男方的紧张心理，帮助其树立治愈信心。

（2）行为方法指导，如性感集中训练疗法。其目的就是通过拥抱、抚摸、按摩等触觉刺激手段来教导患者体验和享受性的快感，克服心理障碍。还可在达到高潮前向下牵拉阴囊和睾丸，或用拇指和食指压挤龟头使性兴奋降低。长久训练后再更换体位进行性交，采用抽动—停止—再抽动形式反复训练，逐渐提高射精刺激阈，从而达到较满意的人为控制后射精。

（3）戒除不良的生活规律和习惯，改掉“伤性”的习惯，不抽烟、不酗酒，戒赌，尽量不要熬夜，保持充足而且有效的睡眠。

（4）进行适当的文体活动，如听音乐、锻炼身体，这样可以调节情操，增强体质，有助于防治早泄。

（王璟琦）

49. 龟头充血不足怎么办?

这里所说的龟头充血不足应当是指海绵体充血障碍。所以，我们首先要明白出现海绵体充血障碍的病因。在病理生理学上以下几点均有可能导致海绵体充血障碍：①心理障碍；②神经性勃起障碍；③动脉性勃起障碍；④静脉性勃起障碍；⑤内分泌性勃起障碍；⑥手术创伤性勃起障碍；⑦药物性勃起障碍；⑧其他，如免疫、衰老、海绵体组织病变。我们需要针对患者进行相关检查确定病因，在明确了病因后才可以有针对性地进行相关治疗。一般针对神经和血管因素导致的勃起障碍，在排除患者可能存在的心血管疾病的问题前提下，可以进行非激素的药物治疗。对血管因素引起的充血不足，α 肾上腺素能受体阻滞剂育亨宾可以有着良好的治疗效果；而对神经性勃起障碍，多巴胺和磷酸二酯酶 5 抑制剂西地那非可以有一定的疗效。除此之外，血管活性药物的治疗也是一种成熟的治疗方法。海绵体内注射罂粟碱、酚苄明等药物可以一定程度上改善阴茎充血不足，但需要在专业的临床医师指导下进行治疗，以防出现治疗过度，导致阴茎持续勃起的问题。除去药物治疗，患者自身的心理疏导也非常重要，患者要建立良好的信心，不可过度将此当作心理负担，在夫妻双方的配合下共同达到一个良好的治疗效果。

（孙李斌）

50. 阴茎背神经阻断术有用吗?

该术式最早于2000年出现在我国，并随着铺天盖地的广告而遍地开花。但无论是中国性学会性医学专业委员会男科学组发布的《早泄诊断治疗指南》，还是国际性学会及早泄指南委员会发布的《早泄诊断及治疗指南》，均未推荐将阴茎背神经阻断术作为早泄的治疗方式。阴茎背神经阻断术的治疗理念是通过手术切断部分阴茎感觉神经，使得阴茎头敏感性下降，神经冲动传入减少，从而使支配射精的神经达到兴奋阈值的时间延长。

近年来，国内外都有通过阴茎背神经阻断术治疗早泄的报道，但其安全性及长期效果仍有待进一步研究。由于射精反射的生理过程复杂，目前对其相关的基础研究较少，很多环节的详细机制还不清楚，因此该手术的理论依据并不充分。国际性医学会在发布的《早泄诊断及治疗指南》中明确指出，阴茎背神经切除或可导致性功能的永久性丧失，不推荐用于早泄治疗。

总之，该手术属于有创性操作，手术效果和具体方式还存在极大争议，其安全性和远期有效性仍然不确定，远未到可以推广的阶段。因此，患者在选择手术治疗前，一定要谨慎。

（孙李斌）

51. 阴茎背神经阻断术后遗症有哪些?

阴茎背神经阻断术除了有常见的切口感染、出血、切口裂开等手术并发症外，还有可能对男性生殖系统造成巨大的损伤。如果术中切断的阴茎背神经分支过多，就很容易导致患者出现阴茎麻木、勃起功能障碍，以及无法射精等严重症状，最严重时，甚至可能导致男性功能的永久性丧失。因此，患者在选择手术治疗前，一定要谨慎。

（孙李斌）

52. 性生活频繁程度多少合适？和年龄有关吗?

性生活的合适频度，因人而异。有的人一天进行多次性交，每次均获得满意的性高潮和射精体验，并不感到疲乏，有的人间隔几天甚至几周进行一次性交，体验很好，过分加大频度，会感到头昏、乏力、精神不振，甚至影响日常生活和工作。性生活频度的把握应当以性伴双方不感到劳累，又没有明显的性压抑为准，所以选择与自己“步调一致”的人生伴侣非常重要。

据统计，性交频度随年龄有明显变化，年平均性交次数在35~44岁为109次，45~53岁为81次，54~74岁为22次，74岁以上极少或无。

（郭文敏）

53. 如何预防性传播疾病?

目前所说的性传播疾病是一大类由性行为或类似性行为引起，通过性器官接触和性器官以外的接触而传染的疾病。除了人们熟知的梅毒、淋病、尖锐湿疣、艾滋病以外，还包括软下疳、腹股沟肉芽肿、性病性淋巴肉芽肿、非淋菌性尿道炎、生殖器疱疹、阴道滴虫病、阴虱、生殖器念珠菌病、传染性软疣、疥疮等20余种疾病。

性传播疾病的常见传播途径有：性交和其他类似性行为（包括口交、肛交、指淫、接吻、触摸等）；通过接触被污染的公用物品（公共马桶）及卫生器具（大众浴池）等传染；患病的母亲通过胎盘感染胎儿，或分娩时胎儿通过产道时被感染，或通过母乳喂养感染婴儿；被污染的医疗器械通过体格检查、注射、手术等方式感染其他人；输入携带致病微生物的血液或血液制品；昆虫、空气、食物和水等媒介也可以传播。

预防性传播疾病，应当从其传染源和传播途径入手。应保持良好生活作风，洁身自好，选择合适的性伴侣。应用安全套等器具隔离保护，避免使用不洁的公共器物，患病母亲怀孕、生产及哺乳时要遵从医生建议，有针对性地采取手段阻断母婴传播，就医时选择正规医疗机构，规范履行医疗程序，避免医源性传播。

（郭文敏）

54. 血精应该如何治疗？

一般正常精液的颜色是灰白色或乳白色，禁欲长久者可为浅黄色，凡精液呈鲜红、淡红、暗红或咖啡色并含有大量红细胞的称为血精。精液输送途径的各个部位、组织病变均可引起血精，但病变多发生于精囊、前列腺和后尿道。血精可分为功能性和器质性。功能性血精是男性在达到性高潮时收缩和射精完毕后的松弛性改变，使精囊腺的压力急速变化，囊壁上的毛细血管受到损伤造成出血或毛细血管通透性改变而渗血。器质性血精是由某些疾病引起，常见原因如下。

（1）炎症或异物：生殖系统感染是血精最常见的原因。感染致病原包括病毒、细菌、结核杆菌和寄生虫等，也可以是创伤、尿道异物、化学药品造成的结果。前列腺、精囊或输精管的结石均可引起血精。

（2）梗阻或囊肿：射精管梗阻可使梗阻的近端管道扩张和膨胀，导致黏膜血管破裂、出血。

（3）肿瘤：多种泌尿生殖道的良性肿瘤可以引起血精，膀胱、前列腺、睾丸和精囊的恶性肿瘤也可以引起血精。

（4）血管异常：精囊、前列腺尿道和膀胱颈部的静脉曲张也是血精的原因。生殖系统血管异常可导致血精，包括盆腔动静脉畸形、前列腺血管瘤、精囊和精索血管瘤等。

（5）损伤：多为医源性损伤，常见于前列腺穿刺活检、经尿道器械操作或盆腔手术致精囊损伤、输尿管结石体外冲击波碎石等。

（6）全身性因素：高血压、血液性疾病（淋巴瘤、血小板减少症、白血病、血友病）和继发于肝脏疾病的抗凝异常等可引起血精。

出现血精症状时，患者应就诊于正规医院泌尿外科，查明原因后对症治疗，对于轻微炎症引起的血精大多可以通过药物及生活调理解决，合并结石或者严重积血的患者需要通过精囊镜检查及治疗，多数可以痊愈。

（孙李斌）

55. 射精的时候尿道疼是怎么回事？

男子性高潮来临而射精时，在腰骶部脊髓内射精中枢支配下，附睾、输精管、精囊及前列腺等器官的肌肉收缩，把各器官中的液体排到后尿道，膀胱颈部关闭，会阴部肌肉球海绵体肌及坐骨海绵体肌阵发性收缩把精液射出尿道。

正常情况下射精不仅不痛，而且会使人感到一种性快感，这也是男子在性交中所追求的享受之一。如果上述器官任何一处发生障碍，都会导致射精疼痛。

引起射精疼痛的原因主要有器质性、功能性、心理性 3 个方面。

（1）器质性：最常见的是精道的炎症，如附睾炎、前列腺炎、精囊炎、精阜炎、后尿道炎等，射精时的肌肉收缩引起疼痛。后尿道结石、尿道狭窄排精时受阻也可引起疼痛，射精管出现结石梗阻和先天性梗阻也会造成射精疼痛。

（2）功能性：性生活过频，尤其是多次性生活后，会阴部或阴囊内会产生酸痛。

（3）心理性：部分患者因为个人性格原因，或者既往失败的性生活经历，或者一些工作中的精神压力等，在性生活过程中过于焦虑，这种情绪可能诱发会阴部肌肉的痉挛性收缩，从而导致射精后的疼痛。

（孙李斌）

56. 男士育前检查要挂什么科室？包含哪些项目？

男士育前检查应当要挂生殖科或泌尿男科，主要包含有4个方面的检查。

（1）首先应进行男性精液检查，明确其精子是否健康、精子活力如何、是否能达到怀孕的要求，这是实现怀孕的先决条件。

（2）其次要进行孕前病史检查，了解清楚男性的家族是否有畸形儿的生育史、曾患过何种疾病、如何治疗等情况，特别要重点询问精神病、遗传病等，必要时还要检查染色体、血型等，这直接关系着未来宝宝的健康成长。

（3）再次还需要进行泌尿系统检查，看是否存在有影响生育的生殖系统疾病，例如，是否存在有隐睾、睾丸炎、梅毒、艾滋病等影响生育的一系列疾病，如果有疾患，一定要提前进行全面的治疗。

（4）最后要进行血液检查，看男性是否患有白血病、病毒感染、糖尿病、肝炎、败血症、黄疸、肾炎、尿毒症等影响生育的疾病，这对实现优生优育都有着极其重要的意义。

在综合各项检查的结果后，积极评估患者目前的身体功能是否适合进入备孕阶段，若存在有影响受孕的健康问题，则需要积极诊治相关系统疾病，然后在评估效果后进入下一个阶段。

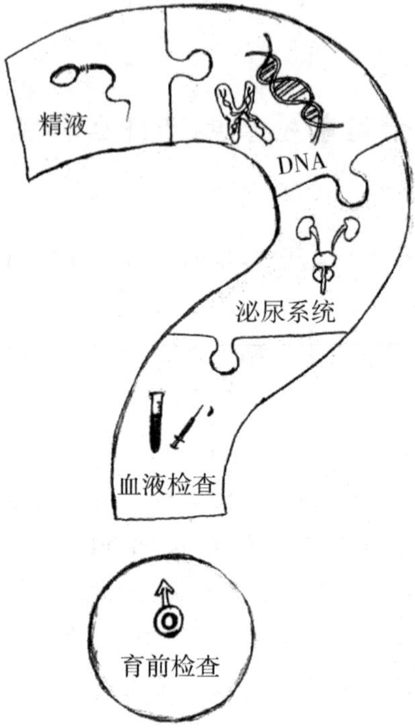

育前检查内容

（孙李斌）

57. 什么是男性不育症？

男性不育症是指夫妇同居未采取避孕措施一年以上而无生育，且女方检查正常，男方检查异常。男性不育症根据临床表现，可分为绝对不育和相对不育两种。绝对不育是指完全没有生育的能力，如无精子症。相对不育是指有一定的生育能力，但生育能力的各项指标低于怀孕所需要的临界值，或由于其他因素影响受孕，造成暂时不育，如弱精症等。

（王璟琦）

58. 男性不育症主要由哪些原因引起？

多种原因和疾病可以导致男性不育，根据影响的环节，可以分为睾丸前因素、睾丸因素、睾丸后因素，以及不明原因的男性不育。其中，睾丸前因素是指内分泌异常，包括下丘脑疾病，以及内、外源性的激素分泌异常，如高泌乳素血症等；睾丸因素是指睾丸先天发育异常或获得性损伤，包括无精症、少精症、弱精症等；睾丸后因素是指睾丸可以产生正常的精子，但是输送通道——输精管结构功能病变，常见的包括输精管梗阻、感染、结核等。所以，还是建议到正规专科医院进行详细检查，不能一概而论，只有确定不育的病因，对症治疗，才能拥有自己的小宝宝。

（任 健）

59. 男性睾酮低的原因是什么？能治好吗？

睾酮是体内最主要的雄激素，男性睾酮几乎全部在睾丸间质细胞线粒体内合成。睾酮作用很广，有促进生殖器官发育和生长、刺激性欲、促进和维持男性第二性征的发育、维持前列腺和精囊的功能、促进蛋白质的合成和骨骼生长，以及促进红细胞的生成等作用。临床上多种原因都会导致睾酮的水平下降。若是先天性遗传病，可能会导致终身性睾酮水平低下。其他器质性疾病，如性腺功能减退或正在进行雌激素治疗等，都可以表现为睾酮水平下降。其他系统的疾病，如肝、肾、心血管疾病，以及麻醉或精神类药物的使用都可以导致睾酮水平下降。对于不同的原因引起的睾酮水平降低，其预后也不完全相同。若从病因方面使问题得到解决，睾酮可以较快恢复到正常水平。若是存在先天性的疾病，则只能根据症状进行相关的对症治疗，无法达到治愈的效果。所以，明确病因是一个非常重要的前提，只有这样我们才可以“对症下药，药到病除”，从根本上解决问题。

（孙李斌）

60. 男性睾酮高有什么危害?

睾酮水平过高会对男性有以下几类影响。

（1）性早熟：如果男性睾酮水平过高，就非常容易引起特发性男性性早熟，常表现为性征明显、毛发增多、内分泌失调引起进一步痤疮的发生。过高的睾酮水平还会导致黑棘皮症的出现，表现为局部皮肤色素沉着的苔藓样病变。高雄激素血症具有一定的家族遗传性。

（2）泌尿系统肿瘤：前列腺组织细胞存在雄激素依赖性，国际上已经明确指出，雄激素是造成前列腺癌发生的病因。

（3）肾上腺疾病：睾酮高可能是肾上腺皮质增生导致分泌的增加，而在肾上腺皮质区不单纯分泌睾酮这一种激素，其他激素的分泌也会受到影响，进而出现代谢的紊乱，如体重增加、血压波动、血糖升高、血脂异常等，长时间的刺激下可能引起肾上腺皮质增生甚至肾上腺肿瘤。

（4）睾丸疾病：睾酮水平过高抑制性腺轴的正常反馈，可能产生睾丸肿瘤、睾丸萎缩女性化的表现，严重时甚至可能会引起垂体甚至是下丘脑的变化，并打乱其他内分泌轴系的平衡，有可能会出现甲状腺功能变化、生长发育紊乱等。

（孙李斌）

61. 精液检测报告怎么看?

精液检测报告包含精子一般检查和显微镜检查两个部分。

一般检查：①精液量。正常人的每次射精量为2~6 mL，1~2 mL为可疑异常，少于1 mL或大于7 mL的均考虑异常。精液量测定与标本采取前的禁欲时间有关，禁欲时间长，精液量相对较多，一般以禁欲3~7天为宜。②颜色和透明度。正常刚射出的精液呈乳白色或灰白色，液化后呈半透明乳白色，久未排精者可呈淡黄色。鲜红色或暗红色的血精见于生殖系统炎症、结核和肿瘤，黄色脓样精液见于精囊炎或前列腺炎。③黏稠度和液化。正常新鲜的精液排出后数秒呈黏稠胶冻状，在精液中纤溶酶的作用下30分钟后开始液化。如果黏稠度降低呈米汤样，可能是精子数量减少，见于生殖系统炎症，精液不凝固见于精囊阻塞或损伤。如果精液1小时后不液化，可能是由于炎症破坏了纤溶酶，如前列腺炎，精子不液化可以抑制精子活动力而影响受孕。④酸碱度。正常精液呈弱碱性，pH为7.2~8.0，以利于中和酸性的阴道分泌物，pH 小于 7.0 或大于 8.0 都能影响精子的活动和代谢，不利于受孕。

显微镜检查：①精子存活率。排精后 30~60 分钟，正常精子存活率应为 80%~90%。②精子活动力。这是指精子活动状态，也是指活动精子的质量。精子活动力低，主要见于精索静脉曲张、泌尿生殖系统非特异性感染，以及使用某些药物如抗疟药、雄激素等。③精子计数。正常人精子计数为 0.6×10^{12}~1.5×10^{12}/L，相当于一次排出的精子总数为 400×10^{6}~600×10^{6}。当精子计数值 $<15\times10^{6}$/mL 或一次排精总数 $<30\times10^{6}$ 为精子减少。④精子形态。正常精子头部为扁椭圆形，尾部长而弯曲，类似蝌蚪，但也有头部为尖头、大头、双头，体尾部粗短、分叉、双尾等异常。正常精液中，正常形态精子应大于 4%，如果精液中异常形态精子数 $>96\%$，将会导致不育。⑤炎症细胞。正常精液中白细胞要少于一个“+”号。白细胞增多表明生殖道或副性腺存在感染。

（刘　爽）

62. 精子活动力多少算正常？

精子活动力是指精液中呈前进运动精子所占的百分率。由于只有具有前进运动的精子才可能具有正常的生存能力和受精能力，所以精子活动力与女性受孕率密切相关，因而它是目前评定精液品质优劣的常规检查的主要指标之一。精子活动力与日常生活联系紧密，经常抽烟、喝酒的人往往精子活动力都会比较弱，还有经常性久坐也会导致精子活动力低下。精子一般分为4个等级：0级（d级）表示精子不能活动，不运动；1级（c级）表示精子非向前运动，原地运动；2级（b级）表示精子缓慢或呆滞向前移动，缓慢运动；3级（a级）表示精子快速直线前向运动，直线运动。正常时，3级（a级）精子≥25%，或3级（a级）与2级（b级）精子之和≥50%。

（孙李斌）

63. 精子活动力低对生育有什么影响?

精子活动力低下会影响生育，严重时甚至造成不育。具体影响如下：①影响受孕。男性患有了弱精症会影响到生育情况，但是并不是说不可以生育，有些患者的弱精症较为严重，而有些患者的弱精症则较轻。所以很多的时候即使男方存在弱精症也会顺利使得女方受孕，不过这样的受孕还是存在一定风险的。②影响优生优育。通常所说的优生是指最优秀的精子和卵子结合，但是弱精症的患者实现优生是很不容易的。弱精症的受孕存在一定的偶然性，即使是轻度的弱精症患者的精子活动能力也比正常情况下的要低，这样也就保证不了精子的质量，在这种情况下受孕，从优生的角度考虑还是有一定弊端。③容易导致早产或流产。很多怀孕的妇女会在妊娠期间出现早产或流产的现象，这些也都可能是精子质量不够高造成的，所以对弱精症应该给予足够的重视。

（孙李斌）

64. 精子活动力低怎么办？如何提高精子活动力？

在增强精子活动力方面，男性朋友首先需要避免生活中一些会导致精子活动力下降的不良习惯，如生活不规律、饮食嗜辣、久坐不动、频繁蒸桑拿、洗热水澡等。对于已经出现精子活动力低下的男性朋友来说，还得十分注意不嗜烟酒、不长期穿紧身牛仔裤、慎用补品、避免高温和辐射的工作环境等。

（1）调整起居——提供精子宜居环境。由于人们的工作确实较紧张，应酬较多，但一些不良的生活起居习惯会导致精子的活动力下降，如生活不规律、饮食嗜辣、久坐等。因此，应注意不嗜酒、不嗜辣，不穿或少穿紧身牛仔裤，不洗或少洗桑拿浴，避免高温和辐射的工作环境等。精子是十分娇嫩和脆弱的，它的生长环境对温度的要求一般要比体温低1~2℃。所以，应该保持充沛的精力，给精子提供适宜生长和生存的环境。

（2）提倡卫生的性生活。人们只知道不洁性交会导致性病，但很少知道生殖道感染对精子的活动力会产生很大的杀伤力。精液被感染后会显著影响精子的活动力，就好比将鱼养在污水里一样。还有发生生殖道感染后也应及时看医生，不要随便地找点药来吃一吃，敷衍了事。一旦错失了治疗良机，形成慢性生殖道感染，更会增加治疗的难度。

（3）补充维生素及矿物质。维生素具有为精子提供原料、促进精子生成、保持性器官不受侵害等作用。其中，维生素 E 与生殖系统关系最为密切，具有防止性器官老化、使空虚的输精小管再生，以及增强精子活动力等多种作用。要注意增加各种无机盐，特别是微量元素锌的摄入量。人的睾丸、前列腺、精液本身都含有很高浓度的锌，锌的长期摄入不足，将会造成精子稀少和睾丸萎缩。

（4）预防各种危害男性生育能力的传染病，如流行性腮腺炎、性传播疾病等，因为这些疾病有可能会诱发弱精症。

（5）发现睾丸有不同于平时的变化，如肿大、变硬、凹凸不平、疼痛等，要及时诊治。

（孙李斌）

65. 精子少的原因及治疗措施是什么？

少精症是指精液中的精子数目低于正常具有生育能力男性的一种疾病，世界卫生组织规定男性的精子每毫升不低于1.5千万，如果低于1.5千万就归为少精症。以下疾病均有可能导致少精症。

（1）精索静脉曲张：精索静脉曲张时，睾丸的局部温度升高，血管活性物质增加，从而影响睾丸生精功能，但精索静脉曲张程度与精子质量不成比例。

（2）隐睾：是影响精液质量的重要原因之一，单侧隐睾约60%患者不育，因此若精子密度低，又有隐睾存在，必须及早治疗。

（3）生殖道感染：附属生殖腺的慢性感染，可以影响精液中的各种化验指标。

（4）自身免疫：生殖免疫学研究发现，男性自身免疫可影响生育能力，抗精子抗体可影响精子的产生和运送。

（5）内分泌异常：男性正常生精功能依赖于下丘脑－垂体－性腺轴功能的正常，其中任何一环节障碍，都会影响生精功能，其他如甲状腺疾病、肾上腺疾病也会影响生殖腺功能而致少精症。

（6）染色体异常：染色体畸变、Y染色体微缺失对精子密度、活动率及形态均有严重影响。

（7）其他：阴囊温度过高、放射损伤、化学毒品及药物影响均可造成少精症。

对于少精症的治疗，主要包含以下几个方面：①病因明确者应针对病因治疗。对于精索静脉曲张、隐睾，可采用手术治疗；对于生殖道感染，予以抗感染治疗；对于自身免疫产生抗精子抗体者，可以试用免疫抑制剂如肾上腺糖皮质激素类药物及大剂量维生素C治疗；对于外源性因素引起少精症的，可以去除这些外来因素。随着原发病及外来因素的去除，精子数量会有所提高，取得满意的效果。②对于病因不明的特发性少精症可以使用睾酮或人工合成睾酮衍生物治疗，改善睾丸局部雄激素浓度提高生精功能。③改变生活方式，使用饮食调理。戒烟戒酒，适当运动，增加精氨酸、维生素E、锌等微量元素的摄入。精氨酸有利于精子的生成，维生素E可以显著促进精子的生成和活力，锌的长期摄入不足，将会造成精子稀少和睾丸萎缩。

（孙李斌）

66. 精液液化时间正常值是多少？

刚射出的精液黏稠呈胶冻状，接触空气后呈凝胶状态，一般 15~30 分钟液化。若不凝固则考虑有射精管阻塞和精囊缺如，若液化时间延长或者不液化，可能是前列腺液中的蛋白水解酶缺乏。液化时间延长或者不液化，多见于前列腺和精囊疾病的患者。

（王璟琦）

67. 精液不液化如何治疗？

若精液液化时间延长或者不液化，可能是前列腺液中的蛋白水解酶缺乏。患者出现了精子液化时间延长，是存在不孕不育的可能性的。我们建议患者应及时就诊于当地正规医院的泌尿外科，在专科医师的指导下，积极完善相关检验检查，明确病因所在、部位所在。其中，病因多见于前列腺部位的感染、炎症或其他疾病，然后在配合相关体格检查及化验检查，明确病因的情况下进行药物及物理治疗，从而保证治疗的有效性及稳定性。治疗一段时间后应积极复查治疗结果，以进一步评估治疗方案及治疗效果。

（孙李斌）

68. 畸形精子症怎么治疗？

畸形精子症是相对于正常精子的一种异常形态表现，常见的畸形形态有：大圆头精子、小圆头精子、梨状头精子、无头精子、双头精子、尾部畸形、体部畸形等。正常情况下男性精液中正常精子应≥ 4%，若畸形精子率> 96% 则提示病变。我们称之为畸形精子症。畸形精子症发病的原因有很多种。以下因素均可导致其发病。

（1）感染：附睾、输精管、精囊、前列腺等其他生殖泌尿道的炎症都可以影响到精子。

（2）内分泌因素：睾酮等激素的影响。

（3）精索静脉曲张或者患者生殖区有外伤史。

（4）遗传因素：先天性性腺功能障碍、染色体异常等。

（5）营养因素的缺乏、微量元素的减少：锌、镁元素的缺乏也会对精子的正常发育起到一定的影响。

这其中有的情况在明确病因后是可以治愈的，如感染、曲张等，而有的情况是不可治愈的，如遗传因素所导致的畸形，所以我们在面对患者时不能一概而论谈及是否可以治愈，要在明确病因是否可以清除的情况下，才可以谈及治愈。

（孙李斌）

69. 抗精子抗体阳性是怎么一回事？

抗精子抗体是一个复杂的病理产物，男女均可罹患，其确切原因尚未完全明了。男性的精子、精浆，对人体来说皆属特异性抗原，接触到血液后，男女均可产生免疫反应，产生相应的抗体，阻碍精子与卵子结合，而致不孕。正常情况下妇女不会产生抗精子抗体，但是在某种情况下，可能由于女性生殖道的炎症和损伤，在女性血清和宫颈黏液中也会产生抗体。这种抗体的存在会阻碍精子穿透宫颈黏液和受精。如果在性交后取这些妇女的宫颈黏液来观察，会发现其中活动的精子数目低于正常数。总之，抗精子抗体可以引起男女不育。特别是那些不明原因的不育夫妇应该检查下是否存在抗精子抗体。

抗精子抗体会导致以下危害。

（1）抗精子抗体与宫颈黏液蛋白结合，可阻止精子穿过宫颈黏液。

（2）抗精子抗体可干扰精子获能与顶体反应，影响精子的运动。

（3）细胞毒作用：通过补体介导，吞噬精子。

（4）抗精子抗体能阻止精卵结合，引起补体介导的受精卵的溶解，损害胚胎植入及前期胚胎发育，导致早期流产。

（王璟琦）

第十一章 排尿功能障碍

1. 小儿尿床也是病吗？

大多数父母在对待小儿尿床的事情上存在误区，认为对年龄较小的孩子来说，夜晚尿床是再正常不过的事情了，并不是什么大问题，会随着年龄的增长逐渐改善。但是，对于小孩尿床，一定不能过于大意，要高度警惕遗尿症的发生：正常情况下，儿童3岁左右就能够自控排尿了，3~4岁偶尔尿床基本属于正常现象，但是若超过5岁仍有夜间尿床，并且每周至少出现2次，持续3个月甚至更长时间，家长就该高度警惕遗尿症的发生了。虽然设定5岁为一个分水岭，但是在临床诊治过程中也不是特别机械的。假如一个4岁9个月的孩子，他一周尿床7晚，每晚还尿1~2次，那这个孩子很可能就是遗尿症了。

小儿遗尿症与多种因素有关。首先，遗尿症可能源于遗传，有研究表明，如果父母双亲单方有遗尿病史，儿童患病概率会增加5~7倍，如果双亲都有遗尿病史，则儿童患病概率增加至11.3倍。其次，遗尿症还与其他因素有关：夜间抗利尿激素分泌不足，夜尿产生增多，与膀胱容量不匹配；膀胱功能不完善，不能整晚存储尿液；睡眠觉醒障碍，不能及时醒来去卫生间等。最后，一些不良的生活习惯，如长期便秘而压迫膀胱、睡前饮用过多的水或者饮料，也会导致尿床。

对于大部分家长来说，尿床可能就是个小毛病，但是对于孩子来说，遗尿对他们的身心健康的影响是非常大的。国内外学者针对遗尿症做了大量的问卷调查，发现患遗尿症的儿童有一半以上都会产生一些心理问题，如焦虑、恐惧、自卑、不合群、表达能力下降、社会交往障碍等，不能很好地跟社会融合，最终导致性格孤僻，甚至引起一些恶性不良事件的发生。此外，对其学习、生长发育，以及给家庭带来的额外的家务及经济负担也是不容忽视的。

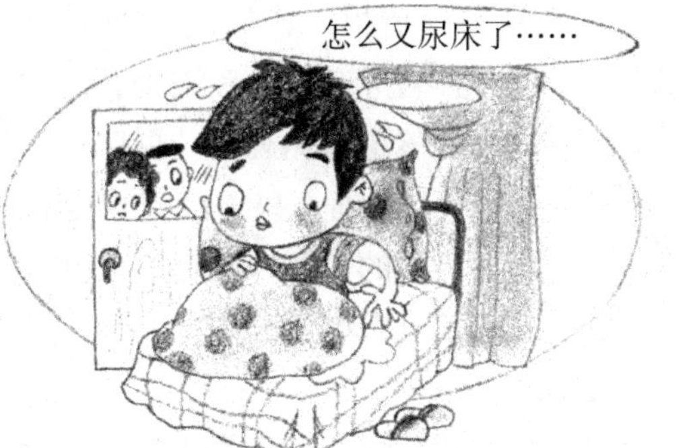

小儿遗尿

（吴晓琳）

2. 小儿遗尿的治疗方法是什么？

小儿遗尿症主要是指 5 岁或 5 岁以上的孩子不能控制自

己的尿液，经常会有遗尿的症状，这种疾病一旦发生不但会对孩子的心理健康和成长发育造成影响，还会影响孩子第二性征的发育，其危害性很大，一定要早发现、早治疗。小儿遗尿症强调的是综合治疗。

（1）饮食及生活节律调整：尽量避免孩子晚饭或睡前3小时饮用大量的水或牛奶，但是不要限制全天的摄水量，只是调整饮水的时间；平时多食新鲜的蔬菜、水果，减少便秘的发生；晚上尽量早睡，切忌睡前激烈活动或过度兴奋，养成睡前排尿的好习惯。

（2）心理疏导：遗尿本身就会使孩子感到害羞、焦虑、恐惧及畏缩，作为父母，不可不顾及孩子的自尊心，一味地采用打骂、威胁等惩罚的手段，不仅对改善症状毫无帮助，而且会加重孩子的心理负担，让他们感到更加的委屈和忧郁。对遗尿症儿童，必须进行安慰和鼓励，这是治疗成功的关键。首先，家长要给孩子灌输观念“尿床不是他的错，这是一种疾病”，并跟孩子明确，只要经过规范化的治疗，这个疾病最终是能够被治愈的，要树立信心，并主动地参与到治疗中来；其次，家长可以以各种方式，口头表扬或者物质奖励孩子不尿床。

（3）膀胱功能训练：这有利于增大膀胱容量及加强排尿控制。例如，在白天督促孩子多喝水并尽量憋尿，让膀胱充盈，从而增加膀胱容量；锻炼孩子在排尿时中断一小会儿，再排掉剩余部分；平时多做一些收腹提臀的动作。

（4）药物治疗：主要是人工合成抗利尿激素，除外源性补充抗利尿激素外，还可以改善孩子的睡眠障碍，促进觉醒。该药起效非常快，往往在用药第一天就会有明显的效果，但是临床推荐至少应持续应用3个月到半年以上再考虑是否减药，而不能直接停药，临床中发现直接停药极易导致遗尿复发。

（5）唤醒治疗：通过一个非常神奇的装置——尿湿报警器来治疗，若孩子在睡觉时发生了排尿，放在内裤中的湿度感应器就会发出警报唤醒孩子去起床排尿，两三个月后孩子就会形成条件反射，一感受到膀胱涨满就会起床排尿，这样可以训练孩子对膀胱膨胀的敏感性并及时苏醒。

（吴晓琳）

3. 成人遗尿是怎么回事?

遗尿症俗称尿床，即熟睡时不自主地排尿。一般至4岁时仅20%有遗尿，10岁时5%有遗尿，少数患者遗尿症状持续到成年期。引起成人遗尿症的原因较多，同一患者可以有几种不同的原因。

（1）患者的神经内分泌系统功能发育迟缓，具体表现为：①逼尿肌不稳定或低顺应性膀胱，膀胱功能性容量减小，患者常有白天或睡前的尿频、尿急，甚至出现急迫性尿失禁；②膀胱的充盈和收缩感知功能不全，膀胱充盈和收缩未能使患者觉醒；③尿道关闭功能不全，即不稳定性尿道；④脑垂体抗利尿激素（ADH）分泌不足，导致夜间尿量增多。

（2）睡眠因素：早期普遍认为遗尿是由于睡眠过深，觉醒阈值过高所致。其实遗尿与睡眠的深度没有关系，遗尿也不发生在深睡眠时。大量的夜间持续脑电图研究表明：①觉醒功能障碍是遗尿的重要原因，膀胱充盈和收缩感知功能不全及过度疲劳致使睡眠过深等都可导致觉醒障碍；②入睡后排尿控制功能不全更为显著，表明排尿控制功能发育迟缓在遗尿的发生原因中占有重要地位；③遗尿患者的睡眠周期处于紊乱状态，晚上经常被叫醒的患者则更加明显。

（3）精神、心理及行为异常：遗尿可导致患者精神、心理和行为异常，而这些异常又将成为患者持久难治性遗尿的原因。害怕遗尿，寄希望于多次排尿来防止遗尿是这类患者的共同心理。受这一心理影响，患者在睡眠中仍不忘自我提醒排尿，额叶逼尿中枢因之呈高度兴奋状态，使膀胱敏感性和收缩性增高，较少的膀胱容量即可产生尿意，若大脑产生排尿条件许可的梦境，逼尿肌将得到朦胧的排尿意识强化，同时尿道括约肌松弛而发生遗尿，反过来引起膀胱功能性容量减小。另外，ADH 的分泌和心理变化均受大脑视丘下部控制，故两者有着密切的关系。

（4）其他：包茎或包皮过长、尿道下裂、尿道狭窄等泌尿系统疾病；长期的便秘或腹泻、肛裂、肠激惹综合征等胃肠道的疾病；垂体性或肾性尿崩症；糖尿病；食物等的过敏反应；蛲虫症等肠道寄生虫病；心、肝、肾、肺等躯体疾病。以上原因约占遗尿成因的 10%。

导致遗尿症的原因有很多，有些原因容易治疗，但也有可能是严重疾病的征兆，意味着存在潜在的健康风险。因此，及时到正规医院进行诊治非常重要。

（吴晓琳）

4. 成人遗尿的治疗方法是什么?

对于成人遗尿症，首先要排除器质性病变，如神经系统的损害、相关器官的占位性病变等，对于神经功能不协调所致的单纯而无器质性病变的成人遗尿，有以下方法可用于治疗。

（1）一般治疗：养成良好的作息制度和卫生习惯，避免过劳，掌握尿床时间和规律，白天睡 1~2 小时，避免过度兴奋或剧烈运动，以防夜间睡眠过深。在整个治疗过程中要树立信心。逐渐纠正害羞、焦虑、恐惧及畏缩等情绪或行为，照顾到患者的自尊心，要减轻他们的心理负担，这是治疗成功的关键。要正确处理好引起遗尿的精神因素，通过病史了解导致遗尿的精神诱因及可能存在的心理矛盾，对于可以解决的精神刺激因素，应尽快予以解决。对原来已经发生或现实客观存在主观无法解决的矛盾和问题，要着重耐心地对患者进行教育、解释，以消除精神紧张，以免引起情绪不安。晚饭后避免饮水，睡觉前排空膀胱内的尿液，可减少尿床的次数。

（2）行为治疗：在白天可以有意识地在有尿意后过 15~20 分钟再排尿，使膀胱容量逐渐增大。同时多饮水，使尿液浓度变淡，减轻对膀胱的刺激。每天大约饮水 2000 mL 能较好地保持肾脏和膀胱的健康。晚间经常尿床的时间提前半小时用闹钟结合人为叫醒，在室内来回走动，或者用冷水洗脸，使在神志清醒状态下把尿排尽，目的也是建立条件反射。

（3）药物治疗：其缺点是有不同程度的不良反应，并且停药后易复发。

（4）物理疗法：可采用闹钟定时促醒、针灸、按摩等方法。

（吴晓琳）

5. 糖尿病性膀胱病是怎样的一种疾病?

我们知道糖尿病是一种很常见的慢性非传染性疾病，以糖代谢紊乱为主要特点，由于糖代谢是人体内非常基础的生化过程，所以糖尿病导致的并发症或者说它对其他系统的影响就是非常广泛的。长期的糖代谢紊乱会对身体各个系统造成损伤，表现在泌尿系统的其中一种疾病叫作糖尿病性膀胱病。

糖尿病患者中合并糖尿病性膀胱病的比例高达80%以上。糖尿病性膀胱病起病非常隐匿，初期症状容易被糖尿病本身多饮多尿的特征所掩盖，等到患者因明显排尿困难就诊时，大多已经进入疾病的中晚期。糖尿病性膀胱病症状多样，主要有以下表现。

（1）排尿症状：糖尿病性膀胱病患者早期主要是膀胱比较敏感，频频排尿而每次排尿量对比之前变化不大，随着病程进展，膀胱的感觉能力降低，膀胱充盈至最大容量时尿意感觉不明显，而单次排尿往往尿量很大，甚至超过1 L，进入中晚期后，膀胱排尿时的力量也明显减弱，每次排尿排不干净，膀胱残余尿量增多。

（2）肾功能不全：膀胱过度充盈，会导致膀胱压升高，进而引起上尿路压力过高，肾脏皮质受压，再加上糖尿病本身直接引起的肾脏病变，最终导致糖尿病性膀胱病患者慢性肾功能不全，甚至肾衰竭。

（3）尿路感染：糖尿病性膀胱病患者排尿不尽，尿液积存甚至反流，再加上糖尿病造成全身能量代谢紊乱、系统免疫力下降，那么人体基础的抗感染能力也会大大降低，这时各种致病菌很容易乘虚而入，引发尿路感染。

（郭文敏）

6. 糖尿病性膀胱病吃什么药？

目前，糖尿病性膀胱病的治疗手段较多，并不局限于单一的口服药物治疗。

（1）提高疾病意识，加强日常防范：糖尿病患者在出现排尿问题的时候，要考虑到糖尿病性膀胱病的可能，在重视心血管、肾脏、视力损伤的时候，切不可忘记血糖过高对膀胱和尿道的影响。尽量做到早期发现，积极干预，减慢病程进展。日常根据自身情况养成按时或按需排尿的习惯，对于膀胱感觉功能减弱的患者，因根据饮水情况，定时排尿，排尿时可予以腹压辅助，将膀胱储积的尿液尽可能排尽。

（2）系统治疗平稳控糖，从源头阻击病魔：由于糖尿病性膀胱病属于糖尿病的并发症之一，故而需系统诊治糖尿病。通过调整饮食、口服药物、胰岛素应用等手段平稳控糖，并使血糖长期控制在正常水平，可以有效阻止膀胱尿道结构和功能的进一步损伤，延缓疾病进展。

（3）引流通畅，避免进一步损伤：古语言，流水不腐，户枢不蠹，防治此病要格外重视尿路引流通畅。间歇性清洁导尿，或者通过药物、手术的方式，保证膀胱出口通畅，使得尿液更容易排出排尽，缓解膀胱及上尿路压力的同时，可避免尿路感染。

（4）中医药的应用：艾灸、针灸可以通过调节神经来增加血供，改善膀胱功能；温阳利水法可以改善排尿功能，有效减少患者的膀胱残余尿；中医中药的应用结合西医治疗，可以取得更好疗效。

（郭文敏）

7. 尿频、尿急会是神经损伤导致的吗?

俗话说，活人不能被尿憋死，但是真实生活中，活人不仅可能被尿憋死，还有可能被尿烦死，神经源性膀胱就是这样一种疾病。什么是神经源性膀胱呢?

神经源性膀胱是控制排尿功能的中枢神经系统或周围神经受到损害而引起的膀胱尿道功能障碍。排尿不畅或尿潴留是其最常见的症状之一，如果没有得到有效的治疗，病情很可能进一步发展从而诱发上尿路损害及肾衰竭等。导致神经源性膀胱的疾病很多，所有可能影响储尿 / 排尿神经调控的疾病都可能造成膀胱 / 尿道功能障碍。根据神经病变的程度及部位的不同，神经源性膀胱有不同的临床表现，最主要的就是下尿路症状（LUTS），包括储尿期症状、排尿期症状和排尿后症状。

（1）储尿期症状：包含尿急、尿频、夜尿、尿失禁、遗尿等，这也就是为什么说活人被尿烦死的原因，且不说尿急、尿频、尿失禁影响白天的工作、学习，光是晚上的尿频就让人受不了，患者晚上睡觉时，不停地被尿意憋醒，起来排尿又没有多少尿量，这种欲睡想尿、尿又无尿的感觉着实让人抓狂，真恨不得就睡到马桶上，真真切切是活人被尿烦死了。

（2）排尿期症状：包含排尿困难、膀胱排空不全、尿潴留、尿痛等，如果不能得到及时治疗，很有可能诱发上尿路损害，以及肾衰竭，这会让患者最终死于尿毒症，也就是我们前面说的活人被尿憋死。

（3）排尿后症状：包含尿后滴沥等。

上述症状推荐以排尿日记形式加以记录，除此之外，神经源性膀胱还会引起性交功能障碍、肠道症状及神经系统症状等。一旦被诊断为神经源性膀胱，患者应积极接受治疗，避免病情加重，引发严重后果。

（吴晓琳）

8. 神经源性膀胱会导致性功能障碍吗？

神经源性膀胱最主要影响泌尿生殖系统，也会影响性健康，神经源性膀胱患者通常伴随性功能障碍。男性患者存在勃起功能障碍（ED）、射精障碍和精液质量下降；对女性患者性功能影响较小，但也会存在性交困难，以及药物治疗影响怀孕等问题。

（1）男性勃起功能障碍：①对于脊髓损伤合并 ED 的患者，使用磷酸二酯酶 5（PDE-5）抑制剂是安全有效的，可以长期使用，PDE-5 抑制剂被推荐为一线用药；②负压吸引装置和阴茎环对于治疗脊髓损伤ED患者有效，但并未普及；③口服药物对脊髓损伤ED患者无效时，海绵体注射血管活性药物通常有较好疗效；④脊髓损伤ED患者在其他保守治疗失败后，可选择阴茎假体植入术。

（2）男性生育：脊髓损伤患者常伴发不育症，发病率高于普通人，原因不清，可能与ED、无射精和精液异常有关，辅助生殖的出现，尤其是胞质内精子注射技术的出现，使脊髓损伤患者有更多的机会成为生物学父亲。

（3）女性性功能：65%~80%的SCI女性患者在受伤后仍有性生活，但频率较损伤前减少，另有报道，25%的SCI女性患者性生活满意度下降。女性性活动障碍最大的原因就是漏尿，另外还有肢体麻木后本体感觉下降，以及肌肉痉挛。性伙伴可以协助SCI女性患者获得自信，增加患者自我魅力和吸引力，药物可以改善阴道干涩，西地那非可以部分逆转性唤起困难，手动或震动刺激阴蒂可以增加性敏感性。

（4）女性生育：脊髓损伤后6个月左右，女性患者会出现停经，生育会受到暂时影响。虽然脊髓损伤的女性患者可以怀孕，但在妊娠、分娩过程中出现并发症的概率远高于正常女性。

当神经病变引起性功能障碍时，首先就是摆正心态，不要灰心，积极配合医生进行治疗。

（吴晓琳）

9. 得了神经源性膀胱吃什么药？

导致神经源性膀胱的病因有很多，单一药物治疗神经源性膀胱的疗效有限，包括药物治疗在内的联合治疗才能获得最大效果，得了神经源性膀胱后，患者应积极配合医生，制定出针对自己病情的最有效的个体化治疗方案，千万不能自己盲目吃药。

（1）治疗逼尿肌过度活动（DO）的药物：① M 受体阻滞剂可以稳定逼尿肌、抑制其过度活动、增加膀胱顺应性，是治疗神经源性 DO 的一线药物，其中托特罗定与索利那新最为常用，奥昔布宁、丙哌唯林和曲司氯铵也有应用，达非那新仅见国外使用；② 5 型磷酸二酯酶抑制剂（PDE5i），包括西地那非、伐他那非、他达那非和阿伐那非。

（2）治疗逼尿肌收缩无力的药物：M 受体激动剂（氯贝胆碱）及胆碱酶抑制剂（溴地斯的明）虽然可以改善逼尿肌收缩力、增加膀胱排空，但因其频发、严重的不良反应，没有常规用于临床，目前尚无有效的药物能够治疗逼尿肌收缩无力，间隙导尿仍是治疗逼尿肌无反射的首选治疗。

（3）降低膀胱出口阻力的药物：α 受体阻滞剂可以降低膀胱出口阻力，改善排尿困难等排尿期症状，也可部分改善尿频、尿急、夜尿等储尿期症状。坦索罗辛是一种临床最常用的 α1A 受体阻滞剂，其他还有阿夫唑嗪、特拉唑嗪、多沙唑嗪和萘哌地尔等。

（4）增加膀胱出口阻力的药物：α 受体激动剂（如米多君）可以增加膀胱出口阻力。

（5）减少尿液产生的药物：去氨加压素是一种合成抗利尿剂，可以减少肾脏尿液的产生，减少膀胱内尿量，进而缓解下尿路症状，主要用于夜尿症、遗尿和尿崩症。

（吴晓琳）

10. 神经源性膀胱有哪些保守治疗方法?

保守治疗在神经源性膀胱的治疗中占有十分重要的地位，与手术治疗相比，其侵入性小、低廉、实用，若使用得当，几乎很少有严重的不良反应，能够有效缓解神经源性膀胱的进展，改善患者的生活质量，应该贯穿于神经源性膀胱患者的各个处置阶段。

（1）手法辅助排尿：①扳机点排尿。通过叩击耻骨上膀胱区、挤压阴茎、牵拉阴毛、摩擦大腿内侧、刺激肛门等刺激，诱发逼尿肌收缩和尿道括约肌松弛排尿。② Crede 手法排尿。先触摸胀大的膀胱，将双手置于耻骨联合上方膀胱顶部，缓慢由轻到重向膀胱底部挤压，将尿液挤出，该手法只适用于骶下神经病变患者，应严格指证，慎重选择。③ Valsalva 排尿。排尿时通过 Valsalva 动作（屏气、收紧腹肌等）增加腹压将尿液挤出。

（2）康复训练：①膀胱行为训练。主要包括定时排尿和提示性排尿。②盆底肌肉锻炼。提高盆底收缩力，增强盆底括约肌力量，从而改善尿失禁。③盆底生物反馈。通过装置建立外部反馈通路，部分代偿或训练已经受损的内部反馈通路，该方法有利于排尿习惯的改变。

（3）导尿治疗：主要包括间隙导尿、留置导尿和膀胱造瘘。

（4）外部集尿器：男性尿失禁患者可选择使用阴茎套和外部集尿器，但要注意良好的卫生护理，防止泌尿系统感染等并发症的发生。

（5）腔内药物灌注治疗：用于膀胱内灌注治疗的药物主

要有抗胆碱能药物和C纤维阻滞剂。

（6）电刺激：利用神经细胞对电刺激的应答来传递外加的人工电信号，通过外电流的作用，让神经源性膀胱患者产生局部的肌肉收缩或松弛。

（7）针灸：可以通过调节排尿的高级中枢和低级中枢，调节膀胱功能，改善神经源性膀胱，具有易于操作、痛苦小、经济等优点。

（吴晓琳）

11. 神经源性膀胱可以做手术改善吗？

神经源性膀胱是可以通过手术治疗的，但是需经非手术治疗证明无效，并在神经病变稳定后进行。手术方法包括：治疗储尿功能障碍的术式、治疗排尿功能障碍的术式、同时治疗储尿和排尿功能障碍的术式，以及尿流改道术式四大类。

（1）重建储尿功能：可以通过扩大膀胱容量和增加尿道控尿能力两条途径实现。

1）扩大膀胱容量的术式。①肠道膀胱扩大术：长期疗效确切，目前仍为膀胱扩大的“金标准”；②A型肉毒素膀胱壁注射术；③自体膀胱扩大术（逼尿肌切除术）。

2）增加尿道控尿能力的术式。①填充剂注射术：内镜直视下，将填充剂注射于后尿道黏膜下，使尿道腔变窄、延长，增加后尿道闭合能力；②尿道吊带术：通过吊带自膀胱颈或中段尿道下方将膀胱颈或尿道中段向耻骨上方向悬吊，提高控尿能力，女性成功率高于男性；③人工尿道括约肌植入术。

（2）重建排尿功能：可以通过增加膀胱收缩力和减低尿

道阻力两条途径实现。

1）增加膀胱收缩力的术式：①骶神经前根刺激术；②逼尿肌成形术。

2）降低尿道阻力的术式：①A型肉毒素尿道括约肌内注射术；②尿道外括约肌切断术；③膀胱颈切开术；④尿道支架置入术。

（3）同时重建储尿和排尿功能的术式：包括骶神经后根切断＋骶神经前根刺激术（SDAF+SARS）和骶神经调节术。

（4）尿流改道术式：主要包括可控尿流改道和不可控尿流改道两类。

医学治疗过程中，由于神经源性膀胱的病因、病理生理机制、临床症状及病程演进的复杂性及多样性，治疗的首要目标是保护上尿路功能，而不是单纯提高控尿或排尿能力，因此在选择任何手术治疗方法之前，患者应与医生做好充分沟通，以将自己的期望值控制在合理的范围之内。

（吴晓琳）

12. 何为膀胱过度活动症（OAB）?

你是否正在经历白天上厕所的次数多于8次，并且还急不可耐，是否晚上睡觉因为小便起夜超过2次？如果你的回答是肯定的，那么你很有可能已经患上了膀胱过度活动症（Overactive Bladder，OAB）。据统计，6.0%的中国人受到过膀胱过度活动症的困扰，最麻烦的是这种毫无征兆、不可预测的尿急将会对你的工作、社会、家庭生活带来相当多的问题。那么到底什么是膀胱过度活动症呢?

膀胱过度活动症是一种以尿急为核心症状的综合征，常伴有尿频和夜尿症状，伴或不伴有急迫性尿失禁，没有尿路感染或其他明确的病理改变。其中，尿急是指一种突发、强烈的排尿欲望，且很难被主观抑制而延迟排尿。尿频指患者主观感觉排尿次数过于频繁，一般认为成人排尿次数达昼间 ≥ 8 次，夜间 ≥ 2 次，平均每次尿量 < 200 mL 时考虑为尿频。夜尿是指患者夜间因尿意而觉醒排尿的次数 ≥ 2 次。急迫性尿失禁指与尿急相伴随、或尿急后立即出现的尿失禁现象。那么，膀胱怎么就过度活动了呢？

目前，导致 OAB 的病因尚不明确，其中最受推崇的就是神经源性学说，即膀胱感觉过敏：正常情况下，尿液生成后存储在膀胱中，神经信号通过骶神经告知环抱着膀胱的逼尿肌收缩来开始排尿的过程，同时神经信号通知尿道打开允许尿液流出。而患者的逼尿肌十分活跃，可以形象地理解为类似儿童多动症——膀胱不受约束地收缩活动，如在膀胱还未满时，骶神经就给了膀胱逼尿肌收缩信号（通常称为逼尿肌不稳定收缩），就表现为尿频、尿急。

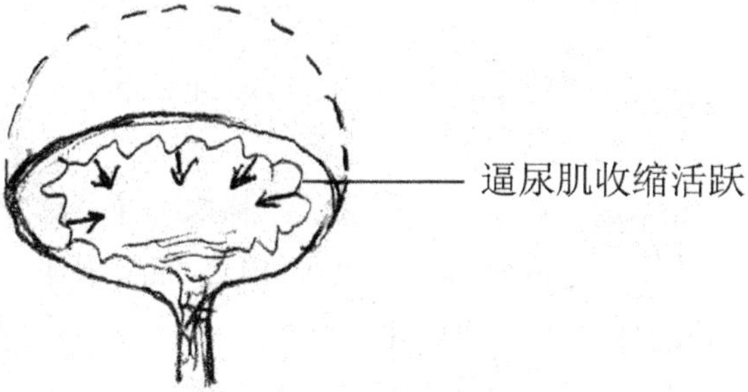

OAB 基本病生理改变

（吴晓琳）

13. 什么是排尿日记？

“日记”顾名思义，就是对一天的记录，通过记录有意义的事件，从中得以启发、教育。日记内容不同，意义也就不同。排尿日记就是在一定时期内针对排尿过程的完整记录，通过它医生可以了解泌尿器官的功能状态，分析病症的根源。一般患者对泌尿外科尿控专业常见的症状如尿频、尿急、尿失禁进行排尿日记，以便医生准确了解患者的排尿情况。许多患者也许觉得麻烦，但是这个不花钱的排尿日记，对医生而言甚至超过那些上千元的各项检查。如此关键的排尿日记，记录了哪些内容呢？

排尿日记是一种记录患者一天 24 小时饮水量、排尿量的表格。记录的信息可以极大地帮助医生客观、详细地掌握患者的饮水习惯、排尿次数、膀胱容量，以及尿急、漏尿的情况，被广泛应用于各种排尿功能障碍的研究，是评估下尿路功能状况最简单并且无创伤的检查，患者在家或工作中就可以完成。

从最简单到最复杂，排尿日记大致分为以下三种。

（1）排尿时间表：这种最简单，只需单纯记录一天 24 小时的排尿次数，记录下具体的排尿时间、起床时间和入睡时间。

（2）频率 – 尿量表：这种记录在临床上是最多采用的，需要记录白天和夜间的排尿次数，以及每次排尿的量，当然，还包括起床和入睡的时间。

（3）膀胱日记：这种记录最为烦琐，不过也最真实，能够最客观地反映真实情况。除去要记录上述的项目之外，还应该记录喝了多少水（包括汤），什么样的水（是咖啡、饮料、茶叶水还是白开水），有没有出现尿失禁的情况（即不受自主意识控制地尿湿裤子），有没有尿急，急到什么程度，以及是否使用了尿垫。

如今在许多尿动力实验室，可以将这些数据输入到计算机中用简单的软件进行更详细的分析，可以计算出：每次平均尿量、频率、平均每分钟尿量、两次排尿间隔时间、每一特定时期的尿量，并可以输出一份 24 小时的时间尿量图、24 小时输出量、全天排出的总量与白天黑夜的尿量比等参数，同时在分析过程中列出对应的正常人数据和标准差（SD）。排尿日记一般记录 3 天以上，这样才会避免误差，更加准确。

排尿日记作为一种治疗手段，在医生指导下使患者认识改变自己的不良排尿模式，逐步提高膀胱的有效容量，从而提供生活质量，不失为简便、经济、有效的良策。

（吴晓琳）

14. 如何根据 OAB 评分问卷表判断 OAB 的严重程度?

很多患了 OAB 的患者都会问这样一个问题：“大夫，我这个病到底严不严重?”这时，大夫通常就会让他们填写一个问卷进行评估，如下表所示，然后告诉患者他的病情目前只是轻度，还是已经进展到中度或者重度了。其实，根据膀胱过度活动症评分（OABSS）问卷表，患者也可以自己为自己的病情严重程度做出一个大致的判断。

膀胱过度活动症评分（OABSS）问卷表

问题	症状	频率 / 次数	得分（请打√）
1. 白天排尿次数	从早晨起床到晚上入睡的时间内，小便的次数是多少？	≤ 7	0
		8~14	1
		≥ 15	2
2. 夜间排尿次数	从晚上入睡到早晨起床的时间内，因为小便起床的次数是多少？	0	0
		1	1
		2	2
		≥ 3	3
3. 尿急	是否有突然想解小便，同时难以忍受的现象发生？	无	0
		每周＜1	1
		每周≥ 1	2
		每天＝1	3
		每天 2~4	4
		每天≥ 5	5
4. 急迫性尿失禁	是否有突然想解小便，同时难以忍受并出现尿失禁的现象？	无	0
		每周＜1	1
		每周≥ 1	2
		每天＝1	3
		每天 2~4	4
		每天≥ 5	5
总得分：			

当问题 3（尿急）的得分≥ 2 分，并且同时总分≥ 3 分时，就可以判断自己患上了膀胱过度活动症（OAB）。根据自己

的得分情况，结合下表中的定量标准就可以大致判断自己的病情严重情况了。

OABSS 对 OAB 严重程度的定量标准

3 ≤得分≤ 5	轻度 OAB
6 ≤得分≤ 11	中度 OAB
得分≥ 12	重度 OAB

（吴晓琳）

15. 得了 OAB 该如何治疗？

针对 OAB，我们的治疗目的主要是缓解症状，改善生活质量。

OAB 患者生活中应该注意：戒掉或尽量避免咖啡、可乐等咖啡因饮料、酒、巧克力、洋葱、辛辣食物等刺激性食物的摄取。部分 OAB 患者会刻意限制饮水量，但饮水过少将导致尿液过度浓缩，增加罹患膀胱炎的可能性。蔬菜、水果等高纤维食物可防止导致 OAB 严重的便秘发生。

得了 OAB 的首选治疗有以下几种。①行为训练：膀胱训练有两种方法，一种是延长两次排尿间隔时间，另一种是定时排尿，两种方法治疗 OAB 的疗效都是肯定的，通过延迟排尿和定时排尿的方法使患者重新学习和掌握控制排尿的技能，达到降低膀胱敏感性，增加膀胱容量的目的。其他行为训练还包括生物反馈、盆底肌训练、催眠疗法等。②药物治疗：是膀胱过度活动症最重要和最基本的治疗手段，首选

M 受体阻滞剂，如托特罗定、奥昔布宁等；其他如镇静、抗焦虑药、钙离子通道阻断剂、前列腺素合成抑制剂亦有作用，但应警惕不良反应的发生。

当首选治疗失败时，我们还可以选择以下方法作为替代治疗。① A 型肉毒素膀胱逼尿肌多点注射：通过使膀胱部分“瘫痪”来达到抑制其不断收缩“顽皮”的特征。②膀胱内灌注 RTX、透明质酸酶、辣椒辣素：可降低膀胱感觉传入，对严重的膀胱感觉过敏者可试用。③外科治疗：包括逼尿肌横断术、自体膀胱扩大术、肠道膀胱扩大术、尿流改道术等。④膀胱起搏器：通过类似心脏起搏器的装置刺激骶神经，调控膀胱，是目前治疗 OAB 最先进的方法。⑤中医药治疗：包括中药疗法、针灸疗法、按摩疗法、膀胱冲洗疗法、直肠用药、外治法、熏香疗法等。

得了 OAB，首先不要有精神负担，其次及时到正规医院就诊，与大夫共同制定最适合自己的个体化治疗方案，摆正心态，积极配合治疗，早日重塑美好生活。

（吴晓琳）

16. 一咳嗽、打喷嚏就漏尿是怎么回事？

生活中，好多人经常遇到这样的问题：一咳嗽、打喷嚏就尿裤子，严重的时候稍微走得快点、着急慢跑几步也尿裤子，这种情形真是令人非常尴尬，因此好多有这种情况的就选择尽量不出门或者常年垫护垫、卫生棉等，心情也是郁郁寡欢。但是好多人不知道这其实是一种疾病——称为压力性尿失禁，并且可防可治。

压力性尿失禁（SUI）是指喷嚏、咳嗽或运动等腹压增高时出现不自主的尿液自尿道外口漏出。症状表现为喷嚏、咳嗽、大笑等腹压增加时不自主漏尿。严重的尿失禁除了给患者带来生活、卫生、社交和工作上的影响外，还增加了精神上的烦恼和痛苦。由于经常出现尿裤子，患者往往不愿接近他人，也不愿参加社交活动，更不敢坐别人的床椅，怕被人笑话，进一步加重精神负担。因此，压力性尿失禁常常被称为女性“社交癌”。

引起压力性尿失禁的原因有很多，最主要的就是阴道分娩，尤其是生育过多胎，以及有过难产分娩经历的女性；此外，年龄增长、绝经后雌激素减少甚至缺乏，长期慢性咳嗽、便秘、肥胖及盆腔手术史亦均与压力性尿失禁的发病有关。

在女性盆腔内有很多器官，如膀胱、尿道、阴道、直肠等，而盆底的肌肉、筋膜、韧带等组织就像一张“吊床”一样，对盆腔器官起着支撑、承托的作用，正常情况下，随着腹压增高，尿道被紧紧压于“吊床”样的肌肉筋膜支撑结构上，自然不会漏尿。但是经历阴道分娩、绝经、长期咳嗽、便秘等活动后，盆底“吊床”样的这些结构会出现松弛，支撑尿道、膀胱等的周围结构会减弱，此时若有咳嗽、打喷嚏等腹压增高的动作时，膀胱颈和近端尿道会旋转下移，如果同时伴有尿道的开放，就会发生尿失禁。

遇到咳嗽、打喷嚏就尿裤子这种情况不要苦恼，目前针对该类疾病的治疗方法很多，应及时到正规医院泌尿外科诊治，解除尴尬，重塑美好生活。

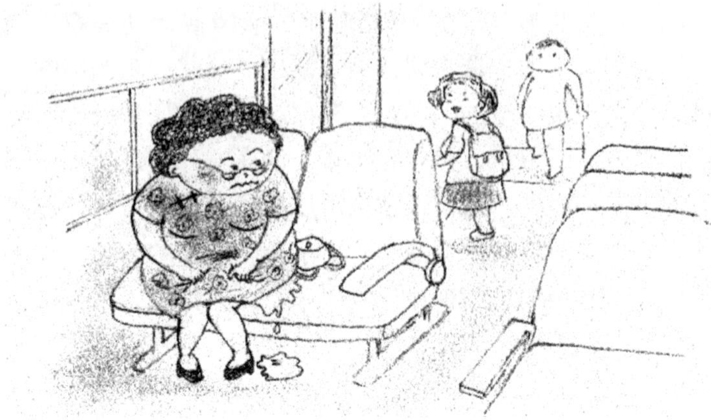

尴尬的压力性尿失禁

（吴晓琳）

17. 哪些危险因素易导致压力性尿失禁发生?

经常有患者会问，同样都是女性，为什么我就得了压力性尿失禁，而有的人却没有呢？这是因为生活中有很多的危险因素会促使压力性尿失禁的发生，而每个人所接触到的危险因素不同，发生疾病的可能性当然也就不同了。

目前，与压力性尿失禁发生有较明确关系的危险因素包括有以下几种。①年龄：随着年龄增长，女性尿失禁患病率逐渐增高，高发年龄为45~55岁。这可能与随着年龄的增长而出现的盆底肌肉松弛、雌激素减少等有关。一些老年常见疾病，如慢性肺部疾病、糖尿病等，也可促进尿失禁进展。②生育：生育的女性比未生育的女性发生尿失禁危险性要大，并且生育的胎次与尿失禁的发生呈正相关，比如生育过5次的女性就比只生育过1次的女性更容易发生尿失禁；生育年龄过大，也会增加尿失禁发生的可能性；分娩方式不同，发生尿失禁的可能性也不同，顺产的女性比剖宫产的女性更易发生尿失禁；如果分娩过程中使用助产钳、吸胎器和缩宫素等加速产程的助产技术同样有增加尿失禁的可能性；出生婴儿体重大于4000g的母亲发生压力性尿失禁的可能性明显升高。③盆腔器官脱垂（POP）：压力性尿失禁与膀胱、子宫、直肠等盆腔器官脱垂紧密相关，两者常伴随存在。④肥胖：肥胖女性发生压力性尿失禁的概率显著增高，减肥可降低尿失禁的发生率。⑤种族和遗传因素：压力性尿失禁有遗传倾向，尿失禁患者的直系亲属的患病率会明显升高；白种女性尿失禁的患病率高于黑人。

另外，与压力性尿失禁可能相关的危险因素还包括以下几种。①雌激素：绝经期妇女雌激素水平下降与尿失禁发生可能相关。②子宫切除术：发生压力性尿失禁一般都在术后半年至一年，手术技巧及手术切除范围可能与尿失禁的发生有一定关系。③吸烟：可能会加重压力性尿失禁的进展，但目前尚有争议。④体力活动：高强度体育锻炼可能诱发或加重尿失禁。⑤其他可能相关的因素还有便秘、肠道功能紊乱和慢性咳嗽等。

根据这些危险因素，生活中，采取相应的预防措施，可降低发生压力性尿失禁的可能性。

（王东文）

18. 压力性尿失禁有哪些保守治疗方法?

当出现打喷嚏、咳嗽、提重物、上楼梯、大哭大笑等情况下出现不自主的尿液自尿道外口渗漏的症状，需注意了解是否为压力性尿失禁，多发于体型肥胖的中年经产妇。压力性尿失禁严重影响工作和生活，对患者造成较大的心理负担。如何改善这种情况，可以采取哪些保守有效的治疗方法呢?

（1）控制体重：肥胖是女性压力性尿失禁的明确危险因素，减肥可以改善压力性尿失禁的症状。

（2）盆底肌训练（高度推荐）：通过自主的、反复的盆底肌肉群的收缩和舒张，增强支持尿道、膀胱、子宫和直肠的盆底肌张力，增加尿道阻力，恢复盆底肌功能，达到治疗和预防压力性尿失禁的目的。目前尚无统一的治疗方法，共识是必须使盆底肌达到相当的训练量才可能有效。可参照以下方法进行训练：持续收缩盆底肌（提肛动作）2~6 秒，松弛休息 2~6 秒，如此反复 10~15 次为一组，每天训练 3~8 组，持续 8 周以上或更长。该方法简便易行，而且有效，适用于各种类型的压力性尿失禁。

（3）生物反馈：借助置于阴道或直肠内的生物反馈治疗仪，监视盆底肌的肌肉活动，并将这些信息转换为视觉和听觉信号反馈给患者，指导患者进行正确的盆底肌肉训练，并形成条件反射。与单纯盆底肌训练相比，生物反馈更为直观和易于掌握。

（4）生活方式的调节：戒烟、减少咖啡因的摄入、控制体育运动于适当的范围内。

（5）电刺激治疗：利用置于阴道、直肠内，或可植入袖状线性电极和皮肤表面电极，有规律地对盆底肌肉群或神经进行刺激，增强肛提肌及其他盆底肌肉及尿道周围横纹肌的功能，以增加控尿能力。

（6）磁刺激治疗：利用外部磁场进行刺激，改变盆底肌群的活动，通过反复的活化终端运动神经纤维和运动终板来强化盆底肌肉的强度和耐力，从而达到治疗压力性尿失禁的目的。

除此之外，压力性尿失禁患者日常生活中的自我护理也很重要：规律饮食，忌暴饮暴食；饮食宜清淡，多吃富含维生素、纤维素的食物；控制饮水量，避免摄入过多液体；适当锻炼，避免过度劳累及剧烈运动；正确面对，保持积极心态。

（王东文）

19. 压力性尿失禁什么情况下需要手术治疗？都有哪些手术方式可以选择？

通常，我们常将尿失禁分为三度。①轻度：在一般活动及夜间无尿失禁、腹压增加偶尔发尿失禁不需垫尿垫；②中度：腹压增加及起立活动时有频繁的尿失禁，需垫尿垫；③起立活动或侧卧体位变化时即有尿失禁，严重影响生活及社交活动。当压力性尿失禁症状较轻时，可保守治疗或口服药物治疗。但当出现以下情况时，就需要手术治疗：①非手术治疗效果不佳或不能坚持，不能耐受，预期效果不佳的患者；②中重度压力性尿失禁，严重影响生活质量的患者；

③生活质量要求较高的患者；④伴盆腔脏器脱垂等盆底功能病变需行盆底重建者，同时存在压力性尿失禁时。

治疗压力性尿失禁的手术方式包括无张力尿道中段吊带术、传统吊带术及尿道旁注射治疗等。

（1）无张力尿道中段吊带术：包括经耻骨后（TVT）和经闭孔（TVT-O）两种方式，是一种创新的微创手术方式，在局麻下即可完成，经阴道进入，经耻骨后或闭孔置入吊带，以修复或加强阴道尿道韧带、尿道下阴道吊筋膜及尿道旁结缔组织，重建尿道下支撑，起到抬高尿道，恢复控制排尿的目的。悬吊带的生物相容性是极好的，手术后，患者体内的纤维组织会逐渐长入聚丙烯网带，能够有效长久保持尿道支撑，有人把这种吊带称为“柔性支架”。因其疗效肯定，无腹部切口，创伤小，手术时间短，几乎无出血，已称为治疗女性压力性尿失禁的金标准。

（2）传统吊带术：此类吊带通常采用字体材料或合成材料形成吊带，跨过尿道或膀胱颈后固定在腹壁或盆腔结构上以稳定尿道，虽然解决了吊带的组织相容性问题，但因为手术创伤较大，临床上更倾向于尿道固有括约肌障碍型（ISD）患者和抗尿失禁手术失败的患者中使用。

（3）尿道旁注射治疗：尿道旁填充物注射术主要通过增加尿道封闭能力产生治疗作用，是治疗压力性尿失禁最微创的外科手术，但是疗效有限且有一定的并发症；尿道旁干细胞注射治疗通过干细胞促进尿道括约肌的再生，已经开始应用于临床，是一种非常有前途的治疗方法。

（吴晓琳）

20. 如何预防压力性尿失禁发生？

压力性尿失禁的出现，严重影响人们的生活质量，我们应该做到早发现早治疗，更要学会如何有效预防压力性尿失禁，远离这种让人为难的“社交癌”。该采取哪些有效的措施呢？接下来就为大家简明列举一下。

（1）普及教育：首先，医务人员应逐步提高自身对该疾病的认识及诊治水平，并广泛开展健康宣教活动，使公众认识并了解这是一种可以预防和治疗的疾病，便于对该疾病做到早预防、早发现、早治疗。对于压力性尿失禁患者，还应注意心理疏导，向患者及家属说明本病的发病情况及主要危害，以解除其心理压力，将其对患者生活质量的影响降到最低限度。

（2）避免危险因素：根据尿失禁的常见危险因素，采取相应的预防措施。①对于家族中有尿失禁发生史、肥胖、吸烟、高强度体力运动，以及存在便秘等长期腹压增高者，如出现尿失禁，应评估生活方式与尿失禁发生的可能相关关系，并据此减少对易感因素的接触机会。②盆底肌训练：通过自主的、反复的盆底肌肉群的收缩和舒张，增强盆底肌张力，恢复盆底肌功能，增强尿道阻力，可达到预防和治疗尿失禁的目的。特别是产后及妊娠期间行有效的盆底肌训练，可有效降低压力性尿失禁的发生率和严重程度。③生物反馈：是借助电子生物反馈治疗仪，可指导患者进行正确、有效、自主的盆底肌肉训练，患者可更直观地观察到收缩的效果，掌握收缩强度，并形成条件反射。④选择性剖宫产：与自然分娩相比较，选择性剖宫产可降低或减少压力性尿失禁的发生。但选择性剖宫产时，还应考虑到社会、心理及经济等诸多因素。

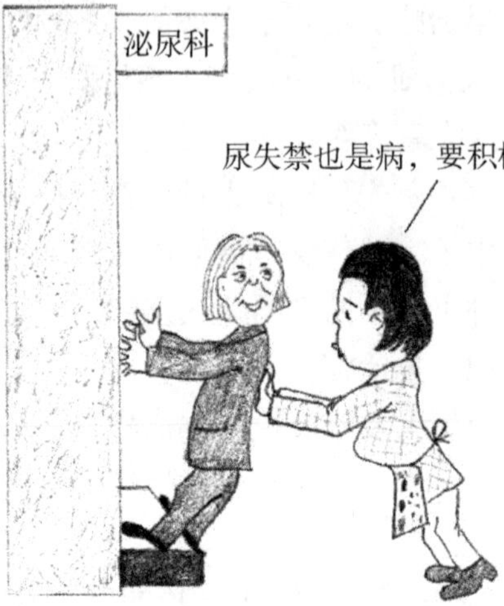

尿失禁应及时就诊

（吴晓琳）

21. 平常经常会出现憋不住尿甚至尿裤子的情况，是怎么回事？

憋不住尿，通俗地讲叫漏尿，在医学上称之为尿失禁，是女性特别是中老年女性的常见疾病。尿失禁分很多种类型，包括压力性尿失禁、急迫性尿失禁、充盈性尿失禁、真性尿失禁及混合性尿失禁。具体情况需泌尿外科专科医师详细问问病史、了解漏尿情况并进行必要检查后明确属于哪种类型，明确诊断后采取相应的治疗方案。

（王东文）

22. 尿憋得多了就会不自觉地从尿道口漏出来，但是如厕时又尿不出来，是怎么回事?

不受控制地从尿道口漏尿即可诊断为尿失禁，上述症状多数为充盈性尿失禁。充盈性尿失禁的典型症状为排尿困难、尿不尽、排尿滴沥伴或不伴下腹憋胀，同时有不自主漏尿，部分患者夜间、活动时、腹压增加时漏尿明显。有上述问题需先行泌尿系超声检查，明确排尿后有无残余尿及残余尿量的多少，如排尿前后尿量变化不明显或残余尿量尿较多，即考虑患者可能为充盈性尿失禁。充盈性尿失禁常见于慢性尿潴留的患者，常见的原因有前列腺增生、尿道狭窄、神经源性膀胱等疾病。需在明确病因的情况下进行科学、有效的治疗。

（任力娟）

23. 平时排尿正常，运动后出现漏尿，这是怎么回事?

这是压力性尿失禁的典型表现。压力性的典型症状为腹压增加时出现漏尿，如打喷嚏、咳嗽、大笑、提重物、跑步、跳绳，重者快走或下楼梯都会有漏尿的情况，压力性尿失禁是中老年女性的常见疾病，在我国绝经后女性约有 40% 会有此症状，只是症状程度不同。压力性尿失禁严重影响患者的生活质量，被人们形象地称之为“社交癌”，除此之外，它还是其他一些疾病的基础，如局部皮肤湿疹甚至引起破溃、泌尿生殖系统感染，引起患者焦虑、沮丧、抑郁等不良情绪。压力性尿失禁虽难以启齿，但它可防可治，出现上述症状应该及时就诊于泌尿外科女性门诊寻求帮助。

（王东文）

24. 产后压力性尿失禁，不治疗能自行康复吗？

怀孕和分娩是引起压力性尿失禁的重要因素，所以产后会出现压力性尿失禁患病的小高峰，很多患者会在产后出现典型症状，部分女性的确会在产后康复的过程中症状自行缓解或消失。但是有研究显示压力性尿失禁在产后是否出现及症状持续时间的长短，与中年后再次出现尿失禁是密切相关的，产后出现过尿失禁的患者中年后再次出现的概率明显高于产后未出现尿失禁的女性，而且产后持续时间越长中年后发生的概率越高，甚至有部分患者症状会从产后一直持续存在，并逐渐进展症状日趋严重。所以，产后尿失禁不容忽视，产后盆底康复是治疗和预防尿失禁的重要手段。近年来，随着医疗技术的发展，盆底康复的手段也日益增多且疗效可靠，目前可采用的方法有凯格尔运动、盆底电刺激、经阴道 CO_2 激光治疗、经阴道或经尿道铒激光治疗。这些无创治疗的方法在用于产后康复、产后尿失禁的预防及治疗的同时，可有效改善阴道局部环境，很大程度提高性生活的满意度。

（任力娟）

25. 老年女性压力性尿失禁，是否也可以通过盆底肌康复训练的方法进行治疗？

压力性尿失禁治疗方法的选择，除了年龄外，还要根据症状的程度来制定最佳的治疗方案。根据其漏尿的严重程度可分为轻度、中度、重度。轻度指一般活动及夜间没有尿失禁，腹压增加时偶然发生，平常不需要垫尿垫。中度腹压增加及站立位活动时，有频繁的尿失禁，需要垫尿垫生活。重度指由坐位改为立位或卧位的体位改变也会出现漏尿，必须垫尿垫，严重影响患者生活。所有轻度尿失禁，无论年龄大小均可行盆底肌康复治疗，对于中度尿失禁患者可进行盆底肌康复治疗，部分患者可能会有改善，而重度尿失禁患者主要还是通过手术治疗才能获得良好的效果。最佳的治疗方案需经专业的医生进行进一步综合、详细评估后进行制定。

（任力娟）

26. 对于非手术治疗效果不理想的患者还有其他的办法来改善压力性尿失禁漏尿的症状吗？

当然有。压力性尿失禁最为有效且立竿见影的治疗方法就是手术，目前手术的方式有很多，采用最多的就是经闭孔无张力尿道中段悬吊术和经耻骨后无张力尿道中段悬吊术。这种手术方式的原理就是在尿道的下方放置一条编织的网带，以达到对尿道下方进行支撑的目的，这样在打喷嚏、咳嗽等腹压改变时，尿道不会再发生过度的移动，也就避免了漏尿的发生。这样的治疗虽然是一种有创的手术，但是患者大可不必“谈手术色变”，该手术非常微创，出血量极少，手术时间仅需十几分钟，术后恢复快，第 2 天即可出院。

（任力娟）

27. 压力性尿失禁手术治疗后需要注意什么？多长时间可以恢复正常的生活？

压力性尿失禁手术因创伤小，手术切口仅有 1~2cm，局部无须特殊护理，1 周内不要洗澡，避免浸湿伤口。术后当天即可下床活动，2 周左右即可正常工作生活，但是需要特别注意的是 3 个月内尽量避免腹压增加的动作，用来支撑的网带置入尿道下方，短期内在组织间隙还会有一定的移动度，腹压增加可能会导致吊带位置或松紧度发生改变，从而影响治疗的效果。

（任力娟）

28. 压力性尿失禁手术治疗后效果可以保持多久？容易复发吗？复发后怎么办？

压力性尿失禁吊带手术治疗的原理，可以形象地把它比作给出现破损的衣服打补丁，不能维持正常控尿的盆底肌比作破损的衣服，编制网带比作缝上去的补丁。这件衣服修补后还能再穿多久取决于很多因素，如穿衣的习惯、衣服的材质、衣服修补时的新旧程度或破损的程度。也就是说，吊带术后疗效维持的时间也会因人而异，患者的年龄、治疗前盆底肌整体的功能状况、术后有无长期腹压增加的因素等。目前，收集到的数据显示，十年以上的有效率在 85%~95%，也就是说，绝大多数患者术后不会出现复发。即便出现复发的情况，也可以进行二次手术治疗。

（任力娟）

29. 尿失禁手术后，出现了尿急的情况，是否和手术有关？

因压力性尿失禁行手术治疗之后，确实会有部分患者自诉咳嗽、大笑、跑步等腹压改变时不再漏尿了，但是确出现了新的问题，一出现尿意就会感觉很急，甚至会有来不及上厕所尿裤子的情况。出现上述情况的原因有两个，首先，很多尿失禁患者因经常会出现不自主漏尿，会在没有尿意或膀胱还没有完全充盈的情况下主动排尿，患者试图通过排空膀胱的方式来避免漏尿的尴尬。而在术后，患者漏尿的问题不再出现，患者会因此改变以往的排尿方式，会让膀胱充盈的程度较前明显增多，膀胱颈部受到的张力改变出现尿急，这种情况术后通过循序渐进的训练即可改善。其次，很多患者在治疗前可能存在压力性和急迫性并存的混合性尿失禁，只是以压力性尿失禁对患者的影响为主，待术后腹压改变时的漏尿消失后，急迫性尿失禁的问题凸显了出来。对于急迫性尿失禁，在分析原因之后可通过进行膀胱训练或口服药物的方式对症处理。

（王东文）

30. 尿失禁术后觉得活动后大腿内侧偶尔会疼痛，怎么回事？

吊带手术虽然创伤极其小，仅需在阴道前壁做大约 1cm 的切口，但是置入的吊带约有十厘米，这些植入物走形在大腿内侧肌肉间，也就是说大腿内侧部分肌肉在手术过程中也是有创伤的，在术后很短时间内，愈合的过程中会有局部的不适，这种不适在恢复的过程中会逐步减轻直至消失。

（任力娟）

31. 尿失禁术后出现排尿困难，这种情况发生得多吗？出现了该怎么办？需要一直带尿管吗？

抗尿失禁手术治疗，的确会出现排尿困难甚至是尿潴留这样的并发症可能，但是并不需要因此而终身携带尿管。出现排尿困难的原因可能是手术后局部水肿、疼痛所致排尿障碍，也可能是局部解剖改变或吊带植入后尿道下方压力改变所致。解决的办法给予排尿困患者留置 1 周尿管，1 周后多数可恢复正常排尿，少数仍无法排尿的患者可继续保留尿管至 3 个月，3 个月后待吊带和组织愈合后，经尿道下方将吊带剪断，排尿即可恢复，同时不影响压力性尿失禁的治疗效果。

（任力娟）

32. 压力性尿失禁未治疗，漏尿症状减轻了，出现排尿不畅、尿不出是怎么回事？

压力性尿失禁患者均为盆底肌功能障碍所引起。盆底的结构好比一张“吊床”，这张床上有子宫、膀胱、尿道、直肠等器官，吊床的任一部位缺损都导致相关器官的功能受到影响。所以不同程度盆底肌功能障碍会引起不同的症状表现，起初固定尿道的部位出现问题会导致尿失禁，而随着盆底肌功能的进一步退化，悬吊膀胱的组织松弛或损伤会导致膀胱脱垂，膀胱脱垂就会导致排尿困难或排尿不畅，膀胱脱垂后，脱出的膀胱会和尿道形成较大的夹角，增加了尿道的阻力，使得尿失禁的症状出现了“减轻”的假象，其实“压力性尿失禁”并没有减轻或消失，相反是盆底肌功能进一步减退使得压力性尿失禁变成了隐匿性尿失禁。治疗方面必须要在修复脱垂膀胱的同时行抗尿失禁手术治疗，单纯治疗膀胱脱垂后，尿失禁的症状会重现甚至较前更为严重。所以，对于膀胱、子宫脱垂的患者，在手术治疗前一定要明确告知医生既往是否有过打喷嚏、咳嗽等腹压增加时漏尿的情况。

（任力娟）

33. 老年子宫脱垂，是否需要切除子宫？

如果子宫本身没有病变是不主张切除子宫的。首先，子宫脱垂的出现就是盆底肌功能障碍的结果，切除子宫的手术必然会进一步破坏盆底的正常结构，使得盆底的稳定性减低。其次，很多子宫脱垂的患者同时会合并膀胱脱垂。切除子宫后，膀胱脱垂的问题得不到解决，还会减弱盆底器官对膀胱的支撑。理想的治疗手段是行盆底重建手术，放置一张网片把脱垂的器官托起来，让它恢复到正常的位置。

（任力娟）

34. 老年压力性尿失禁是自然衰老的正常生理现象吗?

出现打喷嚏、咳嗽、大笑就漏尿，说明患上了压力性尿失禁，压力性尿失禁绝不是自然衰老的正常生理现象，它是一种病，而且是一种可防可治的疾病，治疗效果可靠，治愈率高。之所以被认为是年老后的自然现象，是因为压力性尿失禁的患病率非常高，但遗憾的是，由于社会、经济、文化等方面的原因，人们的知晓率非常低，很多患者由于羞于启齿不去就诊，而错失了治疗甚至是预防的机会。对于产后或长期从事腹压增加工作的女性，早期通过不同方式的盆底肌训练可以起到很好的预防作用。

（任力娟）

35. 轻度压力性尿失禁未经治疗发展为重度压力性尿失禁，怎么治疗最有效?

患者在年轻时轻度的压力性尿失禁可以通过盆底肌康复来改善甚至是治愈的。患者因没有相关的医学常识，错失了治疗的机会。绝经后病情进一步加重直至发展为重度的压力性尿失禁。对于这种程度的尿失禁，无法通过非手术治疗的方式来治愈，疾病本身对患者的身心影响都很大。这时，应该尽早进行手术治疗，避免并发症的发生和发展，同时可最大程度改善生活质量。

（任力娟）

36. 突然出现尿意，就会特别强烈，甚至会忍不住尿裤子里，这是怎么回事？

这是急迫性尿失禁的典型表现，健康人在膀胱充盈到一定程度时，会出现尿意，在条件允许时大脑发出指令，允许排尿，这时膀胱就会收缩将尿液从尿道排出，这一过程是受意识支配的。急迫性尿失禁出现的是在大脑未发出排尿指令的情况下，在不同原因的作用下膀胱出现了不自主收缩，患者这时就会产生不可抑制的强烈尿意，部分人会出现尿湿裤子情况。引起急迫性尿失禁的原因有膀胱出口梗阻（男性前列腺增生、女性膀胱颈硬化）、泌尿系感染、膀胱结石、膀胱过度活动症等。出现急迫性尿失禁可在针对病因治疗的同时，给予M受体阻滞剂以缓解症状。患者病情允许还可以在医生指导下正确地进行膀胱训练。

（任力娟）

37. 尿频比较严重，是否可以通过憋尿的方式进行膀胱训练？

首先，需要明确膀胱训练时所说的“憋尿”，是指适度憋尿，对于尿频的患者在有尿意但是明知膀胱内尿量并不多时，有意控制不去排尿，通过主动延缓排尿的方式让膀胱每次排空前的容量达到正常容量，让膀胱感知正常容量时的感觉，适应正常充盈的状态。但不主张“过度憋尿”，指已经达到膀胱的最大容量却不去排尿。部分患者单纯的膀胱训练即可达到良好的治疗效果，可以通过记录排尿日记的方法来客观评估治疗情况。

（任力娟）

38. 夜尿多，严重影响到睡眠，该如何治疗？

夜间因排尿而觉醒两次或两次以上即可诊断为夜尿症。夜间频繁起夜会对患者的睡眠造成严重的影响，特别是老年人，频繁起夜会增加其他疾病发生的风险，如摔倒、骨折等。夜尿症的治疗首先要通过记录排尿日记明确夜尿增多究竟是夜间总的尿量增多还是膀胱的有效容量减小。导致夜间尿量增多的因素有：夜间回心血量增加、夜间抗利尿激素分泌减少、睡前摄入液体过多、睡眠障碍、利尿药物的应用、睡眠呼吸暂停综合征、糖尿病、尿崩症等；膀胱有效容量减少的常见原因有：前列腺增生、膀胱出口梗阻、尿道肿物、膀胱结核等。夜尿症有时不仅仅是泌尿系统的疾病所导致的结果，很多时候可能是其他系统疾病的信号，所以出现夜尿增多不容忽视，需及早就医明确病因。

（任力娟）

39. 自幼就排尿异常，七八岁以后还有尿床的现象，现在 16 岁，排尿越来越费劲，而且会经常不自觉地尿湿裤子，这是怎么回事呢？

根据上述病史，首先考虑神经源性膀胱的可能，神经源性膀胱往往由腰骶部疾病所引起。常见的有脊髓栓系综合征、骶裂，隐形脊柱裂、骶尾部占位，多数为先天性，病因并非泌尿系统，但患儿往往仅有排尿排便的异常表现。所以易被忽视或漏诊，很多患儿在就诊时已出现双肾积水，同时可有膀胱小梁小室出现。对于这样的患者首先要行腰骶部核磁检测，明确局部病变情况，如有必要先由神经外科行腰骶部局部的外科治疗。在神经外科无手术指征的情况下可由泌尿外科给予对症处理。处理的原则首先是保护上尿路，也就是必须先通过降低膀胱储尿及排尿期的压力来保护肾脏。降低膀胱压的对症治疗方法有膀胱造瘘术、膀胱扩大术或自家清洁导尿术等。

（任力娟）

40. 自家清洁导尿有哪些需要注意的问题？

自家清洁导尿首先需要了解间隔多长时间导一次尿或什么情况下导尿，神经源性膀胱的患者在制定自家清洁导尿的方案时均需行尿动力检查，明确安全膀胱容量，即保证上尿路安全的情况下膀胱最多能容纳多少尿量，每次必须在达到膀胱安全容量前排尿，避免储尿期过高的膀胱压威胁到上尿路，这种情况叫定量排尿。部分神经源性膀胱患者有明显尿意时的膀胱压仍在安全压力的范围内，可在有尿意时导尿，即按需排尿。如果膀胱的安全容量非常大，达到最大容量进行导尿间隔时间过长，易导致感染的发生，故需采取定时排尿，两次导尿的间隔时间不超过 4 小时。期间尽量多饮水，可减少感染的发生。

（任力娟）

41. 神经源性膀胱的治疗大多为对症治疗，有没有方法可以让膀胱的功能有所恢复？

大多数神经源性膀胱患者的病因均为影响膀胱区域的腰骶部神经支配出现异常所导致的，所以人工植入骶神经调节器（也称膀胱起搏器）进行神经调节可使得膀胱功能改善，实现自主排尿。骶神经调节是近些年才兴起的治疗技术，神经源性膀胱是其适应证之一，在永久植入前需先植入临时装置来评估疗效，疗效确切后方可行永久植入。骶神经调节是一新型的微创治疗技术，应用已使部分患者受益。

（任力娟）

42. 顽固性尿频、尿急有哪些微创新型疗法？

目前，对于顽固性的尿频、尿急等排尿功能障碍，出现了一种新的治疗方法——骶神经电刺激疗法，又叫“膀胱起搏器”，是一种治疗排尿功能障碍的最新微创治疗手段。通过在患者体内特定的骶神经丛处植入电极，持续不断地释放低强度弱电脉冲来刺激传入神经，人为地激活兴奋性或抑制性的神经通路，从而调控排尿神经反射，恢复膀胱、尿道的储尿和排尿功能。在排尿控制方面，治疗或缓解尿频、尿急、尿痛，急迫性尿失禁，非梗阻性尿潴留等疾病。除此之外，也可以调节与排便相关的肠的神经反射，使异常的神经反射重新达到平衡，从而使排便功能障碍也得到控制。由于骶神经电刺激疗法是一种侵入性的疗法，费用较昂贵，所以有着相对较严格的适应证。

排尿功能障碍方面，骶神经电刺激疗法主要治疗经保守治疗无效或无法耐受保守治疗患者的尿频、尿急、尿痛，急迫性尿失禁，非梗阻性尿潴留的症状。

（1）膀胱过度活动症（OAB）且保守治疗无效。

（2）膀胱过度活动症伴逼尿肌收缩力受损。这类患者接受抗胆碱能类药物治疗时常出现残余尿或尿潴留。

（3）骶上脊髓不完全损伤所致的急迫性尿失禁且保守治疗无效。

（4）间质性膀胱炎且保守治疗无效。

（5）因膀胱逼尿肌收缩力减弱所致的尿潴留。

（6）严重尿频、尿急综合征且保守治疗无效。

（7）严重慢性盆底疼痛伴随排尿功能障碍且保守治疗无效者。

排便功能障碍方面，主要治疗经保守治疗无效或无法耐受保守治疗患者的慢性大便失禁的症状。

（王东文）

43. 骶神经调节是一种新的医疗技术，除神经源性膀胱外，还有哪些疾病可用这种方法进行治疗？

骶神经调节术对于其他治疗手段疗效不理想的下尿路症状均可应用，膀胱过度活动症、盆腔疼痛综合征、间质性膀胱炎，所有和盆底神经支配或感觉异常有关的疾病，严重影响患者正常生活时，骶神经调节均可作为可选择的治疗手段。

（任力娟）

44. 体内植入骶神经调节器这样的装置，是否会影响到正常的生活？是否能正常工作、运动？能否乘坐飞机等会受电、磁干扰的交通工具？

骶神经调节器植入的深度在臀背部脂肪层的下面，调节器会被脂肪所包埋，脂肪对它会有很好的保护作用，包括在外力作用时也可起到很大程度上的缓冲，愈合后，不会影响日常的工作和生活，可以进行适度的体育活动。调节器虽是通过电刺激进行神经调节，但是乘坐飞机等交通工具不受任何限制。

（任力娟）

45. 尿急、尿频、尿痛反复出现，以前吃两次消炎药很快就好了，现在发作越来越频繁，而且吃药的效果也不明显了，该怎么办？

“尿急、尿频、尿痛”是膀胱刺激症状的典型表现，多数为泌尿系感染所引起，抗生素治疗有效证实上述症状出现的原因的确为感染。感染不严重时，通过口服药物甚至是多饮水的方式均可治愈。但是抗生素的应用应在医生指导下合理应用。所谓的合理应用，首先，要有应用的指征——检查结果提示有感染，非感染性疾病是不需要使用抗生素；其次，要足量、足疗程、规范的应用；最后，保证抗感染治疗有效、彻底，尽量使用窄谱的敏感抗生素。而患者自行不规范使用抗生素，易导致细菌耐药，机体菌群失调，炎症转为慢性，使得症状易反复且治疗变得困难。

（任力娟）

46. 同样是女性泌尿系感染，为什么有的人很快就能治好，有的总会反复？如何来预防？需要注意哪些问题呢？

虽然女性因其自身的解剖特点确实容易发生泌尿系感染，但是不同个体间患病情况存在较大差异。发生感染的危险因素有：局部卫生条件差、配偶包皮过长或包茎、长期使用抗生素、阴道炎、尿失禁、残余尿增多等，对于经常出现泌尿系感染的患者，可以从以上方面进行预防，同时多饮水，可以起到很好的预防作用。另外，近些年有研究显示，人体肠道微生态环境与泌尿系感染密切相关，肠道微生态制剂（俗称益生菌）的应用对于女性感染的治疗及预防有重要的作用。

（任力娟）

47. 一天总是不停地去厕所，不能憋尿，时间一长就会感觉下腹不适甚至疼痛，排尿后才能有所缓解，这是什么病？

憋尿后疼痛明显或加重，于排尿后缓解是间质性膀胱炎的典型表现。间质性膀胱炎是一种病因尚不完全明确的疾病。在做膀胱检查的时候可发现，给膀胱内注入液体，患者会感觉有强烈疼痛的同时，还可以看到膀胱黏膜出现大量的点状出血。因其病因不明目前对它的治疗多数为对症治疗，可采用膀胱内反复灌注药物（包括黏膜保护剂、麻醉剂、肝素等）和麻醉下膀胱水扩张，部分患者效果良好，但这些手段难以最终治愈，仅能维持一段时间需多次重复治疗。近年兴起的骶神经调节技术在间质性膀胱炎的治疗方面弥补了之前治疗手段的不足，很多患者疗效满意，治疗后症状可消失或明显缓解。

（任力娟）

48. 膀胱起搏器植入后是永久的吗？

膀胱起搏器类似于心脏起搏器，是一种置入体内长期使用的电调节治疗器，通过弱电脉冲调控骶神经，尤其是骶3神经，它是人类排尿、排便的神经信号输入、输出的主干线。简而言之，膀胱起搏器就是通过让主管膀胱和排尿的神经准确地向大脑传达“开”“关”信号，从而调控膀胱。尤其适用于各种疾病导致的排尿功能障碍患者。

膀胱起搏器的植入包括体验治疗和长期植入两个阶段。

（1）第一阶段是体验安装：可以让患者在置起搏器前亲身体会这项治疗对自己的效果，膀胱起搏器临时安装手术简单微创，只需要在局麻下进行即可，是否有效一试便知。临时起搏器装置可佩带回家体验，让患者充分评估症状改善情况，如果患者在体验治疗期间能够获得症状缓解，表示适合植入膀胱起搏器进行长期治疗。

（2）第二阶段就是长期植入：植入手术与第一阶段的方式大同小异，将刺激器植入皮下的脂肪组织并固定电极线后即完成；刺激器的位置应该选择最舒适的部位，不影响患者弯腰、坐卧、扭转身体或转圈等日常生活及运动；手术第2天就可以出院，2周后打手机、用微波炉、下水游泳等都不成问题；刺激器由医院的医用程控仪开启并设定适当刺激程式，患者另有一遥控器可开启刺激器，但必须定期回院追踪病情，医生会根据病情进展情况调节程式设定。目前刺激器使用的是不可充电电池，电量可以通过患者程控器进行检查，在电池快耗尽前，以便提前与医生联系预约更换电池，一般刺激器的电池有6~10年的有限寿命，但相信在不久的将来会有可充电式的设备上市。作为微创手术，膀胱起搏器的植入治疗是也是可逆的，并不破坏人体本身的机构，是一种可恢复的治疗，能在任何时间终止且不会对身体造成伤害。它是在进行不可恢复性手术前（如膀胱切除术，膀胱扩大手术）的最新微创可逆疗法。

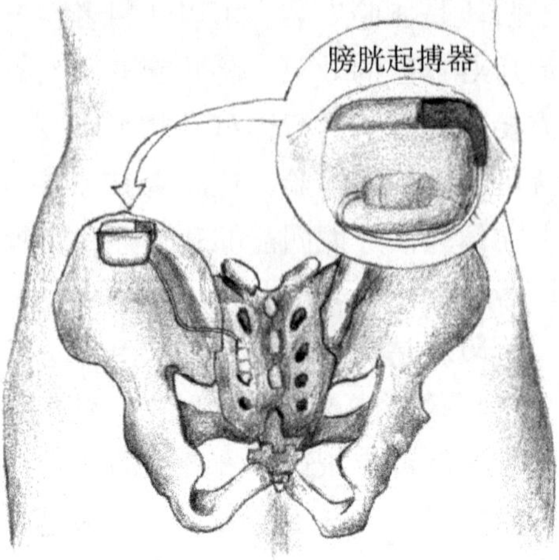

膀胱起搏器

（吴晓琳）

彩色插图

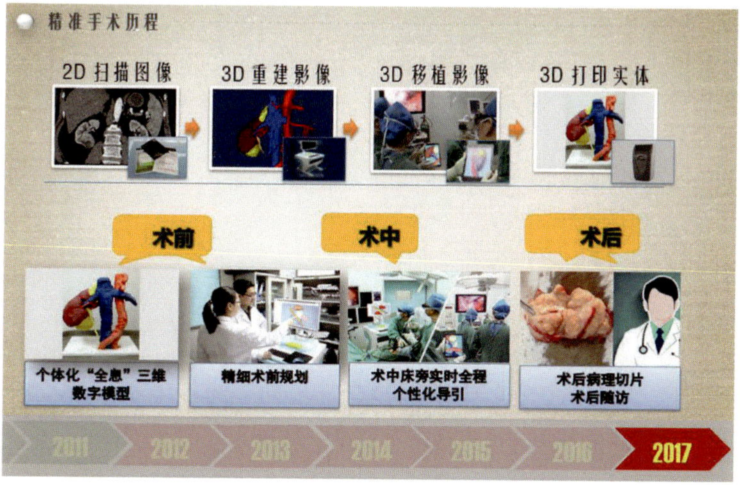

精准手术历程

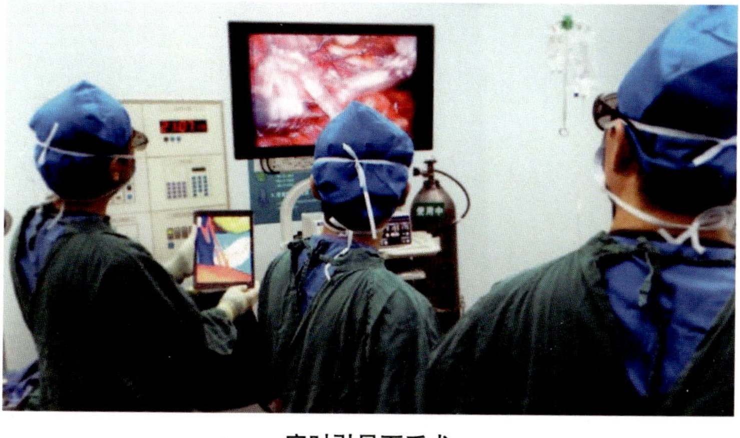

实时引导下手术

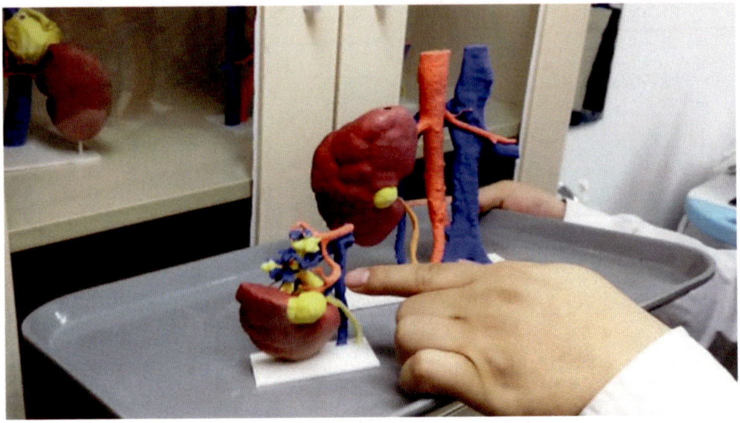

3D 打印肾脏肿瘤模型

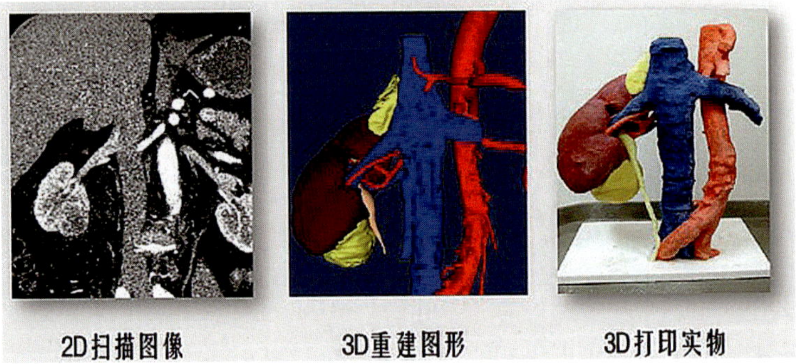

3D 重建肾脏解剖

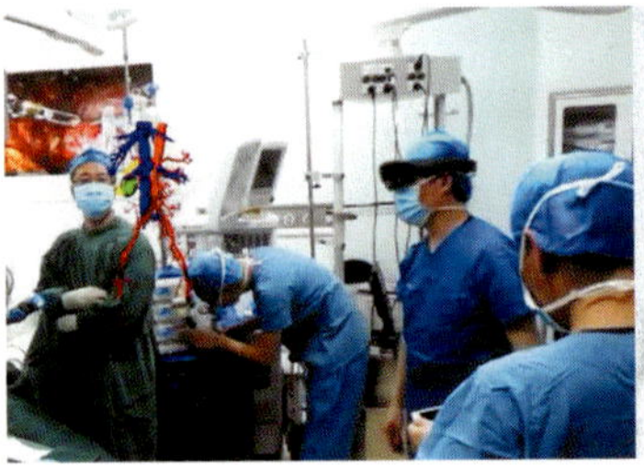

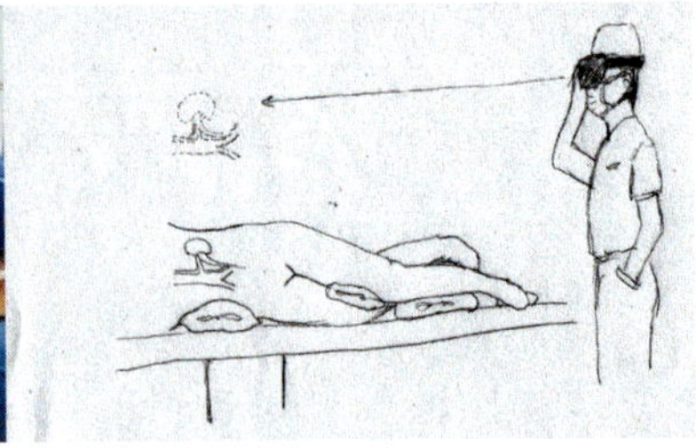

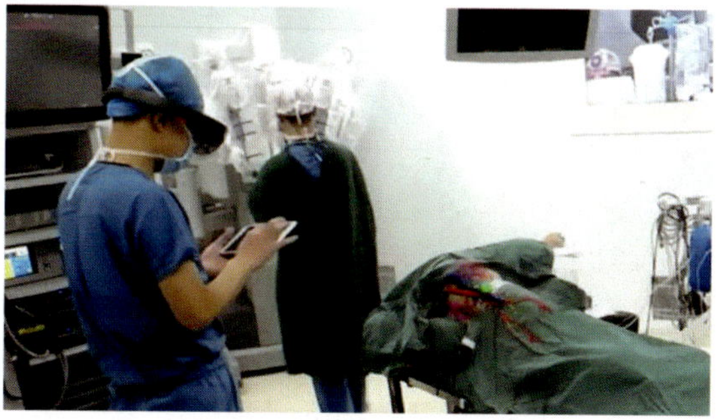

混合现实技术辅助下腹腔镜手术

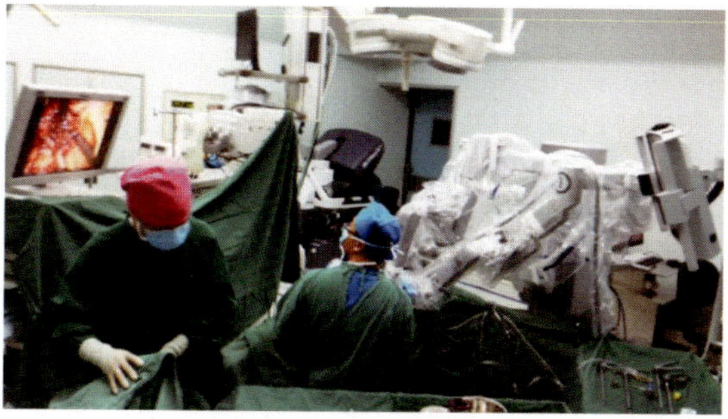

机器人辅助下肾癌切除术

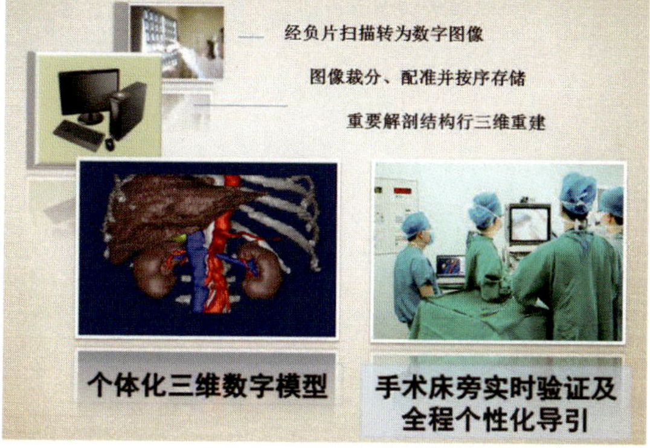

CT 重建三维数字模型引导手术

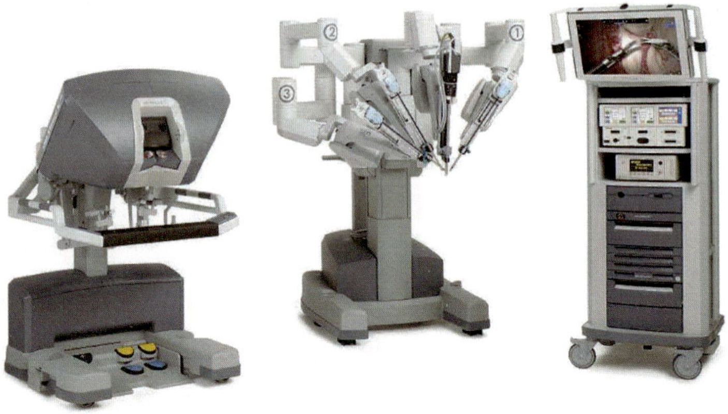

达·芬奇手术机器人

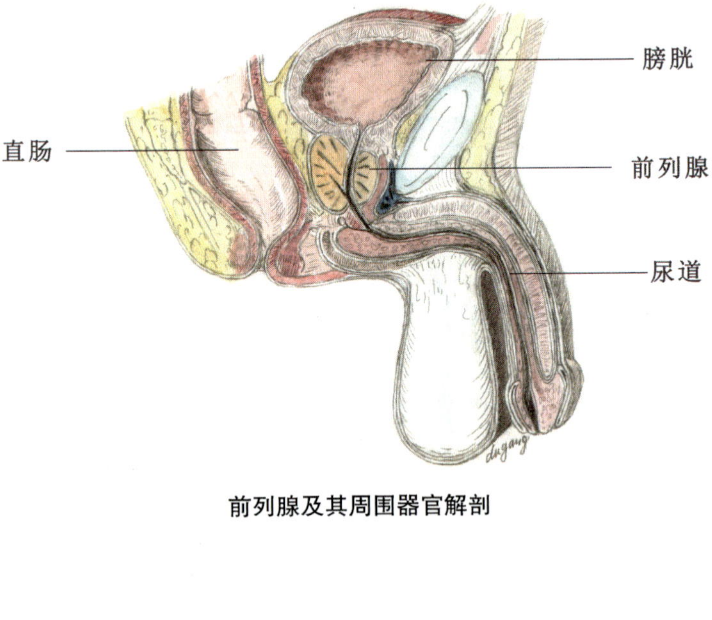

前列腺及其周围器官解剖